C. Luley
H.-U. Klör

Lexikon Lipoproteine und Atherosklerose

unter Mitarbeit von A. Nitsche

Anschriften der Verfasser:

Priv.-Doz. Dr. med. Dipl.-Chem. Claus Luley
Universitätsklinik
Abt. für Klinische Chemie
Hugstetter Straße 55
79106 Freiburg

Prof. Dr. med. Hans-Ulrich Klör
III. Medizin. Klinik und Poliklinik
der Universität
Rodthol 6
35392 Giessen

unter Mitarbeit von:

Angelika Nitsche
Dipl.-Übersetzerin
Wolfershäuser Straße 19
34295 Edermünde

Die Deutsche Bibliothek – CIP-Einheitsaufnahme

Luley, Claus:
Lexikon Lipoproteine und Atherosklerose / C. Luley ; H.-U. Klör. Unter Mitarb. von A. Nitsche. – Basel : Aesopus-Verl., 1993
ISBN 3–905031-54–X
NE: Klör, Hans-Ulrich:; HST

Ausdrücklich wird darauf hingewiesen, daß sich trotz größter Sorgfalt bei der Abfassung und Korrektur gerade bei Angaben über Dosis und Applikation bei einer derartigen Zusammenstellung Ungenauigkeiten einschleichen können. Jeder Leser wird daher aufgefordert, die den verwendeten Präparaten beigegebenen Beipackzettel, insbesondere für Dosierung und die Beachtung von Kontraindikationen, in eigener Verantwortung zu überprüfen.

ISBN 3-905031-54-X

Fotos: Dr. C. Luley
Graphiken: impact Werbeagentur, Freiburg
Gesamtherstellung: Spandel Druck GmbH

Geleitwort von Prof. Dr. Dres. h.c. Gotthard Schettler

Störungen des Fettstoffwechsels spielen in zunehmendem Maße eine führende Rolle in der Pathogenese vor allem der degenerativen Herz- und Gefäßkrankheiten. Darüber hinaus kommt ihnen eine Bedeutung für vorwiegend angeborene Störungen des Zellstoffwechsels zu. Während früher die Lipide in erster Linie bei den sogenannten Lipidspeicherkrankheiten des Gehirns eine Rolle spielten, ist mit der Entwicklung methodischer Fortschritte die frühzeitige Erkennung von Lipidveränderungen im Blut möglich geworden. Auch der Intermediärstoffwechsel der Lipide wurde nach Einführung der Isotopentechnik aufgeklärt und diagnostisch ausgewertet. Weitere Fortschritte wurden mit dem Einsatz der Molekularbiologie erzielt. Die ältere Ärztegeneration hatte keinen Zugang zu den modernen Erkenntnissen auf diesem Sektor, da in ihrer studentischen Ausbildung diese Kapitel kaum abgehandelt wurden. Heute bezieht hingegen die moderne Ausbildung der Mediziner auch die Fortschritte auf dem Lipidsektor ein.

Das nun herausgegebene Lexikon zum Thema Lipoproteine und Atherosklerose ist nicht nur eine Beschreibung der Bausteine und des Stoffwechsels der Lipoproteine, sondern es enthält quasi das Handwerkszeug zum besseren Verständnis der pathogenetischen, diagnostischen und therapeutischen Zusammenhänge auf diesem wichtigen Gebiet. Wissen wir doch, daß Herz- und Gefäßkrankheiten auf dem Boden der Atherosklerose nach wie vor die führende Krankheits- und Todesursache sind. Zwar kann man jetzt immer wieder hören, daß die Lipide in der Pathogenese, aber auch in der Therapie der Atherosklerose und speziell der Koronarsklerose keine wesentliche Rolle spielten, sondern daß vorwiegend zelluläre Vorgänge für diese Krankheiten anzuschuldigen seien. Dies ist ein Trugschluß, der nur durch mangelnde Sachkenntnis zu erklären ist. Schon seit VIRCHOW wußte man, daß zelluläre Vorgänge am Prozeß der Arteriosklerose und ihrer Sonderform, der Atherosklerose, beteiligt sind. Von ROKITANSKY stammt die heute immer wichtiger werdende These, daß Blutgerinnungsstörungen für die Gefäßwandläsionen maßgeblich verantwortlich sind. Schließlich verdanken wir russischen Pathoanatomen wie ANITSCHKOW die Kenntnis, daß Speichervorgänge der im Überschuß vorhandenen Lipide und speziell des Cholesterins für die Morphologie der Gefäßwandveränderungen verantwortlich sind. Heute ist es gelungen, alle drei Vorstellungen zu vereinbaren. Es ist aber festzuhalten, daß die für die Einleitung der Gefäßwandveränderungen verantwortlichen Störungen der Endothelfunktion auf Lipide und Lipoproteine angewiesen sind. Stehen diese nicht zur Verfügung, so können auch die zellulären Abfolgen, beeinflußt von bestimmten Mediatoren, nicht in Gang gesetzt werden. So spielen veränderte Lipoproteine für die Primärläsion der Endothelschranke eine maßgebliche Rolle. Sowohl epidemiologische Untersuchungen als auch Fallstudien und nicht zuletzt Tierversuche mit Primaten haben die sogenannte Lipidhypothese absolut abgesichert. Es sei noch einmal darauf hingewiesen, daß bei Mangelernährung, wie sie in den europäischen Ländern nach dem Kriege über Jahre bestand, Koronarinfarkte, aber auch schwerer Diabetes und Lungeninfarkte kaum vorhanden waren. Mit der Normalisierung der Ernährung änderte sich dies schlagartig, und es ist seit 1948 in der Bundesrepublik zu einem massiven Anstieg dieser Krankheiten gekommen. Andererseits zeigen epidemiologische Untersuchungen z.B. in China, daß bei niedrigen Lipiden und Lipoproteinen sowie niedrigem Fibrinogen Herzinfarkte sich ungewöhnlich selten entwickeln. Eine Expertengruppe der WHO hat deswegen festgestellt, daß niedrige Lipide auch in der Vorsorge und in der therapeutischen Medizin anzustreben sind. Inzwischen gibt es detaillierte Empfehlungen von den namhaften Fachgesellschaften der Welt. Diese sogenannten Consensus-Konferenzen der USA, Kanadas und auch der Bundesrepublik gehen von derartigen Zusammenhängen aus.

Den komplizierten Prozeß der Atherogenese näher aufzuklären, ist ein Anliegen des Lexikons. Von erfahrenen Fachleuten wird unter den jeweiligen Stichworten des Krankheitsprozesses dargelegt, welches die wesentlichen Bausteine im Atheroskleroseprozeß sind, und wie Synthese, Stoffwechsel und Abbau ablaufen. Man kann sich daher schlagwortartig kundig machen, welche Bedeutung die in der medizinischen Literatur gebrauchten Ausdrücke haben. Dies ist deswegen wichtig, weil diese Begriffe auch in der täglichen Arbeit bedeutsam sind und in zunehmendem Maße in Arztberichten aus den Kliniken und Stoffwechseleinheiten benutzt werden. Es ist eigentlich verwunderlich, daß ein solches Lexikon nicht längst auf dem Markt ist. Es ist deswegen sehr verdienstvoll, daß mit Hilfe von KNOLL AG Ludwigshafen zwei erfahrene Autoren sich dieser Aufgabe unterzogen haben. Ich bin sicher, daß das Lexikon in der täglichen Arbeit der niedergelassenen und Klinikärzte willkommen ist. Spezialisten der verschiedenen Gebiete werden das Lexikon immer wieder zur Hand nehmen, zumal die Darstellung umfassend und dabei kritisch ist. Ich bin überzeugt, daß dieses Lexikon seinen Weg machen wird.

Prof. G. Schettler
Klinisches Institut für Herzinfarktforschung
an der Medizinischen Universitätsklinik
Heidelberg

Hinweise für den Leser zur Benutzung dieses Lexikons

1. **Schreibweise** überwiegend mit k oder z statt mit c. Chemische Substanzen zum Teil mit c (Lecithin), zum Teil mit z (Triglyzeride) oder k (Katecholamine).

2. **Bezeichnungen aus mehreren Wörtern** sind im Alphabet überwiegend unter dem ersten Wort eingeordnet (eruptives Xanthom, hormonsensitive Lipase).

3. Die **Umlaute** ä, ö, ü sind im Alphabet wie ae, oe, ue eingeordnet.

4. **Aufbau des Stichworttextes**: Im ersten Absatz stehen das Stichwort mit Genus, dahinter seine englische Übersetzung in Klammern, danach in Kursivschrift ein oder mehrere Synonym/-e (sofern vorhanden). Im folgenden Absatz oder in den folgenden Absätzen steht der eigentliche Stichworttext. Am Ende stehen in einem eigenen Absatz (sofern erforderlich) Verweise auf andere Stichwörter zur vertieften thematischen Lektüre (sog. Vertiefungsstichwörter).

5. **Synonyme** (sofern vorhanden) stehen hinter dem Stichwort und seiner englischen Übersetzung an dritter Stelle, gekennzeichnet durch Kursivschrift. Jedes genannte Synonym wird als eigenes Stichwort aufgeführt, überwiegend als reines Verweisstichwort ohne eigenen Text, bisweilen auch mit eigenem Stichworttext. Kriterium der Synonymität ist nicht die vollkommen identische Wortbedeutung, sondern die entsprechende Verwendung in der Fachsprache; Bedeutungsnuancen sind daher durchaus möglich und kommen z.B. dadurch zustande, daß in „synonymen" Bezeichnungen verschiedene Aspekte desselben Begriffsgegenstandes betont werden.

6. Alle **Verweise** auf andere Stichwörter im Stichworttext sind gekennzeichnet durch den vorangestellten Pfeil (→) und durch Kursivschrift. Als Verweis gilt auch die gebeugte Form des Stichwortes. Alle Verweise sind direkt, d.h. es ist keine Suche über mehrere Stationen erforderlich. **Vertiefungsstichwörter** als Hinweise auf eine vertiefte Lektüre zum Stichwortthema stehen am Ende eines Stichworttextes in einem eigenen Absatz und sind genau wie Verweise gekennzeichnet.

7. Als **Wiederholungszeichen** für das Stichwort im entsprechenden Stichworttext steht die Tilde (~). Sie steht auch für gebeugte Formen des Stichwortes. In zusammengesetzten Begriffen mit dem Stichwort wird es dagegen ausgeschrieben.

8. **Eigennamen von Autoren** sind durch Versalschrift gekennzeichnet.

9. Die **englische Übersetzung des Stichwortes** steht gleich nach dem Stichwort in Klammern. Keine englische Übersetzung steht bei unverändert aus dem Englischen übernommenen Bezeichnungen sowie bei reinen Verweisstichwörtern ohne Stichwortext (in der Regel Synonyme oder Abkürzungen). Die englische Übersetzung der Verweisstichwörter findet sich unter dem Hauptstichwort, auf das verwiesen wird.

10. Zwei weitere alphabetische Verzeichnisse stehen im Anschluß an den Lexikonteil: das **Verzeichnis der Abkürzungen** und das **englisch-deutsche Glossar** aller im Lexikon übersetzten Stichwörter.

A

Abbaustoffwechsel, m
→ *Katabolismus*

Abeta-Lipoproteinämie, f (abeta-lipoproteinemia) *BASSEN-KORNZWEIG-Syndrom*

Rezessive Erkrankung, deren Ursache darin besteht, daß die Mukosazellen des Darmes kein funktionelles Apo B bilden. Es resultieren eine gravierende Fettmalabsorption und Triglyzeridakkumulation in den Enterozyten, bisweilen auch in der Leber. Vermutlich existieren bei dieser sehr seltenen Krankheit unterschiedliche Defekte auf der Ebene der mRNA-Prozession bzw. Apo-B-Sekretion. Im Blut werden sehr niedrige Lipidwerte gefunden (Triglyzeride < 40 mg/dl, Cholesterin 30 - 50 mg/dl). VLDL, IDL und LDL sind kaum vorhanden, HDL ist erniedrigt. Postprandial sind, wenn überhaupt, nur minimale Triglyzeridanstiege feststellbar. Die schwere klinische Symptomatik beruht vor allem auf der verminderten Resorption fettlöslicher Vitamine, vor allem von Vitamin A und E (Tocoferol).

Die Diagnose wird bei Kindern und Heranwachsenden gestellt, die eine auffällige neuromuskuläre Symptomatik aufweisen, wie spinocerebellare Ataxie und periphere Neuropathie. Im Blutbild fallen die Stechapfelform der Erythrozyten (Akanthozytose) und eine Anämie auf (BASSEN-KORNZWEIG-Syndrom). Sehstörungen sind auf eine Retinitis pigmentosa zurückzuführen.

Die Therapie besteht aus der oralen Gabe großer Mengen von Vitamin E (1000 bis 2000 mg/Tag bei Kindern; 5000 bis 10 000 mg/Tag bei älteren Kindern und Erwachsenen), wodurch das Fortschreiten der Symptomatik verlangsamt wird bzw. einige Symptome gebessert werden können. Die Gabe einer wasserlöslichen Form von Vitamin A („aquosum") kann sinnvoll sein, ebenso die Gabe von Vitamin K, falls Blutungsübel beobachtet werden.

ACAT

Abkürzung für → *Acyl-CoA-Cholesterin-Acyltransferase*

acetylierte LDL, npl
→ *Acetyl-LDL*

Acetyl-LDL, npl (acetyl-LDL) *acetylierte LDL*

LDL, die durch In-vitro-Acetylierung modifiziert wurden. Anders als native LDL werden ~ von → *Scavenger-Rezeptoren*, vor allem auf Monozyten-Makrophagen, gebunden und internalisiert. Da diese Rezeptoren nur eingeschränkt regulierbar sind, führt die Inkubation solcher Zellen mit acetylierten LDL zur Umwandlung in mit Cholesterinester überladene Schaumzellen, die in den Arterienwänden die Bildung von Atheromen einleiten und unterhalten können. Weitere Modifikationen der LDL, die zur massiven Aufnahme von LDL in Makrophagen führen können, sind Reaktionen mit Malondialdehyd und vor allem Oxidationsreaktionen z.B. durch Eisen- oder Kupferionen.

Acetyl-LDL-Rezeptor, m (acetyl-LDL receptor)

Rezeptor auf Monozyten-Makrophagen und Leberzellen, der chemisch modifizierte LDL (z.B. acetylierte oder oxidierte LDL) bindet und internalisiert. Da dieser Rezeptor nicht reguliert wird, kann auf diesem Wege sehr viel Cholesterin in die Zelle gelangen und diese zu einer cholesterinüberladenen Schaumzelle umwandeln. Der ~ wird auch → *Scavenger-Rezeptor* (scavenger (engl.): Müllarbeiter) genannt. Ihm kommt wahrscheinlich eine Schlüsselrolle bei der Atherogenese zu.

→ *Beta-VLDL-Rezeptor*

Acipimox, n (acipimox)

Lipidsenker aus der Gruppe der Nikotinsäureanaloga (5-methylpyrazin-carboxylsäure-4-oxid).

~ wirkt, wie auch die Muttersubstanz Nikotinsäure, im Fettgewebe, wo es die Adenylcyclase hemmt. Da somit die Hydrolyse des Speicherfettes durch die hormonsensitive Lipase unterdrückt wird, werden weniger freie Fettsäuren in das Plasma sezerniert, und damit wird der Leber Substrat für die Synthese von VLDL entzogen. Da LDL intraplasmatisch aus VLDL entstehen, werden mittelbar auch weniger LDL gebildet. HDL-Cholesterin steigt an, vermutlich durch eine indirekte Verminderung der Aktivität des → *Cholesterinester-Transfer-Proteins (CETP)*, da einerseits weniger VLDL als Cholesterinakzeptor zur Verfügung stehen, und andererseits die Fettsäuren erniedrigt sind, die sonst die Aktivität des CETP steigern würden.

Unter einer Dosierung von 2 bis 3 mal 250 mg/Tag werden die Triglyzeride um 30 bis 50% und das LDL-Cholesterin um 10 bis 20% gesenkt. Das HDL-Cholesterin wird um 10 bis 30% angehoben.

Unerwünschte Begleiterscheinung ist wie bei der Nikotinsäure der „Flush" bei ca. 15% der Patienten, der jedoch nach kurzer Therapiedauer nachläßt. Er kann durch einschleichende Dosierung oder gleichzeitige Gabe von Acetylsalicylsäure kupiert werden.

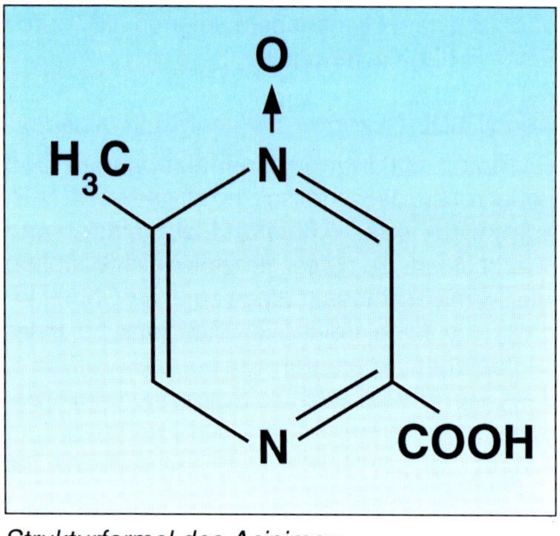

Strukturformel des Acipimox

Anders als unter Nikotinsäure treten Verschlechterungen des Kohlenhydratstoffwechsels (pathologischer oraler Glukosebelastungstest, Glukoseanstieg) oder ein Anstieg der Harnsäure nicht auf.

Acyl-CoA-Cholesterin-Acyltransferase (ACAT), f (acyl-CoA:cholesterol acyltransferase)

Intrazelluläres Enzym, das den Transfer einer Acyl-Gruppe (in der Regel Oleat) von Acyl-CoA auf verschiedene Akzeptoren katalysiert. ~ spielt eine Schlüsselrolle bei der Wiederveresterung intrazellulären Cholesterins. Cholesterinoleat ist die dominierende Speicherform überschüssigen Cholesterins in Zellvakuolen.

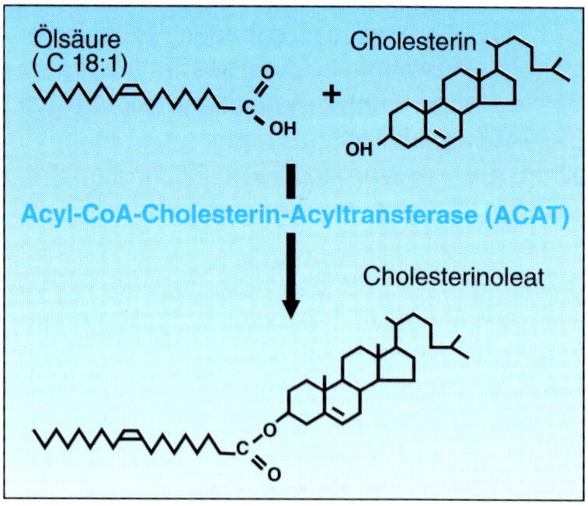

Veresterungsreaktion des freien Cholesterins mit einem Molekül Ölsäure, katalysiert von der Acyl-CoA-Cholesterin-Acyltransferase. Es entsteht der Cholesterinester Cholesterinoleat.

Adipositas, f (obesity) *Übergewicht*

Fettleibigkeit. Am häufigsten werden derzeit zur Abschätzung der ~ der → *BROCA-Index* (Gewicht [kg] x 100/(Größe [cm] – 100) bzw. der → *Body Mass Index* (BMI=Gewicht [kg]/(Körpergröße [m])², normal < 25) benutzt. Zwischen ~ und Hyperlipoproteinämie besteht ein enger Zusammenhang: Vermutlich liegt bei ca. 30% aller adipösen Patienten eine sekundäre Hyperlipoproteinämie vor. Bei 80% davon handelt es sich um eine Hypertriglyzeridämie (Plasmatriglyzeridwerte meist unter 500 mg/dl), beruhend auf einer erhöhten hepatische VLDL-Synthese infolge erhöhter Zufuhr freier Fettsäuren aus dem Fettgewebe. Die Reduktion des Körpergewichts durch eine entsprechende Diät bewirkt meist die Normalisierung der Plasmalipidspiegel.

Adipozyt, m (adipocyte, fat cell) *Fettzelle*

Fettzelle. Der ~ ist der wesentliche Speicher von Fettsäuren in Form von Triglyzeriden. Durch eine Zunahme der Masse, jedoch nicht der Zahl der Fettzellen kann eine massive Speicherung von Triglyzeriden im Organismus erreicht werden. Die Zufuhr von Fettsäuren zum ~ erfolgt durch die Aktivität der extrazellulären Lipoproteinlipase in den Kapillaren des Fettgewebes, die die Triglyzeride aus Chylomikronen und VLDL zu Fettsäuren hydrolysieren. Die Freisetzung der gespeicherten Triglyzeride aus der Fettzelle erfolgt durch Aktivierung der intrazellulären, → *hormonsensitiven Lipase* mit anschließender Ausschleusung der freien Fettsäuren. Neben dem weißen Fettgewebe, das beim erwachsenen Menschen und beim Tier die beschriebene Speicherfunktion hat, gibt es ein braunes Fettgewebe, das vor allem der Thermogenese, der Erzeugung von Wärme, dient.

Ag

Abkürzung für → *Antigen*

Agarose, f (agarose)

Trägersubstanz für elektrophoretische Trennverfahren, z.B. Eiweiß- oder Lipoproteinelektrophorese. Wegen ihrer Durchlässigkeit auch für große Moleküle, z.B. Immunglobuline, eignet sie sich besonders für den immunologischen Nachweis aufgetrennter Proteine, z.B. durch Immunfixation. ~ ist ein Polysaccharid natürlicher Herkunft (Algen), weshalb im Labor mit Chargenunterschieden zu rechnen ist.

AHA

Abkürzung für → *American Heart Association*

Aktivator-Apolipoprotein, n (activator apolipoprotein)

Apolipoprotein, das die spezifische Funktion hat, (meist) ein Enzym zu aktivieren; z.B. ist Apo CII ein ~ der Lipoproteinlipase.

akute Hepatitis, f (acute hepatitis)

Akute Entzündung des Leberparenchyms. In 90% aller Fälle einer ~ liegt eine sekundäre Hyperlipoproteinämie vor, meist eine Hypertriglyzeridämie. Sie wird vermutlich durch einen Mangel an hepatischer Triglyzeridlipase mit nachfolgender Störung des Katabolismus triglyzeridreicher Lipoproteine verursacht. Das Lipoprotein-Elektrophoresemuster entspricht keinem der üblichen Typen. Es ist charakterisiert durch atypische Lipoproteine (vermutlich IDL aus dem gestörten Abbau von VLDL und Chylomikronen sowie VLDL mit veränderter Apolipoprotein-Zusammensetzung). Die Alpha-Bande fehlt teilweise oder ganz, da HDL beschleunigt abgebaut werden, und die Apo-AI- und Apo-AII-Synthese in der Leber zurückgehen. In der präparativen Ultrazentrifuge finden sich, vereinbar mit einer relativen Defizienz der hepatischen Triglyzeridlipase, triglyzeridreiche LDL, die Remnant-Partikel darstellen. Die Veränderungen der Plasmalipide stehen in einer charakteristischen Beziehung zum Verlauf der ~: Sie sind gegen Ende der ersten und während der zweiten Krankheitswoche am stärksten ausgeprägt und gehen parallel zum Verlauf der Grundkrankheit zurück.

Albumin, n (albumin)

Dominierendes Eiweiß (52 - 62% der Gesamtproteine) im menschlichen Plasma mit einem

Molekulargewicht von 64 000 Dalton. ~ hat im Plasma verschiedene Funktionen, deren wichtigste die Osmoregulation ist. Es hat außerdem die Fähigkeit, zahlreiche Stoffe reversibel zu binden. So transportiert das ~ viele Substanzen, die nur mäßig wasserlöslich sind, z.B. das unkonjugierte Bilirubin und viele Medikamente. Für den Fettstoffwechsel ist wichtig, daß freie Fettsäuren, die bei der intraplasmatischen und Fettgewebslipolyse freigesetzt werden, an ~ gebunden zur Leber transportiert und dort vermutlich über einen spezifischen Rezeptor aufgenommen werden.

Alkohol, m (alcohol)

1g ~ hat einen Brennwert von 7,1 kcal (= 30 kJ) und ist damit relativ energiereich. Ein hoher Alkoholkonsum trägt erheblich zur Entstehung der Adipositas bei, welche wiederum häufig mit erhöhten Plasmalipidkonzentrationen einhergeht. ~ selbst führt zur Erhöhung der Plasmatriglyzeridkonzentrationen, da er die Triglyzerid-Synthese in der Leber stimuliert und außerdem den plasmatischen Abbau triglyzeridreicher Lipoproteine (VLDL und Chylomikronen) durch Inhibition der Lipoproteinlipase verzögert.

Alkoholismus, m (alcoholism)

Regelmäßiger, bisweilen exzessiver Konsum von Alkohol. Führt vermutlich aufgrund mehrerer pathogenetischer Mechanismen zu einer sekundären Hyperlipoproteinämie. U.a. ist die hepatische Synthese triglyzeridreicher VLDL-Partikel gesteigert bei gleichzeitiger Hemmung der Lipoproteinlipase. Während durch ~ die Triglyzeridproduktion in der Leber gesteigert wird, wird die Apo-B-Synthese vermindert, was die Ausschleusung der synthetisierten Triglyzeride behindert und zunächst zur Ausbildung einer Fettleber führt. Gleichzeitig kommt es zur Erhöhung des HDL-Cholesterins, was paradox erscheint, weil Hypertriglyzeridämien sonst meistens mit erniedrigtem HDL-Cholesterin einhergehen. Ursache ist die Hemmung der Aktivität des → *Cholesterinester-Transfer-Proteins (CETP)* durch Alkohol. Eine Atheroprotektion der alkoholinduzierten HDL-Erhöhung ist umstritten.

Besteht eine genetische Prädisposition, wie die → *familiäre Hypertriglyzeridämie,* kann es bei ~ zu exzessiven → *Chylomikronämien* mit Triglyzeridwerten über 20 000 mg/dl kommen, die häufig von akuten Oberbauchschmerzen (akute Pankreatitis, Ischämia intestinalis) und/oder → *hyperlipämischer Neuropathie* und/oder → *eruptiven Xanthomen* begleitet sind.

Lipoprotein-Elektrophoresemuster vom Typ IV, in schweren Fällen Typ V.

→ *ZIEVE-Syndrom*

Alpha-Helix, f pl. Alpha-Helices (alpha-helix)

Besonders stabile Sekundärstruktur von Aminosäuresträngen, die als rechtsgängige Wendel verdreht ist, und bei der die Seitengruppen von der Schraubenachse fortweisen. Die C=O-Gruppen einer Windung sind durch Wasserstoffbrückenbindungen mit den H-N-Gruppen der nächsthöheren Windung verbunden. ~ sind das Strukturprinzip der → *amphipatischen Helices* in Apolipoproteinen, deren lipophile und hydrophile Flanken die Grenzfläche zwischen wasserunlöslichen Lipiden und umgebendem Plasmawasser bilden.

Alpha-Lipoprotein, n (alpha-lipoprotein)

Lipoproteinfraktion, die mittels Lipoproteinelektrophorese nachgewiesen und gemessen wird. Die Quantifizierung des ~ ist mit der quantitativen Lipoproteinelektrophorese möglich, wobei in der Regel nicht die Konzentration des gesamten Lipoproteins angegeben wird (alle Lipide plus alle Apolipoproteine), sondern der Cholesterinanteil des ~ . Das ~ ist weitgehend identisch mit den → *HDL* der präparativen Ultrazentrifuge, daher gilt für beide der gleiche Referenzbereich von < 39 mg/dl.

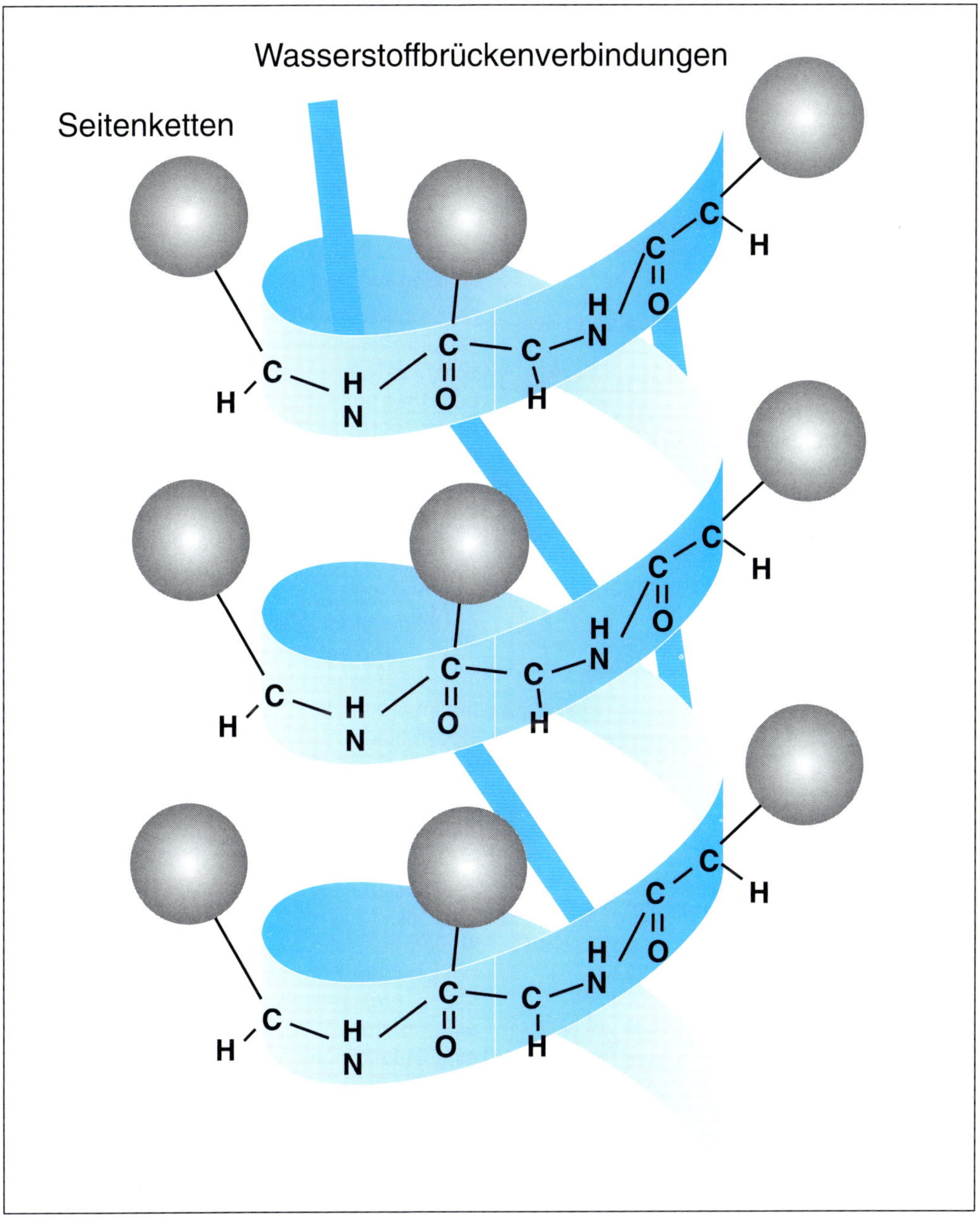

Schematische Darstellung einer Alpha-Helix, die durch Wasserstoffbrückenbindungen zwischen den Schraubenwindungen stabilisiert wird

American Heart Association (AHA)

Bedeutendste kardiologische Fachgesellschaft der USA. Die ~ übt großen Einfluß auf weltweite medizinische Trends aus, z.B. sind zahlreiche Richtlinien zur Atheroskleroseprävention auf ihre Initiativen zurückzuführen. Ihr Jahreskongreß, der abwechselnd in Dallas (Texas) und Anaheim (Kalifornien) stattfindet, ist für die Atheroskleroseforschung ein wichtiges wissenschaftliches Forum.

amphipatische Helix, f pl. amphipatische Helices (amphipatic helix)

Spezielle Sekundärstruktur zahlreicher Proteine, vor allem der Apolipoproteine. Entlang der Alpha-Helix-Stränge werden auf der einen Längsseite der „Schraube" hydrophobe und auf der anderen Seite hydrophile Flanken gebildet. Wenn

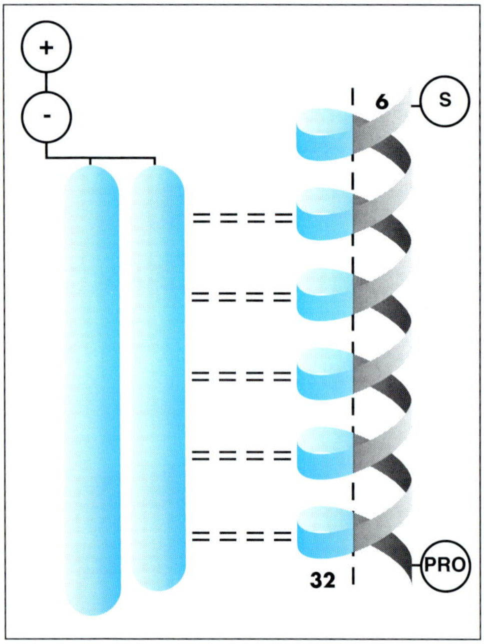

Illustration der Interaktion zwischen der lipophilen Flanke einer amphipatischen Helix und dem lipophilen Teil (den beiden Fettsäuren) eines Phospholipids

Proteine ~ aufweisen, sind sie speziell für die Interaktion von Lipiden mit wäßrigen Oberflächen geeignet. Apolipoproteine enthalten zahlreiche ~ , durch die sie die wasserunlöslichen Lipide im Plasma in Lösung halten.

Anabolika, npl

→ *Androgene*

Androgene, npl (androgens)

Männliche Sexualhormone. Wie die meisten Sexualhormone können ~ in unphysiologisch erhöhten Konzentrationen beträchtliche Veränderungen des Lipoproteinstoffwechsels hervorrufen. Testosteronanaloga steigern die Aktivität der hepatischen Lipase und senken den Spiegel der triglyzeridreichen Lipoproteine. Hierdurch wurde mehrfach eine Typ-V-Hyperlipoproteinämie erfolgreich behandelt. Da aber HDL ebenfalls ein Substrat für die hepatische Lipase sind, können auch HDL durch Therapie mit ~ gesenkt werden. Die Anwendung von Methyl-Testosteron bei einem genotypisch weiblichen Transsexuellen führte zu einer schweren Hyperlipoproteinämie und vorzeitiger KHK. Von Bodybuildern unter Anabolika wurden teilweise extreme Senkungen der HDL berichtet, in Einzelfällen kam es sogar zum plötzlichen Herztod.

angiographische Studien, fpl (angiographical studies)

Therapiestudien mit dem Ziel, durch koronarangiographische Kontrollen zu klären, ob bei bestehender Koronarsklerose durch therapeutische Lipidsenkung das Fortschreiten des atheromatösen Prozesses vermindert, oder gar eine Rückbildung erreicht werden kann. Die derzeit publizierten ~ belegen übereinstimmend, daß die koronare Atheromprogression durch Lipidsenkung angehalten werden kann, so daß eine Progression unter Therapie nur bei ca. 20-40% der Patienten gefunden wurde, dagegen bei 40-60% der unbehandelten Patienten. Bei 15 bis 30% der Patienten wurde sogar eine Regression erreicht, die ohne Therapie nur selten beobachtet wird.

Die bedeutendsten ~ sind die

→ *National Heart Lung and Blood Institute (NHLBI) Type II Trial*

→ *Cholesterol Lowering Atherosclerosis Study (CLAS)*

→ *Familial Atherosclerosis Study (FATS).*

→ *Regressionsstudien*

Anionenaustauscherharze, npl (anion exchange resins)

Polymere Harze, die die Fähigkeit haben, Anionen mittels elektrischer Kräfte zu binden. ~ können mit bestimmten Anionen, z.B. Chloridionen, beladen („konditioniert") werden, die sie dann gegen unerwünschte Anionen austauschen können, welche somit entfernt werden.

~ werden eingesetzt als lipidsenkende Wirkstoffgruppe, deren Effekt darauf beruht, daß sie im Lumen des Dünndarms Gallensäuren binden und somit dem enterohepatischen Kreislauf entziehen. Da Gallensäuren für die Fettverdauung unverzichtbar sind, muß die Leber diesen Gallensäurenverlust kompensieren, indem sie vermehrt Cholesterin in Gallensäuren umwandelt. Ihren gesteigerten Cholesterinbedarf decken die Leberzellen durch Aktivierung ihrer LDL-Rezeptoren, die dem Blut mehr LDL entziehen. Dadurch wird der gewünschte Effekt, die Senkung des LDL-Cholesterins, erreicht. Gleichzeitig kommt es aber auch zur Steigerung der Cholesterinsynthese, weswegen der Effekt etwas geringer ausfällt (Abb. S. 121).

Unerwünschte Begleiterscheinungen sind überwiegend gastrointestinale Beschwerden, vor allem Obstipation. Da ~ außer Gallensäuren auch andere Anionen binden, sollten andere ionische Medikamente zeitlich versetzt verabreicht werden. Dies gilt vor allem für Digoxin und Thyroxin sowie für Eisen und Folsäure, die bei Kindern bei Therapie mit ~ supplementiert werden müssen.

Anorexia nervosa, f (anorexia nervosa)

Bei etwa 50 % aller Patienten mit ~ besteht eine sekundäre Hypercholesterinämie. Ursache könnte eine vermehrte Aufnahme von Nahrungscholesterin sein oder ein verminderter LDL-Katabolismus, wie er bei einigen Tieren bei anhaltendem Hungern gefunden wird.

Antigen (Ag), n (antigen)

Als ~ bezeichnet man Moleküle oder Molekülteile, die die Bildung von hochspezifischen Immunglobulinen induzieren und mit diesen unter Bildung von Antigen-Antikörper-Komplexen reagieren. Dieser Vorgang ist von zentraler Bedeutung für das Immunsystem, aber auch bei einer großen Zahl von analytischen Verfahren, die eine hohe Spezifität erfordern.

Antihypertensiva, npl (antihypertensives)

Blutdrucksenkende Wirkstoffe. Manche ~ bewirken außer der Senkung des Blutdruckes eine Erhöhung der Triglyzeride und Erniedrigung des HDL-Cholesterins, die beide die angestrebte Atheroskleroseprävention verhindern können. Dies gilt – in unterschiedlichem Maße – für:

- Diuretika: Thiazide, Chlortalidon, Schleifendiuretika (Furosemid)
- nicht selektive Beta-Rezeptorenblocker ohne intrinsische Aktivität (Propranolol)
- selektive Beta-Rezeptorenblocker ohne intrinsische Aktivität (Atenolol).

Sekundäre Hypertriglyzeridämien wurden bisher *nicht* festgestellt bei:

- kaliumsparenden Diuretika (Triamteren, Spironolacton)
- Beta-Rezeptorenblockern mit intrinsischer sympathikomimetischer Aktivität (Acebutolol, Pindolol, Oxprenolol)
- Beta- und Alpha-Rezeptorenblockern (Labetolol), Alpha-Blockern (Prazosin)
- Kalzium-Antagonisten (Verapamil, Nifedipin)
- ACE-Hemmern (Captopril, Enalapril).

Antilipidämikum, n
→ *Lipidsenker*

Antioxidans, n pl. Antioxidantien (antioxidant)
Als ~ bezeichnet man eine Substanz, die in der Lage ist, eine chemische Reaktion zu verhindern, bei der entweder Elektronen entzogen oder Sauerstoffatome angelagert werden. Da der Oxidation von Lipiden offenbar eine zentrale Rolle bei der Modifizierung von LDL und somit bei der Atherogenese zukommt, wird vermutet, daß die präventive Gabe von ~ antiatherogen wirken könnte.

Therapeutisch zuführbare natürliche ~ sind, in der Reihenfolge ihrer Wirksamkeit:

- Vitamin C (wasserlöslich)
- Vitamin E (fettlöslich)
- Vitamin A (fettlöslich).

Der Lipidsenker Probucol ist ebenfalls ein starkes ~. Es wird vermutet, daß seine im Tierversuch nachgewiesene Atherosklerosehemmung nicht nur auf der erzielten Senkung des LDL-Cholesterins, sondern auch auf seinen antioxidativen Eigenschaften beruht.

Eine wirksame Atheroskleroseprävention durch Gabe von ~ wurde bisher nur mittelbar und nicht zweifelsfrei nachgewiesen; kontrollierte Prospektivstudien fehlen.

Apherese, f (apheresis)
Sammelbegriff für extrakorporale Dialyseverfahren zur Elimination unerwünschter Blutbestandteile.
→ *LDL-Apherese*

Apo, n
Kurzform für → *Apolipoprotein*

Apo(a), n
Kurzform für → *Apolipoprotein (a)*

Apo A, n
Kurzform für → *Apolipoprotein A*

Apo AI, n
Kurzform für → *Apolipoprotein AI*

Apo-AI/CIII-Defizienz, f
→ *Apolipoprotein-CIII-Mangel*

Apo AII, n
Kurzform für → *Apolipoprotein AII*

Apo AIV, n
Kurzform für → *Apolipoprotein AIV*

Apo B, n
Kurzform für → *Apolipoprotein B*

Apo B48, n
Kurzform für → *Apolipoprotein B48*

Apo B100, n
Kurzform für → *Apolipoprotein B100*

Apo B3500, n
Kurzform für → *Apolipoprotein B3500*

Apo-B/E-Rezeptor, m (apo-B/E receptor)
Spezifischer Rezeptor, der hochaffin und sättigbar den Apo-B- und den Apo-E-Anteil von LDL bindet und zur Internalisierung von LDL führt. Der ~ ist auf sämtlichen Körperzellen vorhanden und regelt die intrazelluläre Cholesterinhomöostase. Besonders dicht ist der Besatz mit ~ auf Zellen, die Cholesterin umsetzen: Gonaden (Sexualhormone), Nebennieren (Kortikoide), Dünndarm und Leber (Gallensäuren).
→ *LDL-Rezeptor*

Apo-B-Rezeptor, m (apo-B receptor)
Unzutreffende Bezeichnung für den → *LDL-Rezeptor,* da dieser nicht nur Apo B, sondern auch Apo E bindet.
→ *Apo-B/E-Rezeptor*

Apo C, n

Kurzform für → *Apolipoprotein C*

Apo CI, n

Kurzform für → *Apolipoprotein CI*

Apo CII, n

Kurzform für → *Apolipoprotein CII*

Apo-CII-Mangel, m (apo-CII deficiency)

Sehr seltene, autosomal-rezessiv vererbte Fettstoffwechselstörung. Ursache: kongenitales Fehlen oder unzureichende Funktion von Apo CII, dem Kofaktor der Lipoproteinlipase. Folge:Triglyzeride, vor allem in Chylomikronen und VLDL, werden nicht hydrolysiert, so daß es zu bisweilen dramatischen Chylomikronämien kommt.

Klinik: häufig rezidivierende Abdominalkoliken aufgrund akuter Pankreatitiden, nicht selten eruptive Xanthome und Hepatosplenomegalie. Insgesamt ist die klinische Symptomatik nicht so ausgeprägt wie beim → *Chylomikronämie-Syndrom* aufgrund von Lipoproteinlipase-Mangel (Typ I).

Labor: Typ-I-Elektrophoresemuster; Triglyzeridkonzentrationen meist deutlich erhöht (bis maximal 30 000 mg/dl). Diagnose: Nachweis des ~ bzw. Apo-CII-Defektes im Speziallabor. Differentialdiagnose: Auszuschließen sind Chylomikronämien anderer Genese (familiärer Lipoproteinlipasemangel, Typ-V-Hyperlipoproteinämie).

Therapie: fettreduzierte Diät (< 20 g/Tag); Ersatz der Nahrungsfette durch mittelkettige Fettsäuren aus Diätfetten (einzige Quelle in Deutschland: Ceres-Produkte, Deutsche Lebensmittel Union, Hamburg). In dramatischen Fällen Gabe von „fresh frozen plasma", da dieses Apo CII enthält. In Zukunft wird möglicherweise ein synthetischer Apo-CII-Ersatz zur Verfügung stehen.

Prognose: Gefahr rezidivierender Pankreatitiden. Normale Lebenserwartung bei Vermeidung von Komplikationen; kein erhöhtes Atheroskleroserisiko.

Apo CIII, n

Kurzform für → *Apolipoprotein CIII*

Apo D, n

Kurzform für → *Apolipoprotein D*

Apo E, n

Kurzform für → *Apolipoprotein E*

Apo-E-Mangel, m (apo-E deficiency)

Sehr seltene familiäre Fettstoffwechselstörung. Aufgrund eines Defektes im dritten Intron des Apo-E-Gens wird eine instabile mRNA für die Apo-Synthese gebildet mit der Folge, daß kein Apo E produziert wird. Die Patienten zeigen alle biochemischen und klinischen Zeichen des → *Typs III nach FREDRICKSON* (bzw. der → *familiären Dysbetalipoproteinämie*). Diese Störung ist ein weiterer Hinweis auf die zentrale Rolle eines funktionellen Apo E für die Elimination von Remnant-Lipoproteinen triglyzeridreicher Chylomikronen oder VLDL.

Apo-E-Rezeptor, m (apo-E receptor) *Remnant-Rezeptor*

Rezeptor auf Leberzellen, der spezifisch die Aufnahme Apo-E-haltiger Lipoproteine (Chylomikronen-Remnants, Beta-VLDL, Apo-E-haltige HDL) vermittelt. Eine gestörte Interaktion des ~ mit Apo E von Lipoproteinen kann, wie bei der Apo-E2/E2-Homozygotie, zum Aufstau von Remnants der Chylomikronen und/oder der VLDL im Plasma führen (→ *Typ III nach FREDRICKSON*). Die Existenz dieses Rezeptors wurde seit langem vermutet; in jüngerer Zeit wurde ein sehr großes, membranständiges Protein isoliert, das Apo E, aber nicht Apo B bindet. Wegen seiner weitreichenden Homologie mit dem LDL-Rezeptor wurde es → *LDL-receptor-related protein (LRP)* genannt; es ist vermutlich identisch mit dem gesuchten ~. Das LRP ist allerdings nicht spezifisch, da es neben Apo E auch Alpha-2-Makroglobulin bindet. Im Gegensatz zum LDL-Rezeptor wird der ~ nicht durch den Cholesteringehalt der Zelle reguliert.

Apo F, n

Kurzform für → *Apolipoprotein F*

Apo G, n

Kurzform für → *Apolipoprotein G*

Apo H, n

Kurzform für → *Apolipoprotein H*

Apo-H-Mangel, m (apo-H deficiency) *Beta-2-Glykoprotein-I-Defizienz*

Sehr seltene Fettstoffwechselstörung, gekennzeichnet durch einen angeborenen Mangel an Apo H, wodurch eine Störung der Lipoproteinlipase-Aktivierung mit nachfolgender Hypertriglyzeridämie entsteht.

→ *Apolipoprotein H*

Apo J, n

Kurzform für → *Apolipoprotein J*

Apolipoprotein (Apo), n (apolipoprotein) *Apoprotein*

Physikalische Kenngrößen und Angaben zur Funktion der wichtigsten Apolipoproteine

	Plasmakonzentration mg/dl	Verteilung auf Lipoproteine (%)					Syntheseort	Funktion	Aminosäuren (Zahl)	Molekulargewicht
		HDL	LDL	IDL	VLDL	Chylomikronen				
Apo AI	130	100					Leber und Intestinum	LCAT-Aktivator	243	29016
Apo AII	40	100					Leber	Aktivator der HTGL	77	17417
Apo AIV	8						Leber und Intestinum	LCAT-Aktivator	376	44465
Apo B48	nur pp*					100	Intestinum	Chylomikronen-Sekretion	2513	240800
Apo B100	80		82	8	10		Leber	VLDL-Sekretion, Bindung an LDL-Rezeptor	4536	512723
Apo CI	6	97		1	2		Leber	LCAT-Activator(?)	57	6630
Apo CII	3	60		10	30		Leber	LPL-Aktivator	79	8900
Apo CIII	12	60	10	10	20		Leber	LPL-Inhibitor(?)	79	8800
Apo D	10	100					Leber	LCAT-Aktivator	169	19000
Apo E	5	50	10	20	20		Leber, Makrophagen, Schaumzellen	Ligand für Apo-B/E-Rezeptoren, Cholesterinrücktransport	299	34145

* pp = postprandial

Proteinanteil von Lipoproteinen. Bisher wurden 14 verschiedene ~ identifiziert. Ein Lipoprotein enthält oft mehrere verschiedene ~. Die ~ haben im Lipoproteinstoffwechsel verschiedene wichtige Funktionen:

Sie sind für die Aufrechterhaltung der Struktur von Lipoproteinen verantwortlich; sie dienen im wäßrigen Milieu des Plasmas als Lösungsvermittler für die Lipide, da sie sowohl hydrophobe als auch hydrophile Bereiche (→ *amphipatische Helix*) aufweisen; sie dienen als Liganden bei Interaktionen zwischen Lipoproteinen und Zellwandrezeptoren sowie als Kofaktoren oder Inhibitoren von Enzymen. Insgesamt spielen sie eine zentrale Rolle im Lipoproteinstoffwechsel. Von ihrer Erforschung werden weitere Einblicke in die Physiologie und Pathophysiologie des Lipoproteinstoffwechsels erwartet. Die Tabelle auf S. 16 faßt Meßgrößen und funktionelle Daten der wichtigsten Apolipoproteine zusammen.

Apolipoprotein (a) (Apo(a)), n
(apolipoprotein (a))

Sprich: „Apolipoprotein klein a". Apolipoprotein, das über eine Disulfidbrücke an LDL gebunden ist und zusammen mit Apo B100 den Proteinanteil des → *Lipoproteins (a) (Lp(a))* bildet. Für ~ wurden bisher zahlreiche Molekulargewichts-Isoformen (300 000 - 700 000 Dalton) gefunden. Vermutlich besteht ein reziproker Zusammenhang zwischen Molekulargewicht und Plasmakonzentration, d.h. bei Individuen mit niedrigen Lp(a)-Spiegeln liegen hohe Apo(a)-Molekulargewichte vor, und bei Trägern hoher Lp(a)-Spiegel niedrige Apo(a)-Molekulargewichte.

~ besteht aus Aminosäurensequenzen, die erhebliche Homologien mit Strukturbestandteilen des Plasminogens aufweisen; diese werden wegen ihrer räumlichen Ähnlichkeit mit einer dänischen Backware „Kringles" genannt. An eine Signalsequenz von 19 Peptiden schließt sich eine unterschiedliche Anzahl eines „Kringle-4"-Homologen an, gefolgt von einem „Kringle-5"-Homologen, daran schließlich eine Sequenz, die der Serinprotease des Plasminogens entspricht, wobei aber deren proteolytisches Zentrum fehlt.

Syntheseort des ~ ist die Leber, wie aus der mRNA-Austattung von Leberzellen und aus dem Umstand geschlossen wird, daß Lp(a)-Spiegel bei schwerer Leberinsuffizienz sinken, und die Lp(a)-Isoform sich nach Lebertransplantation ändert. Individuelle Spiegel sind vermutlich überwiegend durch die Syntheserate determiniert. Der Ort des Apo(a)-Abbaus ist nicht bekannt; es existieren widersprüchliche Arbeiten über eine Elimination des Lp(a) durch den LDL-Rezeptor.

Lp(a) ist etwas größer und dichter als LDL und wird in der Ultrazentrifuge je nach Molekulargewicht der jeweiligen Apo(a)-Isoform im Grenzbereich zwischen LDL und HDL gefunden. In seiner elektrophoretischen Mobilität ähnelt es den VLDL und wandert in die Präbeta-Position. Aufgrund seiner Dichte- und elektrophoretischen Eigenschaften wird Lp(a) auch → *Sinking Prä-beta-Lipoprotein* genannt; die Diagnose erhöhter Lp(a)-Spiegel aus dem Auftreten einer doppelten Präbeta-Bande in der Lipoproteinelektrophorese ist jedoch unzuverlässig. Messungen der Lp(a)- bzw. Apo(a)-Spiegel erfolgen immunologisch durch → *Radiale Immundiffusion*, → *Elektro-Immunoassay*, → *Enzyme Linked Immuno Sorbent Assay (ELISA)* oder → *Radioimmunoassay (RIA)*. Problematisch ist die Standardisierung der Lp(a)-Messung, da wegen der großen Eigenaggregabilität des Apo(a) bisher keine Standards existieren. Für das Lp(a) gilt derzeit < 30 mg/dl als Referenzbereich und für Apo(a) < 450 U/l.

Seine klinische Bedeutung beruht auf einer vielfach gesicherten Assoziation erhöhter Apo(a)-Spiegel mit dem Auftreten der KHK. Das auch ohne begleitende Riskofaktoren erhöhte Atheroskleroserisiko scheint bei Vorliegen einer zusätzlichen Erhöhung des LDL-Cholesterins noch zu steigen.

Individuelle Apo(a)-Spiegel sind sehr stabil und

lassen sich durch Ernährungsumstellung, Gewichtsabnahme, körperliche Aktivität und auch durch die meisten Lipidsenker nicht verändern. Lediglich für Nikotinsäure und Neomycin sind therapeutische Senkungen berichtet worden; eine Empfehlung, diese Wirkstoffe präventiv einzusetzen, ist jedoch wegen fehlenden Nachweises des Nutzens nicht ausgesprochen worden. Durch extrakorporale Apherese kann ~, wie auch LDL, erheblich gesenkt werden. Da seine Syntheserate aber der des LDL vergleichbar ist, tritt ein entsprechend schneller Wiederanstieg auf, der wiederholte Behandlungen in wöchentlichen bis 10tägigen Abständen erforderlich macht. Eine Indikation zu dieser Maßnahme könnte bei schwerer KHK junger Patienten mit Hypercholesterinämie gegeben sein.

Apolipoprotein A (Apo A), n
(apolipoprotein A)

Apolipoprotein, das v.a. in HDL enthalten ist, in Spuren jedoch auch in triglyzeridreichen Lipoproteinen. Bisher sind drei Unterklassen bekannt: → *Apolipoprotein AI*, → *Apolipoprotein AII* und → *Apolipoprotein AIV*. Wegen der unterschiedlichen Verteilung dieser Unterklassen auf die Lipoproteine und ihrer verschiedenen Bedeutung für den Lipoproteinstoffwechsel sollte der summarische Begriff ~ nicht weiter benutzt werden.

Apolipoprotein AI (Apo AI), n
(apolipoprotein AI)

Bildungsorte: Intestinum und Leber, möglicherweise auch Nieren. Molekulargewicht: 29 016 Dalton (243 Aminosäuren). Enthalten vor allem in HDL und spurenweise in Chylomikronen. Halbwertszeit: ca. 4 Tage. Plasmakonzentration: 100-150 mg/dl.

Funktionen:

- Strukturprotein der HDL
- Kofaktor des Enzyms → *Lecithin-Cholesterin-Acyltransferase (LCAT)*
- Ligand für kontrovers diskutierte HDL-Rezeptoren auf Adipozyten, Makrophagen und Leberzellen.

Die Messung des ~ erfolgt durch → *Radiale Immundiffusion*, → *Elektro-Immunoassay* bzw. → *Nephelometrie* sowie → *Enzyme Linked Immuno Sorbent Assay (ELISA)*.

Die Apo-AI-Plasmakonzentration gilt als ein Schutzfaktor bezüglich der koronaren Herzkrankheit. Ob die Messung des Apo AI eine bessere Prognose erlaubt als die bedeutend kostengünstigere Bestimmung des HDL-Cholesterins, ist bislang nicht erwiesen.

Innerhalb der Dichteklasse der HDL existieren Spezies, bei denen Apo AI mit Apo AII assoziiert ist („Lp-AI:AII") und andere, die nur Apo AI enthalten („Lp-AI"). Manche Autoren schreiben nur dem Lp-AI eine atheroprotektive Wirkung zu.

Apolipoprotein AII (Apo AII), n
(apolipoprotein AII)

Bildungsorte: Leber, Intestinum oder beide (noch unklar). Molekulargewicht: 17 414 Dalton (77 Aminosäuren). Halbwertszeit: ca. 4 Tage. Plasmakonzentration: 30 - 40 mg/dl. Die Messung erfolgt durch → *Radiale Immundiffusion* bzw. → *Nephelometrie*.

Enthalten in HDL. Funktion: Strukturprotein der HDL, möglicherweise Aktivierung der → *hepatischen Triglyzeridlipase (HTGL)*.

Apolipoprotein AIV (Apo AIV), n
(apolipoprotein AIV)

Bildungsort: Intestinum. Enthalten in Chylomikronen und HDL. Molekulargewicht: 44 465 Dalton (376 Aminosäuren). Plasmakonzentration: ca. 15 mg/dl. Die Messung erfolgt durch → *Radiale Immundiffusion* bzw. → *Nephelometrie*.

Funktion: möglicherweise LCAT-Aktivator, fördert den Cholesterin-Rücktransport aus peripheren Geweben (u.a. Arterienwand) zur Leber.

Zwei Strukturvarianten: Apo-AIV-1 und Apo-

AIV-2, die durch → *isoelektrische Fokussierung* voneinander getrennt werden können; funktionelle Unterschiede zwischen beiden Isoformen sind unbekannt. Bei der präparativen Ultrazentrifugation löst sich ~ teilweise von seinen Lipoproteinen ab und wird dann im lipoproteinfreien Ultrazentrifugenunterstand gefunden.

Apolipoprotein B (Apo B), n
(apolipoprotein B)

Bildungsort: Leber. Plasmakonzentration: 80 - 100 mg/dl. Enthalten v.a. in LDL (ca. 90% des Gesamt-Apo-B), VLDL, IDL und Chylomikronen. ~ existiert in zwei Isoformen: → *Apolipoprotein B100* und → *Apolipoprotein B48*. Die DNA der Mukosazellen enthält zwar den Code für das gesamte Apo-B100-Molekül, exprimiert aber wegen eines Stop-Codons nur einen verkürzten Proteinabschnitt, dessen Masse 48% des Apo B100 ausmacht. ~ ist im Gegensatz zu anderen Apolipoproteinen völlig wasserunlöslich, weswegen es (anders als die Apolipoproteine AI, CI bis CIII und E) nicht zwischen Lipoproteinspezies ausgetauscht werden kann.

Funktion: Strukturprotein der VLDL und LDL. Bindet an den Apo-B/E-Rezeptor (LDL-Rezeptor) aller Zellen.

Die Messung erfolgt durch → *Radiale Immundiffusion* bzw. → *Nephelometrie*.

Erhöhte Konzentrationen des Apo B gelten als Atheroskleroserisiko. Ob die Messung des Apo B eine bessere Prognose erlaubt als das kostengünstiger ermittelbare LDL-Cholesterin, ist nicht erwiesen.

Apolipoprotein B48 (Apo B48), n
(apolipoprotein B48)

Isoform von Apolipoprotein B; Molekulargewicht: 240 800 Dalton (ca. 48% desjenigen von Apo B100; 2153 Aminosäuren). Bildungsort: Intestinum. Enthalten in Chylomikronen und deren Remnants. Seine Messung im Plasma würde die Untersuchung der klinisch bedeutsamen Kinetik intestinaler Lipoproteine ermöglichen, ist aber mit immunologischen Methoden derzeit unmöglich, da seine Aminosäurensequenz mit dem entsprechenden Abschnitt des Apo B100 identisch ist. Theoretisch ist die Konzentration von ~ errechenbar aus der Differenz zwischen Gesamt-Apo-B und dem mit monoklonalen Antikörpern meßbaren Apo B100. Dies ist jedoch wegen der sehr geringen Konzentration des Apo B48 nicht praktikabel, da mit einer sehr hohen Impräzision gerechnet werden muß.

Funktion: unbekannt. ~ bindet – im Gegensatz zu Apo B100 – nicht an den LDL-Rezeptor.

Apolipoprotein B100 (Apo B100), n
(apolipoprotein B100)

Isoform von Apolipoprotein B. Bildungsort: Leber. Molekulargewicht des 4536 Aminosäuren langen Moleküls: 512 723 Dalton. Enthalten v.a. in VLDL, IDL, LDL. Theoretisch meßbar, da monoklonale Antikörper existieren, die nur Apo B100, nicht aber Apo B48 erkennen. Aufgrund technischer Schwierigkeiten (hohe Impräzision) ist bislang keine routinefähige Methode etabliert worden.

Funktionen: Ligand für den LDL-Rezeptor und damit verantwortlich für den LDL-Abbau ; Strukturprotein von VLDL, IDL und LDL.

Apolipoprotein B3500 (Apo B3500), n
(apolipoprotein B3500)

Apolipoprotein-B-Mutante, bei welcher in Position 3500 ein Arginin durch ein Glutamin ersetzt ist. Da dieser Aminosäurenaustausch die Ladung in der LDL-Rezeptor-bindenden Domäne verändert, ist die Bindungsfähigkeit dieser Mutante stark beeinträchtigt. Die Häufigkeit des ~ liegt etwa bei 1:750. Heterozygot betroffene Individuen weisen eine mäßige Erhöhung des LDL-Cholesterins auf und haben wahrscheinlich auch ein erhöhtes Atheroskleroserisiko. Die Erkrankung der Träger von ~ wird als → *Familial Defective Apo B* bezeichnet.

Apolipoprotein C (Apo C), n
(apolipoprotein C)

Unspezifischer Sammelbegriff für eine Apolipoproteinklasse, deren gemeinsames Merkmal ein relativ niedriges Molekulargewicht ist. Es existieren die Unterklassen Apo CI, Apo CII und Apo CIII. Wegen der unterschiedlichen Verteilung dieser Unterklassen auf die Lipoproteine und ihrer verschiedenen Bedeutung für den Lipoproteinstoffwechsel sollte der summarische Begriff ~ nicht weiter benutzt werden.

Apolipoprotein CI (Apo CI), n
(apolipoprotein CI)

Bildungsort: Leber. Molekulargewicht: 6630 Dalton (57 Aminosäuren). Enthalten v.a. in VLDL und HDL. Plasmakonzentration: ca. 6 mg/dl. Die Messung erfolgt durch → *Radiale Immundiffusion* bzw. → *Nephelometrie.*

Funktion: Koenzym der peripheren Lipoproteinlipase (LPL) und der → *Lecithin-Cholesterin-Acyltransferase (LCAT).* Inhibiert möglicherweise die hepatische Aufnahme Apo-E-haltiger Lipoproteine.

Apolipoprotein CII (Apo CII), n
(apolipoprotein CII)

Bildungsort: Leber. Enthalten v.a. in VLDL und HDL. Molekulargewicht: 8900 Dalton (79 Aminosäuren).

Plasmakonzentration: 3-8 mg/dl. Die Messung erfolgt durch → *Radiale Immundiffusion* bzw. → *Nephelometrie.*

Funktion: Kofaktor der peripheren Lipoproteinlipase (LPL). Fehlen oder mangelnde biologische Funktion wegen Mutationen (→ *Apolipoprotein-CIII-Mangel*) bedingt schwere Störungen im Abbau von Chylomikronen und VLDL.

Apolipoprotein CIII (Apo CIII), n
(apolipoprotein CIII)

Bildungsort: Leber. Enthalten v.a. in VLDL und HDL. Molekulargewicht 8800 Dalton (79 Aminosäuren). Plasmakonzentration: 8-15 mg/dl. Die Messung erfolgt durch → *Radiale Immundiffusion* bzw. → *Nephelometrie.*

Funktion: In vitro wurde für ~ eine Inhibition der Lipoproteinlipase nachgewiesen, deren Bedeutung in vivo jedoch umstritten ist. ~ inhibiert die Bindung von Apo-E-haltigen Remnant-Lipoproteinen an den hepatischen Remnant-Rezeptor.

Bei fehlendem ~ (→ *Apolipoprotein-CIII-Mangel)* wurde für VLDL gegenüber Gesunden eine siebenfach beschleunigte fraktionelle katabole Rate gemessen, was darauf hinweist, daß das Vorhandensein von ~ den VLDL-Abbau bremst. Bei transgenen Mäusen, die ~ produzieren, wird eine Hypertriglyzeridämie gefunden, deren Ausmaß mit dem Apolipoprotein-CIII-Spiegel korreliert.

~ existiert in den drei Isoformen: Apo-CIII-0, -CIII-1 und -CIII-2, die aufgrund ihres unterschiedlichen Sialisierungsgrades in der → *isoelektrischen Fokussierung* voneinander getrennt werden können. Die Bedeutung der Isoformen ist unbekannt.

Apolipoprotein-CIII-Mangel, m (apolipoprotein CIII deficiency) *Apo-AI/CIII-Defizienz*

Ein isolierter ~ ist nicht bekannt, wohl aber das gemeinsame Fehlen von Apo AI und Apo CIII, was durch die relative Nähe beider Gene auf dem Chromosom 11 bedingt ist. Die kleine Zahl von Patienten hat kaum meßbare HDL-Cholesterinwerte, während die übrigen Lipide unterschiedlich gefunden wurden. Gemeinsam ist allen Patienten das Auftreten von cornealen Trübungen und KHK im 5. Lebensjahrzehnt.

Bei fehlendem Apo CIII wurde für VLDL eine gegenüber Gesunden siebenfach beschleunigte fraktionelle katabole Rate gemessen, was darauf hinweist, daß das Vorhandensein von Apo CIII deren Abbau bremst.

Apolipoprotein D (Apo D), n
(apolipoprotein D)

Enthalten v.a. in HDL. Molekulargewicht: 19 259 Dalton (169 Aminosäuren). Plasmakonzentration: ca. 10 mg/dl.

Funktion: Eine früher vermutete Rolle für den Austausch von Triglyzeriden und Cholesterinestern zwischen HDL und VLDL/LDL wurde nicht bestätigt. Ungewöhnlich hohe Spiegel des ~ wurden in der Zystenflüssigkeit der weiblichen Brust gefunden, wo es spezifisch und hochavide Progesteron bindet. Derzeit wird ~ als multifunktionales, multi-Liganden-bindendes Protein diskutiert, dessen physiologische Bedeutung noch unklar ist.

Apolipoprotein E (Apo E), n (apolipoprotein E) *argininreiches Protein*

Bildungsort: vor allem Leber, aber auch Gehirn, Milz, Lunge, Nebennieren, Nieren und Muskulatur. Molekulargewicht: 34 145 Dalton (299 Aminosäuren). Enthalten in allen Lipoproteinklassen, v.a. in VLDL, HDL und Chylomikronen. Plasmakonzentration: 3-5 mg/dl. Die Messung erfolgt durch → *Radiale Immundiffusion* bzw. → *Nephelometrie.*

Funktionen: Ligand sowohl für den Apo-B/E-Rezeptor (LDL-Rezeptor) als auch für den hepatischen Apo-E-Rezeptor (Remnant-Rezeptor); möglicherweise Hemmung der Lipoproteinlipase-Aktivität.

Es existiert ein → *Apolipoprotein-E-Polymorphismus* mit den Isoformen Apo E2, -E3 und -E4, die eine unterschiedliche Affinität zum hepatischen Remnant-Rezeptor haben. Von klinischer Bedeutung ist derzeit nur der Nachweis der Apo-E2/E2-Homozygotie, die die Diagnose der Hyperlipoproteinämie vom → *Typ III nach FREDRICKSON* sichert. Dieser Polymorphismus wird derzeit nur in Speziallaboratorien ermittelt (in Deutschland: Universitätskliniken Berlin, Dresden, Frankfurt, Freiburg, Hamburg, Heidelberg, Köln, Marburg, München, Münster).

Apolipoprotein-E-Polymorphismus, m (apolipoprotein E polymorphism)

In Deutschland existieren die Isoformen Apo E2, -E3 und -E4 mit den Allelfrequenzen 8%, 77% und 15%. Die sechs möglichen Phänotypen E2/E2, E2/E3, E3/E3, E3/E4, E4/E4 und E2/E4 kommen mit den Häufigkeiten 1%, 12%, 62%, 21%, 2,5% bzw. 1,5% vor. Diese Isoformen sind insofern funktionell bedeutsam, als sie durch den Austausch von Aminosäuren in der rezeptorbindenden Region des Apo E (Aminosäuren 140 bis 160) bedingt und mit unterschiedlichen Eliminationsgeschwindigkeiten Apo-E-haltiger Remnant-Lipoproteine assoziiert sind. Im Apo E2 ist in Position 158 des „normalen" Apo E3 ein Arginin durch ein Cystein ersetzt, während im Apo E4 in Position 112 des Apo E3 ein Cystein durch Arginin substituiert ist. Die Bindungsfähigkeit der Isoformen steigt mit dem Affix (E4>E3>E2), mit der Konsequenz daß homozygote E2/E2-Träger mit einem hereditären Risiko belastet sind, eine Hyperlipoproteinämie vom → *Typ III nach FREDRICKSON* zu entwickeln (Remnant-Hyperlipoproteinämie). Bei homozygoten E4/E4-Trägern besteht ein erhöhtes Risiko für Hypertriglyzeridämien.

Es wurde wiederholt nachgewiesen, daß mit ansteigendem Apo-E-Affix ansteigende LDL-Cholesterinwerte assoziiert sind; dennoch wurde bislang nicht eindeutig gezeigt, daß mit den verschiedenen Apo-Phänotypen auch ein unterschiedliches Atherosklerose-Risiko verbunden ist.

Der Apo-E-Polymorphismus wurde wegen seiner physiologischen Bedeutung eingehend untersucht. Es wurden verschiedene seltene Varianten beschrieben, von denen einige sogar bei heterozygotem Vorkommen pathologische Lipoproteinspiegel bedingen, zumeist vom Typ III nach FREDRICKSON.

Apolipoprotein F (Apo F), n (apolipoprotein F)

Enthalten in HDL. Plasmakonzentration: < 50 mg/dl. Molekulargewicht: ca. 30 000 Dalton. Funktion unbekannt.

Apolipoprotein G (Apo G), n (apolipoprotein G)

Enthalten in HDL und VHDL. Plasmakonzentration: < 50 mg/dl. Molekulargewicht: ca. 72 000 Dalton. Funktion unbekannt.

Apolipoprotein H (Apo H), n (apolipoprotein H) *Beta-2-Glykoprotein-I*

Glykoprotein aus 26 Aminosäuren. Molekulargewicht: ca. 55 000 Dalton. Enthalten vor allem in Chylomikronen und VLDL. Funktion: Aktivator der peripheren Lipoproteinlipase; reguliert die Thrombozyten-Reaktion auf ADP. Plasmakonzentration: ca. 15 – 30 mg/dl.

Apolipoprotein-Isoformen, fpl (apolipoprotein isoforms)

Apolipoprotein-Subklassen, die meistens durch Veränderung der Aminosäurensequenz entstehen. Wenn geladene durch ungeladene Aminosäuren ersetzt werden oder umgekehrt, verändert sich die Nettoladung der ~, was in der → *isoelektrischen Fokussierung* durch Bandenverschiebung erkannt wird. Bedeutsam sind solche Aminosäurenaustausche immer dann, wenn sie zu Funktionsänderungen des Proteins führen. Prominentestes Beispiel auf dem Lipoproteinsektor ist die Apo-E2-Isoform, die im Gegensatz zu den Isoformen E3 und E4 nur schlecht an den hepatischen Apo-E-Rezeptor bindet und Ursache der Hyperlipoproteinämie vom → *Typ III nach FREDRICKSON* sein kann.

Apolipoprotein J (Apo J), n (apolipoprotein J)

Enthalten in HDL und VLDL. Weiterhin ist es mit Zellmembranen assoziiert und scheint diese vor Komplement-Attacken zu schützen. Apo-J-Spiegel werden durch degenerative Prozesse induziert. Daher könnte seine Hauptfunktion der Schutz von Membranen und des Extrazellulärraumes sein. Plasmakonzentration: ca. 10 mg/dl. Molekulargewicht ca. 70 000 Dalton.

Apolipoproteinopathie, f (apolipoprotein disorder)

Krankheitsbild, dessen Ätiologie und Pathophysiologie in unmittelbarem Zusammenhang stehen mit einem Strukturdefekt, einem Defekt in der Biosynthese, Sekretion, zellulären Erkennung oder im Katabolismus eines Apolipoproteins.

Apoprotein, n (apoprotein)

Unspezifischer Begriff für den Proteinanteil eines komplexen Moleküls. In der Lipidologie wird dieser Begriff häufig abkürzend für → *Apolipoprotein* benutzt.

Arachidonsäure, f (arachidonic acid)

(C20:4; Omega-6-Fettsäure). ~ ist eine mehrfach ungesättigte Fettsäure der Omega-6-Reihe („Omega“: Zählung von hinten; „6“: erste Doppelbindung am 6. C-Atom). Sie kommt im wesentlichen in Phospholipiden und Cholesterinestern der Lipoproteine und der Zellmembran vor. ~ ist Ausgangssubstanz der Prostanoidsynthese (→ *Prostaglandine*, → *Leukotriene*) und wird aus Lecithin durch die membrangebundene Phospholipase A2 freigesetzt.

Arcus corneae, m (corneal arcus)

Allgemeiner Begriff für ringförmige Cholesterinablagerung in der Hornhautperipherie. Bei Fettstoffwechselstörungen meist → *Arcus lipoides corneae*.

Arcus lipoides, m

Kurzform für → *Arcus lipoides corneae*

Arcus lipoides corneae, m (corneal arcus) *Arcus lipoides*

Ringförmige weißlich-gelbe Trübung der Hornhautperipherie, verursacht durch Cholesterineinlagerung. Bei Auftreten vor dem 40. Lebensjahr meist Hinweis auf familiäre Hypercholesterinämie. Bei älteren Menschen wird ein ~

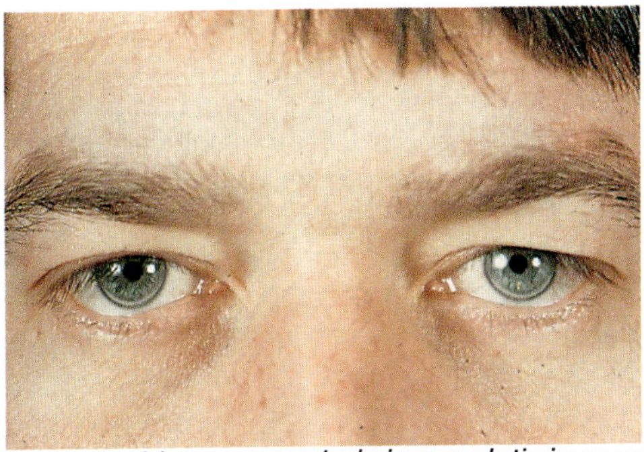

Arcus lipoides corneae bei einem relativ jungen Menschen; praktisch immer liegt eine Hypercholesterinämie vor.

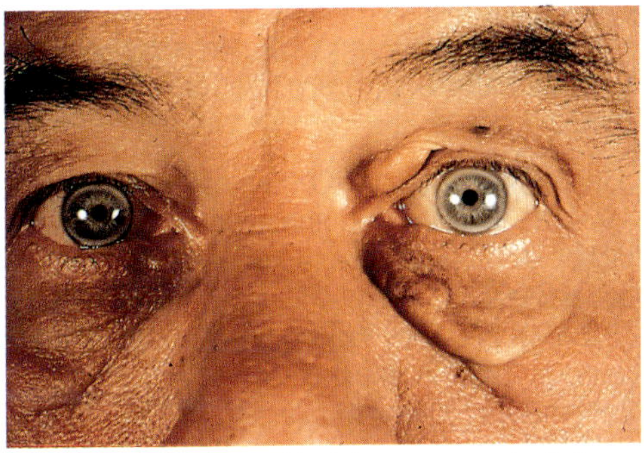

Ausgeprägter Arcus lipoides corneae bei einem älteren Menschen. Bei älteren Menschen werden bisweilen auch normocholesterinämische Arcus beobachtet. Im gezeigten Fall lag jedoch eine ausgeprägte Hypercholesterinämie vor, worauf die zusätzlichen massiven Xanthelasmen hinweisen.

auch bei Normocholesterinämie gefunden und ist prognostisch bedeutungslos (→ *Arcus senilis*).

Arcus senilis, m (arcus senilis)

Ringförmige Cholesterinablagerung in der Hornhautperipherie bei normocholesterinämischen älteren Menschen. Klinisch meist bedeutungslos.

argininreiches Protein, n (arginine-rich protein)

Ältere, jetzt ungebräuchliche Bezeichnung für → *Apolipoprotein E*, die von dem relativen Argininreichtum des Apo E herrührt.

Arterielle Verschlußkrankheit (AVK), f (arterial occlusive disease)

Atherosklerose der peripheren Gefäße besonders im Bereich der Beine. Bei der ~ spielen neben Hyperlipoproteinämien und Hypertonie vor allem das Rauchen und der Diabetes mellitus eine wichtige Rolle als Risikofaktoren. Im Volksmund wird diese Art der Atherosklerose deshalb auch als „Raucherbein" bezeichnet. Die ~ wird nach FONTAINE und RATSCHOW in vier Stadien eingeteilt: Stadium I: symptomlose Stenose, Stadium II: Belastungsinsuffizienz durch Stenose (Claudicatio intermittens), Stadium III: hohe Insuffizienz, d.h. Schmerzen bei waagerechter Körperhaltung, Stadium IV: Nekrose der betroffenen Gefäßgebiete infolge Mangeldurchblutung.

Arteriosklerose, f (arteriosclerosis)

Gebräuchlicher, aber wenig spezifischer Begriff für pathologische Verhärtungen von Arterienwänden, der häufig als Synonym für → *Atherosklerose* benutzt wird. Letzterer Ausdruck ist jedoch informativer, da er die Anatomie der atherosklerotischen Veränderung durch seine aus dem Griechischen hergeleiteten Bestandteile genauer faßt: Athära (Grütze), Oma (Masse) und skleros (hart).

arteriosklerotische Plaque, f

→ *atherosklerotische Plaque*

atherogen (atherogenic)

eine Atherosklerose verursachend

atherogener Index, m pl. atherogene Indices (atherogenic index)

Quotient, der die atherogenen und die antiatherogenen Lipoprotein-Spiegel berücksichtigt. Es existieren – je nach Methode bzw. nationalen Richtlinien – unterschiedliche ~ mit folgenden Referenzbereichen:

- LDL-Cholesterin/HDL-Cholesterin: < 3,5
- Gesamtcholesterin/HDL-Cholesterin: < 5
- Beta-Lipoprotein-Cholesterin/Alpha-Lipoprotein-Cholesterin: < 3,5

Grundsätzlich ist die Benutzung solcher Quotienten nur von begrenztem Wert, da ein hohes LDL-Cholesterin durch ein hohes HDL-Cholesterin nicht „unschädlich" gemacht werden kann. Sinnvoll erscheint jedoch eine jüngere Empfehlung von ASSMANN, der eine Triglyzeriderhöhung dann als potentiell atherogen einstuft, wenn gleichzeitig der LDL-Cholesterin/HDL-Cholesterin-Quotient > 5 ist.

Atherogenese, f (atherogenesis)

Entstehung von Atherosklerose. Die komplexen Mechanismen der ~ sind trotz intensiver Erforschung seit 80 Jahren noch immer nicht im Detail aufgeklärt. Vor allem ist noch immer umstritten, ob plasmatische Faktoren (z.B. LDL-Erhöhungen) unmittelbar zur ~ führen (Lipidhypothese) oder ob eine Gefäßwandverletzung der primäre Prozeß ist („response to injury").

Verschiedene Hypothesen wurden diskutiert:

„Thrombogene Inkrustation" (VON ROKITANSKY, 1844): Ausbildung vaskulärer Membranen, vor allem durch Fibrin. „Cholesterin-Granula" in den Ablagerungen führen zu „weichen" Plaques, die ihrerseits zu Rupturen neigen und weitere Fibrinauflagerungen induzieren.

„Verletzungs-Reaktion" (VIRCHOW, 1856): Eine inflammatorische Verletzung mit nachfolgender zellulärer Proliferation führt zur Entstehung von Plaques, in welche Plasmalipide „imbibieren".

„DUGUID's Plättchen-Theorie" (DUGUID, 1949): Ein Kreislauf von Endothelverletzung, Thrombozytenablagerung, Thrombusbildung und -organisation führt zur Ausbildung von Thromben. Wachsende Fibrinschichten engen das Gefäßlumen ein.

„Monoklonale Hypothese" (BENDITT und BENDITT, 1972): Mutagene oder Viren induzieren die intraarteriellen Anhäufungen monoklonaler glatter Muskelzellen. Diese Hypothese basierte vor allem auf dem Nachweis einer ungewöhnlichen Homogenität dieser Zellen. Gegenwärtig wird dieses Phänomen zwar bestätigt, aber nicht als ursächliche pathogene Mutation eingestuft, sondern als sekundäres Phänomen im Sinne einer natürlichen Zell-Selektion.

„Lipidhypothese" (GOLDSTEIN 1979, MAHLEY 1979): Modifizerte LDL und Beta-VLDL werden von Monozyten/Makrophagen und myointimalen Zellen aufgenommen und wandeln diese in lipidüberladene Schaumzellen um. Ursächlich sind hierbei nicht primäre Verletzungen der Endothelzellen, sondern die erhöhten Lipoproteine des Blutes.

„Response to injury" (ROSS und GLOMET 1971, 1974, 1984): Auf endothelialen Schädigungen lagern sich Thrombozyten ab, die einen Faktor sezernieren (→ *Platelet Derived Growth Factor* (*PDGF*)), der zum Wachstum der darunter liegenden glatten Muskelzellen (myointimalen Zellen) führt. Diese alterieren und produzieren statt Elastin vermehrt Kollagen und Proteoglykane, welche zur Matrix der Atherome beitragen und die Einlagerung von LDL und LDL-beladenen Makrophagen begünstigen.

„Vereinigte Hypothese" (JACKSON und GOTTO 1976, CATHCART 1985): In dieser Hypothese werden der „Lipid-" und der „endotheliale Pfad" verknüpft. Hiernach können erhöhte LDL-Spiegel das Endothelium beschädigen und die folgende Kaskade auslösen: Thrombozytenaggregation, PDGF-Freisetzung, Proliferation der glatten Muskelzellen. Auf der anderen Seite werden Makrophagen und myointimale Zellen aktiviert und LDL oxidativ alteriert. Durch chemotaktische Faktoren werden Blutmonozyten angelockt, die oxidierte LDL und Beta-VLDL aufnehmen, zu Schaumzellen entarten, ihre Wanderungsfähigkeit verlieren und so zur Lipidanhäufung im Atherom beitragen.

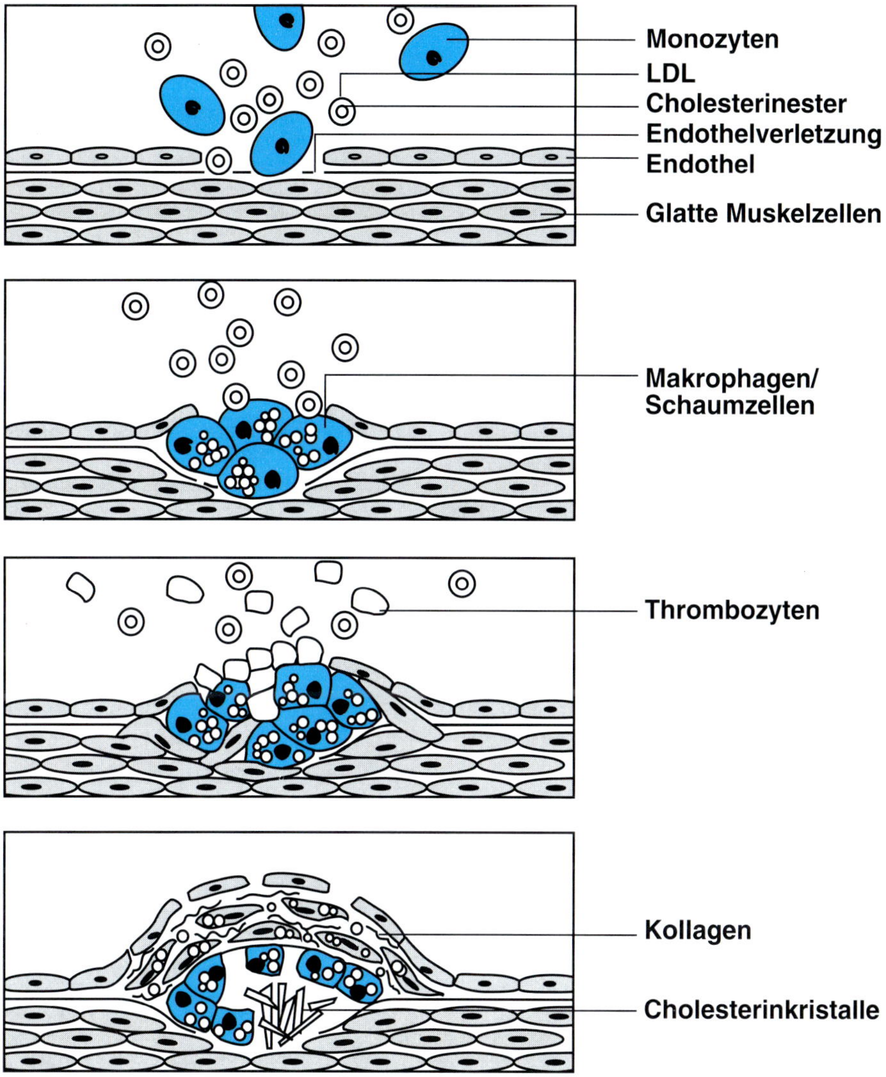

Darstellung der Entstehung eines Atheroms nach der Verletzungstheorie. Monozyten dringen an einer Endothelverletzung in den subendothelialen Raum ein und wandeln sich durch Aufnahme von alterierten LDL zu Schaumzellen um. Gleichzeitig decken Thrombozyten die Läsion ab und setzen dabei PDGF frei, der weitere Monozyten anlockt und die glatten Muskelzellen zur Proliferation und Kollagenbildung stimuliert.

Atherogenität, f (atherogenicity)

Eigenschaft, die Bildung von Atheromen zu induzieren oder zu beschleunigen. Erhöhte Plasmalipidspiegel, vor allem erhöhte Plasmacholesterinspiegel, haben eine hohe ~, d.h. sie lösen Prozesse aus, die zur atherosklerotischen Verengung von Arterienwänden führen.

Atherom, n (atheroma pl. atheromas, atheromata)

Bezeichnung für einen atheromatös veränderten Bereich der Arterienwand. Der Begriff ~ umfaßt supraendotheliale, endotheliale und subendotheliale Veränderungen, z.B. Fibrinauflagerung, Makrophagen- bzw. -detritus-Einlagerungen, Lipiddepots, Matrixvermehrung, vor allem von Kollagen, sowie unphysiologische Anhäufung alterierter glatter Muskelzellen.

atheromatöse Plaque, f

→ *atherosklerotische Plaque*

Atherosklerose, f (atherosclerosis)

Chronisch progrediente, diffuse oder fleckförmige Veränderungen der Arterienwand, von der Intima ausgehend. Kennzeichnend ist die atheromatöse Läsion, auch Plaque genannt, für die ein komplexer Aufbau aus Cholesterinestern, Kollagen, Fibrin und Zelldetritus charakteristisch ist. Die aus dem Griechischen hergeleiteten Wortbestandteile (Athära: Grütze, Oma: Masse, skleros: hart) umschreiben den Aufbau dieser Veränderungen.

→ *Arteriosklerose*, → *Atherom*

atherosklerotische Plaque, f (atherosclerotic plaque) *arteriosklerotische Plaque, atheromatöse Plaque*

Pathologische Verdickung der Gefäßwand, charakterisiert durch intra- und extrazelluläre Lipideinlagerung sowie Anhäufungen von Schaumzellen, die entweder von Blutmonozyten oder glatten Gefäßmuskelzellen abstammen.

Aufrahmen, n (forming a creamy layer on top)

Läßt man triglyzeridreiches Serum über Nacht stehen, bilden Chylomikronen – falls vorhanden – eine mit bloßem Auge erkennbare, rahmartige Schicht an der Oberfläche.

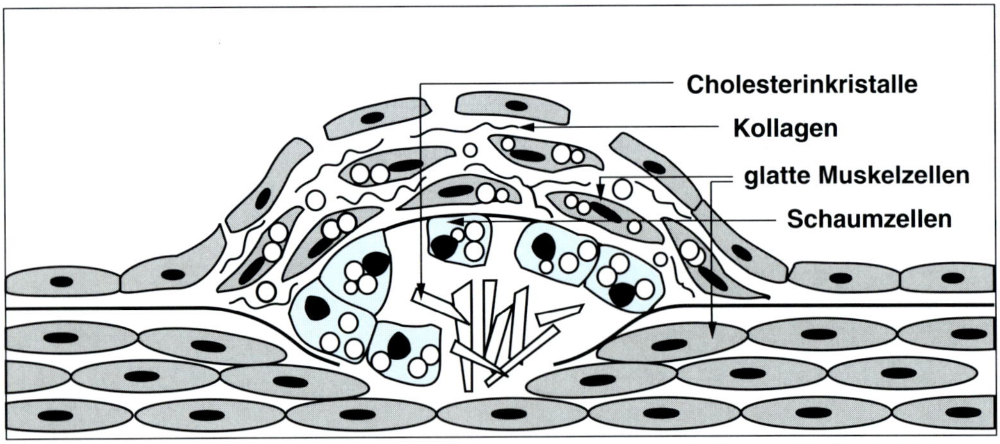

Aufbau eines atherosklerotischen Plaques. Über den glatten Muskelzellen der Media sind Schaumzellen und Cholesterinester eingelagert. Unter der deckenden Schicht der Endothelzellen befindet sich eine Schicht aus glatten Muskelzellen, die sich zum Teil zu Schaumzellen umwandeln, sowie Kollagen und Fibrin.

Auftragstelle, f (origin) *Startlinie, Startstelle*

Bereich der Elektrophoresematrix, wo die zu trennenden Proteine oder Lipoproteine in Form einer Lösung (z.B. Serum) aufgetragen werden.

Auftrennung, f (separation) *Fraktionierung, Trennung*

Verfahren zur Analyse von Lipoproteinen. Im Labor werden für die klinische bzw. die Forschungsroutine die → *Elektrophorese*, differentielle Präzipitationsverfahren, die Gelchromatographie oder die → *Ultrazentrifuge* eingesetzt.

Ausdauertraining, n (stamina training)

Eine Verbesserung pathologischer Lipoproteinspiegel kann durch ~ erreicht werden. Vor allem gelingt auf diesem Wege eine Senkung der Serumtriglyzeride (nüchtern und postprandial), des LDL-Cholesterins sowie eine Anhebung des HDL-Cholesterins. Geeignete Sportarten sind Wandern, Jogging, Schwimmen, Radfahren und Skilanglauf. Notwendig für eine Beeinflussung von HDL und LDL ist eine Mindesttrainingszeit von 3 x 30 Minuten pro Woche; die Triglyzeride werden bereits durch weniger ~ gebessert. Für das LDL-Cholesterin wurde bei 12 Männern nach 6 Wochen eine Senkung um ca. 15 mg/dl pro 10 km Langlauf/Woche berichtet.

Austauscherharz, n

→ *Anionenaustauscherharze*

Autoimmunkrankheit, f (autoimmune disease)

Formenkreis von Erkrankungen, die durch die Bildung von Antikörpern gegen körpereigene Substanzen (Autoantikörper) charakterisiert sind. Hierbei kommt es u.U. zwischen Lipoproteinen, Enzymen und Autoantikörpern zur Bildung von Komplexen, deren Halbwertszeit verlängert sein kann. Es entstehen sekundäre Hyperlipoproteinämien, z.B. Typ I nach FREDRICKSON bei Lupus erythematodes bzw. Typ III nach FREDRICKSON bei Myelomatose.

B

Ballaststoffe, mpl (roughage)

Unverdauliche, lösliche oder unlösliche Nahrungsbestandteile (z.B. Zellulose, Pektin, Guarmehl), die die Darmperistaltik anregen. Eine durch zuviel Fett und niedermolekulare (süße) Kohlenhydrate bestimmte Ernährungsweise ist meist durch eine zu geringe Aufnahme von ~ gekennzeichnet. Die Aufnahme von ~ (empfohlene Menge: ca. 30 g/Tag) wirkt sich auf erhöhte Plasmacholesterinspiegel günstig aus. Dieser Effekt beruht vor allem auf der Bindung von Gallensäuren, die so dem enterohepatischen Kreislauf entzogen werden. Die Leber muß diesen Verlust durch eine gesteigerte Gallensäuresynthese ausgleichen, wobei sie sich des LDL-Cholesterins bedient, welches sie mittels einer gesteigerten LDL-Rezeptoren-Aktivität vermehrt dem Plasma entzieht.

BASSEN-KORNZWEIG-Syndrom, n (BASSEN-KORNZWEIG syndrome)

Selten benutzte Bezeichnung für → *Abeta-Lipoproteinämie*, die 1950 von BASSEN und KORNZWEIG erstmalig beschrieben wurde.

BAXTER-LDL-Apherese, f (BAXTER's LDL-apheresis)

Verfahren zur extrakorporalen LDL-Elimination, das von der Fa. BAXTER vertrieben wird. Das Prinzip dieses Verfahrens beruht auf der Passage des von den Erythrozyten befreiten Heparinplasmas über eine Immunadsorptions-Säule, die kovalent gebundene Antikörper gegen Apo B enthält. Da Apo B auf VLDL, wenn vorhanden auf Lp(a), und vor allem auf LDL vorkommt, werden diese Lipoproteine spezifisch entfernt. Vorteil des Verfahrens ist seine hohe Spezifität, da alle anderen Plasmabestandteile im Plasma verbleiben. Von Nachteil dürfte sein, daß a) die Kapazität dieser relativ teuren Säulen kontinuierlich abnimmt und b) nicht mit Sicherheit ausgeschlossen werden kann, daß Antikörper von der Säule abgelöst werden und allergische Reaktionen bei den Patienten auslösen.

Obwohl LDL bei einer Sitzung vollständig entfernt werden können, liegt wegen des Wiederanstieges der LDL die mittlere LDL-Senkung zwischen 30 und 40% (wie bei allen LDL-Apherese-Verfahren). Daher müssen die Behandlungen wöchentlich wiederholt werden. Die Indikation für dieses aufwendige Verfahren besteht vor allem bei Patienten mit homozygoter familiärer Hypercholesterinämie oder bei jungen KHK-Patienten, deren LDL-Cholesterin medikamentös nicht hinreichend gesenkt werden kann.

B/E-Rezeptor, m

→ *LDL-Rezeptor*

Beta-Cholesterin, n (beta-cholesterol)

Cholesterinkonzentration der Lipoproteine, die in der Elektrophorese in die Beta-Position wandern. Das ~ stimmt weitgehend mit dem durch präparative Ultrazentrifuge isolierten → *LDL-Cholesterin* überein; daher gilt für beide Parameter der gleiche Referenzbereich: < 155 mg/dl.

Beta-2-Glykoprotein-I, n

→ *Apolipoprotein H*

Beta-2-Glykoprotein-I-Defizienz, f

→ *Apo-H-Mangel*

Beta-Lipoprotein, n (beta-lipoprotein)

Lipoprotein, das in der Elektrophorese in Beta-Position wandert. Das ~ ist weitgehend identisch mit den LDL, die in der präparativen Ultrazentrifuge isoliert werden. Klinisch bedeutsam ist der Cholesterin-Anteil des ~, der durch Multiplikation der Gesamtmasse des ~ mit 0,45 ermittelt wird und dem LDL-Cholesterin entspricht.

→ *Beta-Cholesterin*

Beta-Pyridylcarbinol, n

→ *Nikotinsäure*

Beta-Rezeptorenblocker, m (beta-receptor blocker)

Gruppe antihypertensiver Wirkstoffe, die durch Blockade der beta-adrenergen Rezeptoren den Blutdruck senken. Häufige Nebenwirkung: Erhöhung der Plasmatriglyzeride, möglicherweise durch Hemmung der Adenylcyclase in Adipozyten, wodurch die Fettgewebs-Lipolyse paradox gesteigert, und der Ausstrom freier Fettsäuren gefördert wird. Freie Fettsäuren werden vermehrt zur hepatischen Synthese triglyzeridreicher VLDL verwandt. Bei Patienten mit genetischer Prädisposition, z.B. bei familiärer Hypertriglyzeridämie, kommt es offenbar zusätzlich zu einer Abbaustörung triglyzeridreicher Lipoproteine. Gleichzeitig wird das HDL-Cholesterin erniedrigt gefunden.

Diese unerwünschte Begleitwirkung auf die Lipide tritt vor allem bei ~ ohne intrinsische Aktivität (ISA) auf; dies gilt für kardioselektive (z.B. Atenolol) und unselektive (z.B. Propranolol) ~. Bei ~ mit intrinsischer sympathomimetischer Aktivität (z.B. Acebutolol, Pindolol, Celiprolol) ist diese Begleiterscheinung weniger ausgeprägt oder nicht vorhanden.

Beta-Sitosterin, n (beta-sitosterol)

Pflanzliches Sterol analog zum tierischen Sterol, dem Cholesterin. Da das Molekül des ~ große Ähnlichkeit mit Cholesterin hat, verdrängt es Cholesterin aus der Mizelle. Dadurch ist die Cholesterin-Resorption vermindert, und die Konzentration des LDL-Cholesterins sinkt (um

Beta-Sitosterin

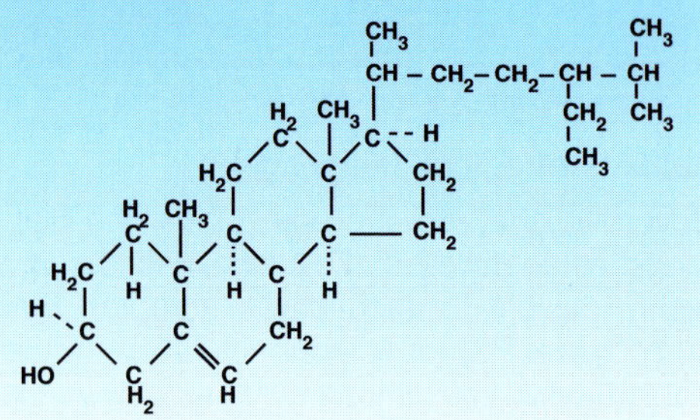

Strukturformel des Beta-Sitosterins. Wegen seiner strukturellen Ähnlichkeit mit Cholesterin konkurriert es mit diesem bei der intestinalen Resorption und vermindert somit die Aufnahme von Nahrungscholesterin.

10-15 %). Die LDL-Cholesterin-Senkung ist bei hypercholesterinämischen Kindern meist ausgeprägter (20-30 %).

→ *Sitosterin*

Beta-Sitosterinämie, f (beta-sitosterolemia)

Seltene familiäre Lipidspeicherkrankheit, die durch die Akkumulation von Sitosterol und anderen Phytosterolen in Plasma, Fettgewebe, Haut und Sehnen gekennzeichnet ist. Die Patienten fallen durch Haut- und Sehnenxanthome auf; die Hälfte hat milde Hypercholesterinämien. Eine koronare Herzkrankheit wird ebenfalls bei etwa 50% der Patienten gefunden. Die Ursache der ~ ist eine vielfach gesteigerte Resorption von pflanzlichen bzw. aus dem Schellfisch stammenden Sterolen (24 - 28% gegenüber weniger als 5% beim Gesunden). Die Diagnose wird durch gaschromatographischen Nachweis der Phytosterole im Plasma gesichert (in Deutschland: Prof. VON BERGMANN, Universitätsklinik Bonn). Die Therapie besteht aus einer strikten Vermeidung von Pflanzenfett (Öle, Nüsse, Avocados, Schokolade, Oliven, keimhaltige Getreide) und der Einnahme von Cholestyramin, das die Ausscheidung von Phytosterolmetaboliten über die Galle fördert.

Beta-VLDL, n (beta-VLDL) *breites Beta, flotierendes Beta-Lipoprotein*

Triglyzeridreiche Lipoproteinspezies, die in der Ultrazentrifuge im Dichtebereich der VLDL flotiert, in der Elektrophorese jedoch nicht wie VLDL in die Präbeta-, sondern wie LDL in die Beta-Position migriert. ~ sind beim Gesunden kaum, beim Typ-III-Patienten (→ *familiäre Dysbetalipoproteinämie*) dagegen in hohen Konzentrationen vorhanden. Es existiert keine Methode zur routinemäßigen Messung.

~ sind sehr atherogen. Kaninchen und Hunde reagieren auf Cholesterinfütterung mit rascher Ausbildung sehr hoher Spiegel von ~, die die Ursache der gleichzeitig massiv auftretenden Atherosklerose sein dürften. Werden Monozyten/Makrophagen mit ~ inkubiert, wandeln sie sich in mit Cholesterinester überladene Schaumzellen um. Bindung und Aufnahme der ~ durch diese Zellen erfolgen über den → *Beta-VLDL-Rezeptor* oder → *Scavenger-Rezeptor*, der – anders als der LDL-Rezeptor – nicht durch intrazelluläre Cholesterinanreicherung reguliert werden kann.

Beta-VLDL-Rezeptor, m (beta-VLDL receptor)

Rezeptor, der neben zahlreichen anderen Rezeptoren auf Makrophagen zu finden ist und Beta-VLDL bindet und internalisiert. Anders als beim ebenfalls vorhandenenen → *LDL-Rezeptor* wird die Aktivität des ~ nicht durch eine hohe intrazelluläre Cholesterinkonzentration gedrosselt. Die Inkubation von Makrophagen mit Beta-VLDL führt daher zur Umwandlung dieser Zellen in cholesterinüberladene Schaumzellen. Wahrscheinlich spielt der ~ eine Schlüsselrolle bei der Atherogenese.

→ *Acetyl-LDL-Rezeptor*

Bewegung, f (exercise)

Eine ausreichende körperliche Betätigung ist für die Normalisierung erhöhter Plasmalipidspiegel nachweislich von großer Bedeutung. Da ein wachsender Anteil der Bevölkerung der industrialisierten Länder einer sitzenden Tätigkeit nachgeht, wird empfohlen, den Bewegungsmangel durch die Ausübung einer oder mehrerer Sportarten auszugleichen. → *Ausdauertraining* (Laufen, Schwimmen, Radfahren u.a.) wirkt sich durch Senkung der Triglyzeride und Erhöhung des HDL-Cholesterins günstig aus. Hierzu ist allerdings ein Minimum von 3 x 1/2 Stunde Ausdauersport pro Woche notwendig. ~ gilt auch als geeignetes Mittel zum Abbau von Streß, welcher seinerseits im Verdacht steht, eine Erhöhung von Plasmalipidspiegeln zu bewirken.

Bezafibrat, n (bezafibrate)

Lipidsenker aus der Gruppe der Clofibratanaloga (2-[4-[2-(4-Chlorobenzamido)ethyl]phenoxy]-2-methylpropionsäure).

~ wirkt, wie die Muttersubstanz Clofibrat, durch mehrere Mechanismen, die nicht alle im Detail aufgeklärt sind.

1. Hauptwirkung ist die Stimulation der peripheren Lipoproteinlipase, die zum effektiveren Abbau der triglyzeridreichen Lipoproteine führt. Durch den gesteigerten VLDL-Katabolismus kommt es bei Hypertriglyzeridämien häufig zu einem Anstieg des LDL-Cholesterins, das aus VLDL gebildet wird. Dieser grundsätzlich unerwünschte Anstieg ist meist ohne große Bedeutung, da bei Hypertriglyzeridämien das LDL-Cholesterin aufgrund des gestörten VLDL-Katabolismus besonders niedrig ist und durch diesen Effekt erst in den Normbereich angehoben wird.

Bezafibrat

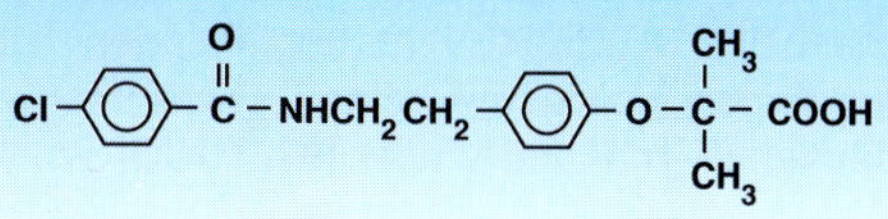

Strukturformel des Clofibratanalogons Bezafibrat

2. Falls Triglyzeride nicht erhöht sind, wird LDL-Cholesterin durch eine gesteigerte Elimination gesenkt, die sowohl LDL-Rezeptor-abhängig als auch -unabhängig erfolgt.

3. HDL-Cholesterin steigt reziprok zum beschleunigten Abbau triglyzeridreicher Lipoproteine, was vermutlich durch eine Verminderung der CETP-Aktivität bedingt ist, die durch die niedrigeren Triglyzeridspiegel weniger stimuliert wird.

Unter einer Dosierung von 3 x 200 mg/Tag oder 1 x 400 mg/Tag werden die Serumtriglyzeride um 40 bis 60% und das LDL-Cholesterin um 15 bis 20% gesenkt; das HDL-Cholesterin wird um 10 bis 20% angehoben. In jüngerer Zeit wird auch eine ca. 15%ige Fibrinogensenkung als Beitrag zur Minderung des Atheroskleroserisikos angesehen, da die Plasmaviskosität dadurch sinkt. Die Glukose wird in geringem Ausmaß gesenkt.

Unerwünschte Begleiterscheinungen sind vor allem gastrointestinaler Natur, vorwiegend Magendrücken. Daneben wurden passagere Transaminasenanstiege, Impotenz, Haarausfall und reversible myositische Beschwerden angegeben. Letztere sind zwar sehr selten, können jedoch bei Kombinationen mit anderen Myositis-induzierenden Wirkstoffen (HMG-CoA-Reduktase-Inhibitoren, Ciclosporin) problematisch werden. Wegen der überwiegend renalen Elimination muß die Dosis bei Nierenfunktionseinschränkungen reduziert werden.

~ist bei allen Hyperlipoproteinämien außer Typ I indiziert, den HMG-CoA-Reduktase-Inhibitoren jedoch in der LDL-senkenden Potenz unterlegen. Die Domäne des ~ sind daher vor allem die gemischten Hyperlipoproteinämien (Typ IIb und III nach FREDRICKSON) mit begleitenden HDL-Senkungen sowie die reinen Hypertriglyzeridämien (Typ IV und V nach FREDRICKSON).

Blutcholesterin, n

→ *Cholesterinkonzentration*

Blutfett, n (blood fat)

Unspezifischer Laienbegriff für die Lipide des Blutes. Die Bezeichnung ~ sollte vermieden werden, da sie zwischen den chemisch und funktionell völlig verschiedenen Lipiden Cholesterin, Triglyzeriden und Phospholipiden nicht differenziert. Eine „Bluttfetterhöhung", die durch erhöhtes Cholesterin bedingt ist, erfordert ein ganz anderes diagnostisches und therapeutisches Vorgehen als erhöhte ~ bei Hypertriglyzeridämie.

Blutplasma, n (blood plasma)

Wäßriger Anteil des Blutes, von dem die Blutzellen durch Zentrifugation abgetrennt wurden. Anders als beim → *Blutserum* ist hier eine Gerinnung nicht erfolgt, und somit das Fibrinogen noch vorhanden. Die Gerinnung wird unterbunden, indem dem Blut nach/bei der Entnahme Antikoagulantien zugemischt werden. Die am häufigsten verwendeten Antikoagulantien sind: Na-Citrat (meist für Gerinnungsanalytik), EDTA (Blutbilder) und Ammonium-Heparinat (Blutgase). In der Lipidforschung wird oft EDTA-Plasma verwandt, da die bei der Gerinnung aktivierten Proteasen auch Apolipoproteine verändern können, und einige relevante Enzyme zumindest teilweise inhibiert werden. Die übliche Lipidanalytik (Cholesterin, Triglyzeride, HDL- und LDL-Cholesterin) kann auch in Serum durchgeführt werden.

Blutserum, n (blood serum)

Wäßriger Anteil des Blutes, dem die Blutzellen und das Fibrinogen (durch Zentrifugation nach erfolgter Gerinnung) entzogen wurden. Die übliche Routine-Lipidanalytik (Cholesterin, Triglyzeride, HDL- und LDL-Cholesterin) wird meist in ~ durchgeführt.

→ *Blutplasma*

BMI

Abkürzung für → *Body Mass Index*

Bodybuilding, n (body building)

Regelmäßiges Muskeltraining, meist an speziell konstruierten Geräten, mit dem Ziel, die Muskelmasse aus ästhetischen Gründen beträchtlich zu vergrößern. Ein Teil der Bodybuilder versucht, die gewünschten Effekte durch gleichzeitige Einnahme von Anabolika zu steigern.

Wie die meisten Sexualhormone können die hierbei verwandten Testosteronanaloga beträchtliche Veränderungen des Lipoproteinstoffwechsels hervorrufen. Sie steigern die Aktivität der hepatischen Lipase und senken somit die Spiegel triglyzeridreicher Lipoproteine. Da HDL ebenfalls ein Substrat der hepatischen Lipase sind, werden auch HDL durch Anabolika gesenkt. Für Bodybuilder wurden teilweise extreme Senkungen der HDL berichtet, die in Einzelfällen sogar vom unerwarteten Eintreten eines plötzlichen Herztodes begleitet waren.

Body Mass Index (BMI), m (body mass index)

Formel zur Ermittlung des relativen Körpergewichts:

BMI = Gewicht [kg] / (Körpergröße [m])^2

Normalwert: < 25.

breite Beta-Bande, f (broad-beta band)

Elektrophoretisches Merkmal der Hyperlipoproteinämie → *Typ III nach FREDRICKSON.* Sie wird verursacht durch hohe Plasmaspiegel von Remnants triglyzeridreicher Lipoproteine. Da die physikalischen Eigenschaften dieser Remnants zwischen denen der Präbeta- (VLDL) und der Beta-Lipoproteine (LDL) liegen, wandern sie in der Elektrophorese zwischen beide Banden und rufen das Bild der ~ hervor. Früher galt dieses Merkmal als kennzeichnend für die Typ-III-Hyperlipoproteinämie, weswegen diese Erkrankung im angelsächsischen Sprachraum auch → *Broad-Beta-Disease* genannt wurde. Für die Diagnostik erwies sich der Nachweis einer ~ jedoch weder als sensitiv noch als spezifisch und sollte daher bei Verdacht auf eine Typ-III-Hyperlipoproteinämie durch die Bestimmung des Apo-E-Phänotyps ergänzt werden.

breites Beta, n

→ *Beta-VLDL*

Broad-Beta-Disease

Frühere angelsächsische Bezeichnung für die Hyperlipoproteinämie vom → *Typ III nach FREDRICKSON.* Sie rührt vom Vorliegen einer → *breiten Beta-Bande* in der Lipoproteinelektrophorese her.

BROCA-Index, m (BROCA's index)

Formel, die einen größenbezogenen Gewichtsvergleich verschiedener Personen erlaubt.

~ = (Gewicht [kg] x 100) / (Größe [cm] – 100)

Von PIERRE PAUL BROCA (1824–1880), einem französichen Chirurgen und Anthropologen, erstmals angegeben.

BROWN, MICHAEL S.

Amerikanischer Biochemiker, der 1985 zusammen mit JOSEPH L. GOLDSTEIN den Nobelpreis für Medizin erhielt. Damit wurden vor allem die Entdeckung des LDL-Rezeptors und die Aufklärung der Ursache der familiären Hypercholesterinämie gewürdigt. Beide Nobelpreisträger sind am Department of Molecular Genetics der University of Texas, Health Science Center in Dallas, USA, tätig.

BROWN-GOLDSTEIN-Pathway

→ *LDL-Rezeptor-Weg*

BÜRGER-GRÜTZ-Syndrom, n
(BÜRGER-GRÜTZ syndrome)

Die von M. BÜRGER (1885-1966) und O. GRÜTZ (1886-1963) im Jahre 1935 zuerst beschriebene familiäre Chylomikronämie.

→ *familiärer Lipoproteinlipase-Mangel,* → *Typ I nach FREDRICKSON*

Butterfett, n (butter fat)

~ wird aus Milchfett gewonnen und besteht hauptsächlich aus gesättigten und einfach ungesättigten, kaum aus mehrfach ungesättigten Fettsäuren. ~ ist zudem reich an Cholesterin und muß im Rahmen einer lipidsenkenden Diät gemieden werden.

Die von Wiederkäuern mit den Futterpflanzen aufgenommenen Fettsäuren sind meist ungesättigt. Sie werden jedoch durch bakterielle Einwirkung im Wiederkäuermagen (Pansen) zu gesättigten Fettsäuren abgebaut (dehydriert), weswegen Milch- und Butterfett keine hochungesättigten Fettsäuren enthalten. Durch Fütterung von verkapselten hochungesättigten Fettsäuren ist bei Rindern experimentell Butter erzeugt worden, die mit hochungesättigten Fettsäuren angereichert war. Dieses Verfahren zur Gewinnung einer diätetisch günstigen Butter ist allerdings unpraktikabel und zu teuer.

→ *Fettsäuremuster*

C

Carnitin, n (carnitine)

~ ist ein Trimethylbetain, das in allen Körpergeweben, besonders in stoffwechselaktiven Geweben, wie Leber, Muskulatur, und in geringer Konzentration auch im Blut vorkommt. ~ wirkt als Akzeptor von Fettsäuren, die im Komplex mit ~ durch die Mitochondrien-Membran ins Innere der Mitochondrien transportiert werden, wo sie der Beta-Oxidation unterliegen. Die Carnitin-Acyltransferase ist das Enzym, das die Fettsäure an das ~ ankoppelt.

CDP-Studie, f

Kurzform für → *Coronary Drug Project*

CE

Abkürzung für → *Cholesterinester*

CETP

Abkürzung für→ *Cholesterinester-Transfer-Protein*

Cholestase, f (cholestasis)

Intra- oder posthepatische Abflußstörungen der Galle führen zu einem Übertritt von Gallensäuren, Phospholipiden, Bilirubin und freiem Cholesterin in das Blut. ~ werden regelhaft vom Auftreten eines pathologischen Lipoproteins, des → *Lipoproteins X (LpX)*, begleitet, das Hauptursache der begleitenden Hypercholesterinämien ist. Diese können erhebliche Höhen erreichen und die Ausbildung planarer, eruptiver oder tuberöser Xanthome nach sich ziehen. Gleichzeitig kann das HDL-Cholesterin, vor allem das veresterte Cholesterin, dramatisch abfallen. Als Ursache hierfür wird eine gallensäureninduzierte Hemmung des Enzyms Lecithin-Cholesterin-Acyltransferase (LCAT) angenommen, durch das beim Gesunden der größte Teil der Plasma-Cholesterinester gebildet wird. Eine Rolle spielt vielleicht auch eine relative LCAT-Insuffizienz, da das vorhandene Enzym den massiven Einstrom des freien Cholesterins aus der Galle nicht mehr umsetzen kann. Konsequenz einer absoluten oder relativen LCAT-Defizienz ist der sogenannte „Estersturz". Die Triglyzeride bleiben im Referenzbereich, es sei denn, daß zusätzlich sekundäre Leberparenchymschäden eintreten.

Obwohl die cholestatische Hypercholesterinämie nicht atherogen zu sein scheint, kann im Extremfall zur Cholesterinsenkung ein Plasmaaustausch erforderlich sein, denn Anionenaustauscherharze sind ineffektiv, Fibrate steigern sogar die Hypercholesterinämie, und HMG-CoA-Reduktase-Inhibitoren können Myopathien hervorrufen, da ihre biliäre Ausscheidung bei ~ gestört ist.

Cholesterin, n (cholesterol) *Cholesterol*

Zoosterin, das der Körper vor allem zum Aufbau der Zellmembranen und zur Synthese von Steroidhormonen und Gallensäuren benötigt. Zum Teil wird es als exogenes ~ mit der Nahrung (250-600 mg/Tag) zugeführt; ca. 50% des Nahrungscholesterins werden über die Darmmukosa resorbiert, wo auch der Einbau in Chylomikronen erfolgt. Ein größerer Teil wird endogen in den meisten Körperzellen, vor allem in Leber und Intestinum, produziert. In den Zellwänden und auf den Oberflächen der Lipoproteine liegt ~ vor allem als „freies Cholesterin" vor. Dieses ist durch eine unveresterte Hydroxylgruppe in Position 3 gekennzeichnet, welche eine geringe Polarität und damit Wasserlöslichkeit des ~ zur Folge hat. Der größere Teil des ~ (ca. zwei Drittel) liegt in den Kernen der Lipoproteine, in Zellvakuolen und Atheromen als verestertes ~ vor, das keine Wasserlöslichkeit mehr besitzt. Die Veresterung des ~ erfolgt im Plasma durch Angriff der Lecithin-Cholesterin-Acyltransferase (LCAT) und intrazellulär durch das Enzym Acyl-CoA-Cholesterin-Acyltransferase (ACAT).

Die nutritive Cholesterinzufuhr beträgt ca. 400 mg/Tag, die Biosynthese etwa 600 mg/Tag. Ca. 600 mg/Tag werden biliär ausgeschieden und 300 mg/Tag zu Gallensäuren umgewandelt. Ein kleiner Teil geht mit abgeschilferten intestinalen und epidermalen Zellen bzw. nach Umwandlung zu wasserlöslichen Hormonen im Urin verloren. Der größte Teil des täglichen Cholesterinumsatzes von 9 g erfolgt mit intrazellulär synthetisiertem ~; lediglich der hepatische Cholesterinumsatz basiert zu 70% auf ~ der Plasmalipoproteine. Der überwiegende Umsatz des LDL-Cholesterins geschieht via LDL-Rezeptoren, nur in der Milz und im Intestinum überwiegt eine Rezeptor-unabhängige Aufnahme in die Zellen. Wegen der Organmasse erfolgt die größte Rezeptor-unabhängige Cholesterinaufnahme allerdings in der Muskulatur.

In der medizinischen Umgangssprache wird als „Cholesterin" die Summe aller Cholesterinanteile der verschiedenen zirkulierenden Lipoproteine bezeichnet. Dieser Laborparameter sollte aber nicht als Basis von Diagnose und Therapie benutzt werden, sondern nur als Suchparameter (Screening). Der Referenzbereich ist < 200 mg/dl; darüber liegende Werte erfordern einen differenzierenden Lipidstatus, also die Messung der Triglyzeride und des HDL-Cholesterins mit Berechnung des LDL-Cholesterins nach der → *FRIEDEWALD-Formel.*

Cholesterin-7-alpha-hydroxylase, f (cholesterol-7-alpha-hydroxylase)

Dieses intrahepatische Enzym ist das Schlüsselenzym der Gallensäuresynthese. Eine Modifikation der Aktivität der ~ führt nicht nur zu einer Änderung der Gallensäuresynthese, sondern indirekt auch zu einer deutlichen Beeinflussung des Lipid- und Lipoproteinstoffwechsels der Leberzelle.

Cholesterinbiosynthese, f (cholesterol biosynthesis)

Erfolgt in praktisch allen Körperzellen, v.a. in Leber und Darmmukosa, und dient der Synthese von Zellwandmaterial, Hormonen und Gallensäuren.

Geschwindigkeitsbestimmendes Enzym der ~ ist die Beta-Hydroxy-beta-methyl-glutaryl-Coenzym-A-Reduktase (→ *HMG-CoA-Reduktase*). Die Aktivität dieses Enzyms wird durch den

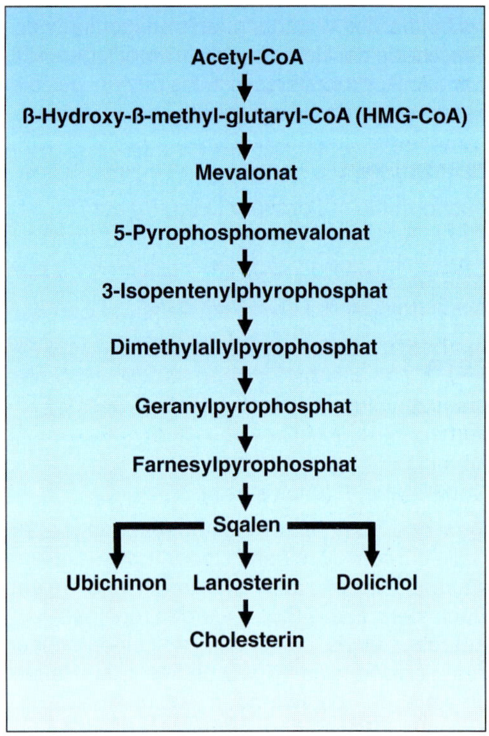

Zwischenprodukte der Cholesterinbiosynthese. Der geschwindigkeitsbestimmende Schritt ist die Bildung von Mevalonat aus Beta-Hydroxy-beta-methyl-glutaryl-Coenzym-A. Die therapeutische Hemmung der Beta-Hydroxy-beta-methyl-glutaryl-Coenzym-A-Reduktase durch entsprechende Inhibitoren greift also auf einer relativ frühen Ebene der Cholesterinbiosynthese an.

intrazellulären Cholesterinspiegel reguliert. Eine neue Wirkstoffklasse zur Cholesterinsenkung (HMG-CoA-Reduktase-Inhibitoren) hemmt die Aktivität dieses Enzyms, mit der Folge daß die Zelle ihren Cholesterinbedarf durch vermehrte Internalisierung von plasmatischem LDL-Cholesterin deckt.

Cholesterinester (CE), m (cholesteryl ester)

Veresterte Form des freien Cholesterins. Durch die Veresterung der OH-Gruppe in Position 3 des freien Cholesterins wird das Molekül hydrophob, d.h. wasserunlöslich. ~ sind die Speicherform von Cholesterin in Zellvakuolen bzw. Ablagerungsform in Atheromen. Die Veresterung von Cholesterin erfolgt entweder intraplasmatisch durch Umsetzung des unveresterten Cholesterins in HDL_3 durch die Lecithin-Cholesterin-Acyltransferase (LCAT) oder durch intrazelluläre Veresterung von Cholesterin durch das Enzym Acyl-CoA-Cholesterin-Acyltransferase (ACAT).

Die ~ werden üblicherweise nicht mit Routinemethoden gemessen, wohl aber das Gesamtcholesterin und das freie (unveresterte) Cholesterin, so daß die ~ als Differenz zwischen Gesamt- und freiem Cholesterin berechnet werden können.

Cholesterinester-Exchange-Protein, n

→ *Cholesterinester-Transfer-Protein*

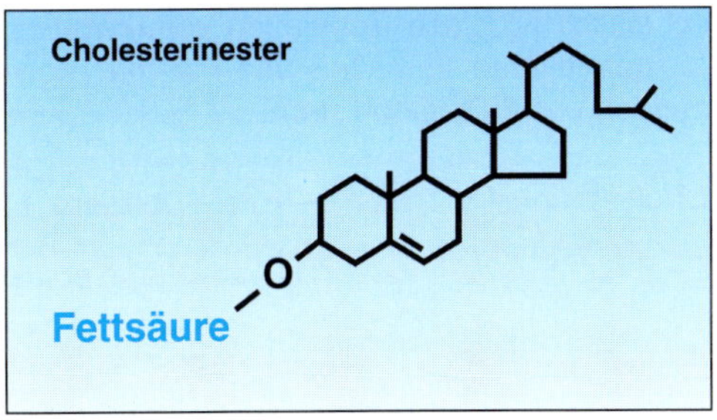

Strukturformel eines Cholesterinesters. Durch die Veresterung der OH-Gruppe des freien Cholesterins entsteht ein völlig apolares und wasserunlösliches Lipid.

Cholesterinester-Speicherkrankheit, f

(cholesteryl ester storage disease)

Milde Variante der → *WOLMAN-Krankheit.* Sie ist wie diese eine sehr seltene, autosomal rezessiv vererbte Lipidspeicherkrankheit und wird verursacht durch einen angeborenen Defekt der lysosomalen Cholesterinesterhydrolase und der Triglyzeridhydrolase. Typisch sind Einlagerungen von Cholesterinestern und Triglyzeriden in zahlreiche Gewebe; klinisch auffällig ist u.U. nur die Hepatosplenomegalie. Erhöhungen des LDL-Cholesterins sind häufig, eine vorzeitige Atherosklerose kann schwerwiegend sein. Anders als bei der WOLMAN-Krankheit sind Verkalkungen der Nebennieren selten.

Die Diagnose wird durch den Mangel an sauren Lipasen in Fibroblasten, Lymphozyten oder anderen Geweben gesichert (Labor Prof. ASSMANN, Universitätsklinik Münster). Eine Therapie existiert nicht; die LDL- und Apo-B-Senkung durch HMG-CoA-Reduktase-Hemmer wird diskutiert.

Cholesterinester-Transfer-Komplex, m

(cholesteryl ester transfer complex) *Cholesterintransfer-Komplex, LCAT-Transport-Komplex*

Hypothetisches Modell, demzufolge Lecithin-Cholesterin-Acyltransferase (LCAT), Apo AI und das Cholesterinester-Transfer-Protein (CETP) zusammenwirken und so am zentripetalen Cholesterinflux beteiligt sind. Vermutlich werden auf diesem Wege 10% des zur Leber fließenden Cholesterins auf HDL übertragen, die selektiv aufgenommen werden. Weitere 20% werden von der Leber aufgenommen durch Internalisierung der gesamten Partikel. Die restlichen 70% werden durch das CETP auf VLDL und LDL übertragen, die ihrerseits den größten Teil ihres Cholesterins zur Leber transferieren.

Cholesterinester-Transfer-Protein (CETP), n

(cholesteryl ester transfer protein) *Cholesterinester-Exchange-Protein, Cholesterintransfer-Protein, Exchange/Transfer-Protein,* → *Lipid-Transfer-Protein*

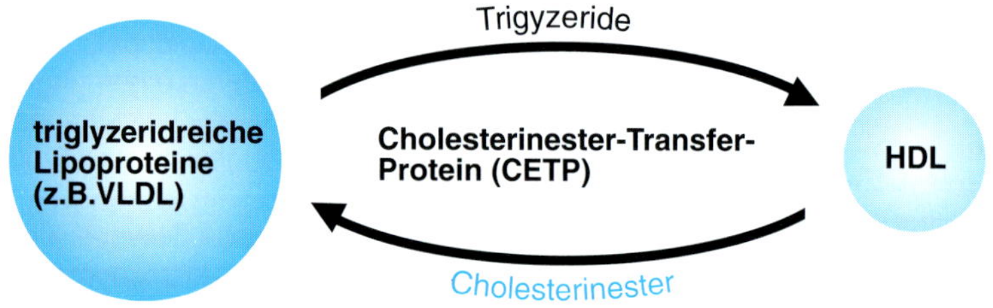

Schematische Darstellung des Transfers von Cholesterin bzw. Triglyzeriden durch das Cholesterinester-Transfer-Protein (CETP). Akzeptoren für Cholerinester können nicht nur VLDL, sondern auch IDL und LDL sein.

Hepatisch produziertes Protein (Molekulargewicht: 74 000 Dalton), das im Plasma den Transfer von Cholesterinestern aus den HDL zu VLDL und LDL bewirkt. Da über VLDL und LDL eine beträchtliche Menge von Cholesterin zur Leber zurückfließt, wird auf diesem Wege der größte Teil des zentripetalen Cholesterinfluxes bewerkstelligt (ca. 70% des zurückfließenden Cholesterins). Im Gegenzug überträgt das ~ Triglyzeride aus den triglyzeridreichen Lipoproteinen auf HDL, weswegen es auch als → *Lipid-Transfer-Protein (LTP)* bezeichnet wird.

Auf die Bedeutung des ~ kann aus den veränderten Lipidkonzentrationen bei Patienten mit CETP-Defizienz und aus der Betrachtung verschiedener Tierspezies mit unterschiedlichen CETP-Aktivitäten geschlossen werden. Bei Patienten mit heterozygotem CETP-Mangel werden erhöhte und bei homozygoten Individuen HDL-Cholesterinspiegel > 200 mg/dl gefunden; die Betroffenen haben offenbar ein sehr geringes Atheroskleroserisiko. Bei Säugetieren werden sehr unterschiedliche CETP-Aktivitäten beobachtet; z.B. haben Maus und Ratte sehr niedrige Aktivitäten (daher kaum LDL-Cholesterin), Mensch und Kaninchen mittlere bzw. hohe CETP-Aktivitäten. Mit der speziesspezifischen CETP-Aktivität korreliert die Induzierbarkeit der Atherosklerose. Es wird vermutet, daß die CETP-Aktivität atherogen wirkt, da sie zur Anreicherung von VLDL und LDL mit Cholesterinestern führt.

Die Aktivität des ~ wird durch erhöhte Plasma-Triglyzeride und freie Fettsäuren erhöht. Wahrscheinlich ist diese Regulation verantwortlich für das inverse Verhältnis von Plasma-Triglyzeriden und HDL-Cholesterin.

Cholesterinester-Transfer-Protein-Defizienz, f

→ *Cholesterinester-Transfer-Protein*

Cholesterinkonzentration, f (cholesterol concentration) *Blutcholesterin, Cholesterinspiegel, Cholesterinwert*

Konzentration von Cholesterin im Plasma. Der Referenzbereich beträgt < 200 mg/dl. Dieser Wert hat nur als Screening-Parameter klinische

Bedeutung; Werte > 200 mg/dl erfordern die Ermittlung von HDL-Cholesterin, Triglyzeriden und LDL-Cholesterin. Diagnose und Therapie der Hypercholesterinämien sollten nicht auf dem Gesamtcholesterin beruhen, sondern allein auf der Konzentration des LDL-Cholesterins.

Cholesterinrücktransport, m (reverse cholesterol transport) *reverser Cholesterintransport*

Denkmodell, demzufolge High-Density-Lipoproteine Cholesterin von peripheren Zellen aufnehmen und es, direkt und indirekt, der Leber zur Ausscheidung zuführen.

→ *Cholesterinester-Transfer-Komplex*

Cholesterinspiegel, m

→ *Cholesterinkonzentration*

Cholesterinsynthese-Enzym, n (cholesterol synthesis enzyme)

Unpräzise Bezeichnung, mit der meistens das Schlüsselenzym der Cholesterinsynthese, die HMG-CoA-Reduktase, gemeint ist; sollte vermieden werden, da auch andere Enzyme für die Cholesterinbiosynthese bedeutsam sind.

Cholesterinsynthesehemmer, m

→ *HMG-CoA-Reduktase-Inhibitor*

Cholesterintransfer-Komplex, m

→ *Cholesterinester-Transfer-Komplex*

Cholesterintransfer-Protein, n

→ *Cholesterinester-Transfer-Protein*

Cholesterinwert, m

→ *Cholesterinkonzentration*

Cholesterol, n (cholesterol)

In den neuen Bundesländern Deutschlands benutzte Bezeichnung für → *Cholesterin.* Chemisch betrachtet ist die Bezeichnung ~ präziser als „Cholesterin", da sie auf die OH-Gruppe in Position 3 des Cholesterin-Moleküls hinweist.

Cholesterol Lowering Atherosclerosis Study (CLAS)

Wegweisende Therapiestudie (→ *Regressionsstudien*) zur Bedeutung der Lipidsenkung im Rahmen der sekundären Prävention (BLANKENHORN, 1990). In die doppelblinde Studie wurden 162 Männer nach aortokoronarer Bypass-Operation aufgenommen, die 2 Jahre lang entweder Placebo oder eine Kombination des Anionenaustauschers Colestipol mit Nikotinsäure erhielten. Das LDL-Cholesterin wurde in der Therapiegruppe um 43% gesenkt, die Triglyzeride um 22%, und das HDL-Cholesterin wurde um 37% angehoben. Am Studienende zeigte sich nach koronarer Reangiographie folgendes Ergebnis:

Quantitative Veränderungen der Angiographiebefunde nach massiver Lipidsenkung in der Cholesterol Lowering Atherosclerosis Study

	Regression	keine Veränderung	Progression
Kontrollgruppe	2,4%	36,6%	61%
Therapiegruppe	16,2%*	45%	33,8%

* p = 0,002

Erwähnenswert ist, daß die Patienten nicht wegen einer Hypercholesterinämie, sondern wegen ihrer KHK behandelt wurden. Ihr LDL-Cholesterin betrug vor Therapie im Durchschnitt 171 mg/dl und wurde auf 97 mg/dl gesenkt. Aufgrund der ~ und der → *Familial Atherosclerosis Treatment Study (FATS)* wird gefolgert, daß im Rahmen der sekundären Prävention sehr niedrige LDL-Cholesterinwerte angestrebt werden müssen (ca. 100 mg/dl), da unter diesen Bedingungen nicht nur die Progression der KHK angehalten, sondern bei einigen Patienten sogar eine Regression erreicht werden kann.

Cholestyramin, n (cholestyramine)

Lipidsenker aus der Gruppe der → *Anionenaustauscherharze.*

Cholestyramin

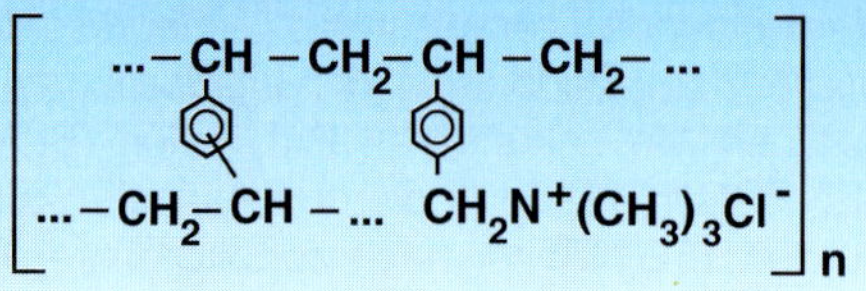

Strukturformel des Cholestyramins

~ bindet im Darmlumen Gallensäuren und entzieht sie somit dem enterohepatischen Kreislauf. Da Gallensäuren für die Fettverdauung unverzichtbar sind, muß die Leber diesen Gallensäurenverlust kompensieren, indem sie vermehrt Cholesterin zu Gallensäuren umwandelt. Ihren gesteigerten Cholesterinbedarf deckt die Leber durch Aktivierung ihrer LDL-Rezeptoren, die dem Blut vermehrt LDL entziehen, wodurch der gewünschte Effekt, die Senkung des LDL-Cholesterins, erreicht wird. Kompensatorisch steigen VLDL an, da die Cholesterin- und auch Triglyzeridsynthese etwas gesteigert werden.

Der Effekt auf Lipoproteine ist stark dosisabhängig. Wenn die tägliche Maximaldosis von 3 x 2 Beuteln à 4 g genommen wird, kann das LDL-Cholesterin um bis zu 35% gesenkt werden. Der gleichzeitige Triglyzeridanstieg kann bis zu 20% betragen, wird aber als relativ bedeutungslos eingestuft, da hier die Triglyzeride in großen VLDL transportiert werden, die vermutlich kein atherogenes Potential haben.

Unerwünschte Begleiterscheinungen sind überwiegend gastrointestinale Beschwerden, vor allem Obstipation. Da Anionenaustauscher außer Gallensäuren auch andere Anionen binden, sollen andere ionische Medikamente zeitlich versetzt verabreicht werden. Dies gilt für Digoxin und Thyroxin beziehungsweise für Eisen und Folsäure, die bei Kindern gleichzeitig supplementiert werden müssen.

~ ist neben Gemfibrozil der einzige Lipidsenker, für den in der primären Prävention nicht nur eine Senkung der Lipide, sondern zweifelsfrei auch eine seltenere Manifestation der koronaren Herzkrankheit nachgewiesen wurde (→ *Coronary Primary Prevention Trial*).

Cholin, n (choline)

~ ist eine relativ instabile quartäre Ammoniumbase und ein wichtiges biogenes Amin. Es kommt zum Teil in freier Form vor oder auch an Lipide gebunden in Organen, außerdem in Pflanzenbestandteilen, etwa Getreidekeimen und Bohnen. Der Tagesbedarf des Erwachsenen liegt bei ca. 0,5 g. Eine wichtige cholinhaltige Substanz ist Acetylcholin, das für die Reizübermittlung an den cholinergen Nervenendplatten von Bedeutung ist (cholinerge und anticholinerge Substanzen). ~ ist auch Bestandteil der Cholinphosphatide, zu denen Phosphatidylcholin (Lecithin), Lysophosphatidylcholin (Lysolecithin), Sphingomyelin sowie Cholinplasmalogen gehören.

Cholin

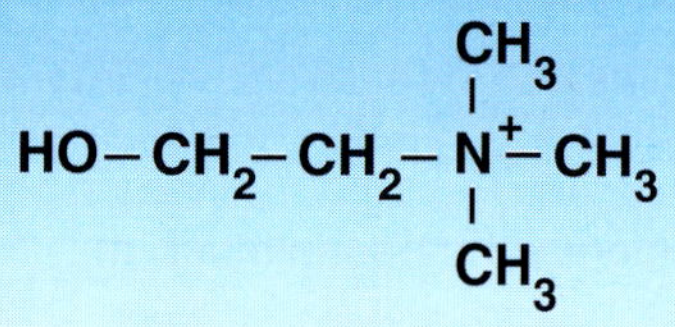

Strukturformel des Cholins

chronische Hepatitis, f (chronic hepatitis)

Chronische Entzündung des Leberparenchyms. Sie geht in ca. 50% aller Fälle mit sekundären Hyperlipoproteinämien einher. Der Lipoprotein-Phänotyp ist ähnlich wie bei der → *akuten Hepatitis*, d.h. moderate Hypertriglyzeridämien bei gleichzeitiger Verringerung von HDL-Cholesterin und Apo AI.

chronische Niereninsuffizienz, f (chronic renal insufficiency)

Chronische Erhöhung harnpflichtiger Substanzen im Plasma. Bei ~ werden in bis zu 60% aller

Fälle sekundäre Hypertriglyzeridämien gefunden (beim → *nephrotischen Syndrom* dagegen überwiegend Hypercholesterinämien). Ursache: möglicherweise Hemmung der Lipoproteinlipase durch unbekannten urämischen Plasmafaktor. Exogene Faktoren, wie kohlenhydrat-/fettreiche Ernährung, können aggravieren. Die sekundäre Fettstoffwechselstörung bei ~ ist sehr atherogen.

Eine Lipidsenkung durch Fibrate ist möglich, wegen toxischer Wirkstoffretention aber problematisch (Cave Myositis, CPK messen!). Eine Normalisierung der Lipide durch Hämodialyse ist bisweilen möglich, wobei aber die durch die regelmäßige Heparinisierung bedingte Erschöpfung der Lipoproteinlipase wiederum nachteilig sein kann.

Chylomikron, n pl. Chylomikronen (chylomicron pl. chylomicrons, chylomicra)

~ sind die größten aller Lipoproteine (Durchmesser: 75 -100 nm) und haben die geringste Dichte (< 0,95 g/ml). Ihre Bildung erfolgt nach Aufnahme von Nahrungsfetten in den Zellen der Darmmukosa. Ihre Funktion besteht vor allem im Transport von Triglyzeriden zu Muskulatur, Fettgewebe und Leber. ~ führen aufgrund ihrer Größe zu einer sichtbaren Trübung des Serums (Lipämie). Die Halbwertszeit der ~ beträgt wenige Minuten, ihr Abbau erfolgt vor allem durch die Enzyme Lipoproteinlipase und hepatische Triglyzeridlipase, welche die in den ~ enthaltenen Triglyzeride spalten. Die Abbauprodukte (Remnants) der ~ werden in zwei Gruppen eingeteilt: Core („Kern")-Remnants , reich an Cholesterinestern und Apo E, die hauptsächlich in der Leber abgebaut werden, und Surface („Oberflächen")-Remnants, die reich an Phospholipiden, freiem Cholesterin und an Apolipoproteinen der C-Reihe sind, in der Blutbahn verbleiben und dort die Dichteklasse der High-Density-Lipoproteine auffüllen.

Chylomikronämie, f (hyperchylomicronemia)
Auftreten von → *Chylomikronen* im Blut. 1 bis

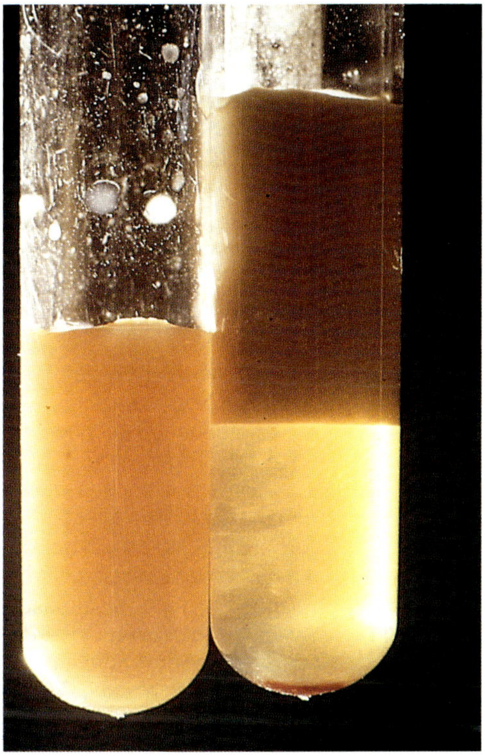

Unterscheidung zwischen Typ IV und Typ I nach FREDRICKSON durch Inspektion des Plasmas nach 12stündigem Stehenlassen (Kühlschranktest). Gemeinsam sind beiden Seren massive Triglyzeriderhöhungen und Lipämie. Im linken Röhrchen haben sich keine Chylomikronen abgesetzt, was auf Erhöhung allein der VLDL hinweist (Typ IV). Im rechten Röhrchen steht ein dicker Chylomikronensaum über klarem Serum; hier wurde die Hypertriglyzeridämie durch Chylomikronen bei normalen VLDL verursacht (Typ I).

ca. 7 Stunden nach Fettverzehr ist eine ~ physiologisch. Im Nüchternzustand dagegen (mindestens 12 Stunden nach der letzten Mahlzeit) ist sie pathologisch. Eine ~ liegt beim → *Typ I nach FREDRICKSON* vor und beruht entweder auf dem hereditären Fehlen der peripheren

Lipoproteinlipase oder einem Fehlen oder Defekt des Apolipoproteins CII. Beim → *Typ V nach FREDRICKSON* besteht zusätzlich eine Erhöhung des VLDL-Spiegels; diese Störung entsteht meist sekundär auf dem Boden eines Diabetes mellitus oder eines Alkoholabusus. Eine familiäre Prädisposition wird diskutiert.

→ *exogene Hyperlipoproteinämie*, → *fettinduzierbare Hyperlipoproteinämie*

Chylomikronämie-Syndrom, n (chylomicronemia syndrome)

Sammelbegriff für eine Reihe von Symptomen, deren wichtigstes die mit einer pathologischen Chylomikronämie einhergehende ausgeprägte Hypertriglyzeridämie ist (Triglyzeride > 1000 mg/dl). Ein ~ kann primäre Ursachen haben (Lipoproteinlipasemangel oder Apo-CII-Mangel, → *Typ I nach FREDRICKSON*) oder unter bestimmten Bedingungen erworben sein, z.B. bei genetischer Prädisposition, wie → *familiärer Hypertriglyzeridämie*, → *familiärer Dysbetalipoproteinämie* oder → *familiärer kombinierter Hyperlipoproteinämie* (→ *Typ V nach FREDRICKSON*). Häufigkeit: 1,8/10 000.

Der praktische Wert der Zusammenfassung verschiedener, durch Chylomikronämie charakterisierter Störungen zu einem Syndrom ist fragwürdig, da unter diesen Begriff massive Hypertriglyzeridämien subsumiert werden, die unterschiedliche Ätiologien haben und unterschiedliches diagnostisches und therapeutisches Vorgehen erfordern.

Chylomikronen-Remnants, mpl (chylomicron remnants)

Intraplasmatische Abbauprodukte von Chylomikronen, die durch Einwirkung der Lipoproteinlipase auf Chylomikronen entstehen. Es gibt zwei Arten von ~: → *Core* („Kern")-*Remnants*, reich an Triglyzeriden, Cholesterinester sowie an Apolipoprotein B48, -CII, -CIII und -E, die vor allem von der Leber via Apolipoprotein-E-Rezeptor abgebaut werden, und die → *Surface* („*Oberflächen*")-*Remnants*, die reich an Phospholipiden, freiem Cholesterin und Apolipoproteinen der C-Reihe sind, in der Blutbahn verbleiben und dort die High-Density-Lipoproteine auffüllen.

Abbau der Nahrungsfette

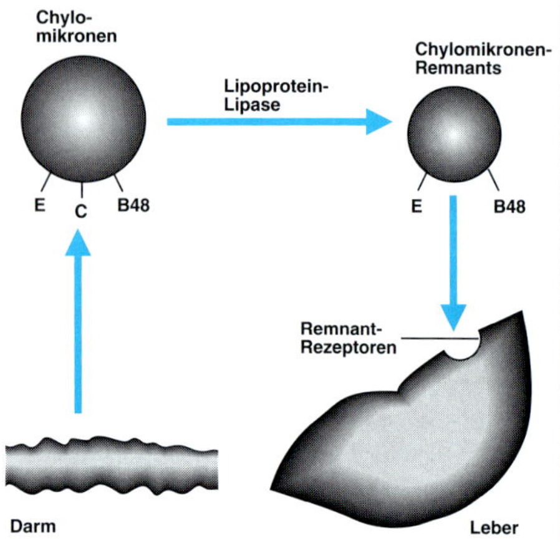

Stoffwechselweg der Chylomikronen von ihrer Synthese und Sekretion im Intestinum bis zur Aufnahme der aus ihnen entstehenden Chylomikronen-Remnants in die Leber

Chylus, m (chyle)

Darmlymphe. Während die Kohlenhydrate und das Eiweiß der Nahrung nach Assimilation und Absorption mit dem Pfortaderblut in den Kreislauf gelangen, wird Nahrungsfett überwiegend in Chylomikronen umgewandelt, die das Blut in der Darmlymphe erreichen (via Ductus thoracicus). Daher trübt sich die Darmlymphe nach fetthaltigen Mahlzeiten und wird „chylös".

Ciclosporin, n (cyclosporine)

~ ist eine immunsuppressive Substanz, die in großem Umfang nach Organtransplantationen eingesetzt wird. Bedeutung im Bereich des Lipid- und Lipoproteinstoffwechsels erreichte die Substanz dadurch, daß bei Patienten mit Nieren- bzw. Herztransplantationen und Hyperlipoproteinämie eine Kombination von Ciclosporin mit → *HMG-CoA-Reduktase-Inhibitoren* (z.B. Lovastatin) zu einem etwas häufigeren Auftreten einer Rhabdomyolyse geführt hat. Aus diesem Grund sahen sich verschiedene Arzneimittelbehörden veranlaßt, den gleichzeitigen Einsatz von ~ mit HMG-CoA-Reduktase-Inhibitoren zu untersagen.

CLAS-Studie, f

Kurzform für → *Cholesterol Lowering Atherosclerosis Study*

clathrinbeschichtetes Grübchen, n

→ *Coated Pit*

Clofibrat, n (clofibrate)

Stammsubstanz einer Gruppe von Lipidsenkern [2-(-Chlorphenoxy)-2-methyl-propionat].

~ wirkt durch mehrere Mechanismen, die nicht alle im Detail aufgeklärt sind.

1. Hauptwirkung ist die Stimulation der peripheren Lipoproteinlipase, die zum effektiveren Abbau der triglyzeridreichen Lipoproteine führt. Durch den gesteigerten VLDL-Katabolismus kommt es bei Hypertriglyzeridämien häufig zu einem Anstieg des LDL-Cholesterins, das aus VLDL gebildet wird. Dieser grundsätzlich unerwünschte Anstieg ist häufig ohne große Bedeutung, da bei Hypertriglyzeridämien das LDL-Cholesterin aufgrund des gestörten VLDL-Katabolismus besonders niedrig ist und durch diesen Effekt erst in den Normbereich angehoben wird.

Clofibrat

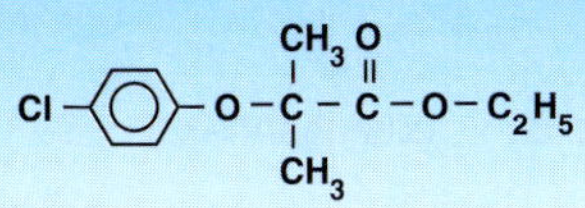

Strukturformel des Clofibrats, der Muttersubstanz der Clofibratanaloga

2. Wenn Triglyzeride nicht erhöht sind, wird LDL-Cholesterin gesenkt durch eine gesteigerte LDL-Rezeptor-abhängige und -unabhängige Elimination.

3. HDL-Cholesterin steigt, vermutlich durch eine Verminderung der Aktivität des → *Cholesterinester-Transfer-Proteins (CETP)*, welches durch die erniedrigten Triglyzeridspiegel weniger stimuliert wird.

Unter einer Dosierung von 2 x 0,5-1g/Tag werden die Serumtriglyzeride um 30 bis 40% und das LDL-Cholesterin um 10 bis 15% gesenkt; das HDL-Cholesterin wird um 10 - 20% angehoben.

Wichtigste unerwünschte Begleiterscheinung ist der Anstieg der biliären Cholesterinsekretion, der in der → *WHO-Studie* und im → *Coronary Drug Project* zu einer Verdoppelung der Gallensteininzidienz führte. Daneben wurden passagere Transaminasenanstiege, Impotenz, Haarausfall und reversible myositische Beschwerden angegeben. Letztere sind zwar sehr selten, können jedoch in Kombinationen mit anderen Myositis-induzierenden Wirkstoffen (HMG-CoA-Reduktase-Inhibitoren, Ciclosporin) problematisch werden. Da ~ überwiegend renal eliminiert wird, muß die Dosis bei Nierenfunktionseinschränkungen reduziert werden. Da ~ im Plasma zu 98% an Albumin gebunden ist, können andere Medikamente, wie Antikoagulantien oder Sulfonylharnstoffe, aus ihrer Albuminbindung verdrängt und damit in ihrer Wirkung gesteigert werden.

~ ist seinen neueren Analoga (→ *Bezafibrat*, → *Gemfibrozil*, → *Fenofibrat*) in der Wirksamkeit unterlegen und wird daher kaum noch eingesetzt.

Coated Pit pl. Coated Pits (coated pit) *clathrinbeschichtetes Grübchen*

Mit dem Protein Clathrin beschichtete Eindellungen der äußeren Zellmembran aller Körperzellen. In den ~ sind u.a. LDL-Rezeptoren angereichert. Jede Zelle besitzt zahlreiche ~, denen eine zentrale Bedeutung beim Abbau von LDL zukommt. Nur solche Rezeptoren, die sich in einem ~ befinden, können gebundene LDL durch Endozytose internalisieren.

COHN's Coronary Angiography Study

Erste doppelblinde, kontrollierte Interventionsstudie mit dem Ziel, den Einfluß einer medikamentösen Lipidsenkung auf die Koronarien zu untersuchen. Von 40 Patienten mit KHK wurden 16 mit Clofibrat und 24 mit Placebo behandelt. Das Gesamtcholesterin und die Triglyzeride wurden um 6% respektive 16% gesenkt. Die Reangiographie nach einem Jahr zeigte Atherom-Progressionen bei 30% der Patienten und bei 25% der Kontrollpersonen; der Unterschied war statistisch nicht signifikant. ~ ist die einzige erfolglose → *Regressionsstudie*, was darauf zurückzuführen sein dürfte, daß sowohl die erreichte Lipidsenkung als auch die Therapiedauer geringer waren als in den übrigen Regressionsstudien.

Colestipol, n (colestipol)

Lipidsenker aus der Gruppe der → *Anionenaustauscherharze.*

~ bindet im Darmlumen Gallensäuren und entzieht sie somit dem enterohepatischen Kreislauf. Da Gallensäuren für die Fettverdauung unverzichtbar sind, muß die Leber diesen Gallensäurenverlust kompensieren, indem sie vermehrt Cholesterin zu Gallensäuren umwandelt. Ihren gesteigerten Cholesterinbedarf deckt die Leber durch Aktivierung ihrer LDL-Rezeptoren, die dem Blut mehr LDL entziehen, wodurch der gewünschte Effekt, nämlich die Senkung des LDL-Cholesterins, erreicht wird. Kompensatorisch steigen VLDL an.

Der Effekt auf Lipoproteine ist stark dosisabhängig. Wenn die Maximaldosis von 3 x 2 Beuteln à 5 g genommen wird, kann das LDL-Cholesterin um bis zu 35% gesenkt werden. Der

Colestipol

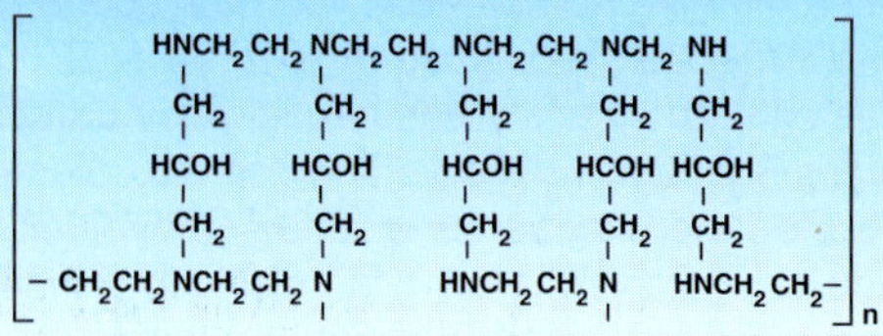

Strukturformel des Colestipols

gleichzeitige Triglyzeridanstieg kann bis 20% ausmachen, wird aber als relativ bedeutungslos eingestuft, da hier große und triglyzeridreiche VLDL gebildet werden, die vermutlich kein atherogenes Potential besitzen.

Unerwünschte Begleiterscheinungen sind überwiegend gastrointestinale Beschwerden, vor allem Obstipation. Da Anionenaustauscher ausser Gallensäuren auch andere Anionen binden, müssen andere ionische Medikamente zeitlich versetzt verabreicht werden. Dies gilt für Digoxin und Thyroxin sowie für Eisen und Folsäure, die bei Kindern gleichzeitig supplementiert werden müssen.

Compactin, n (compactin)

Erster, 1976 in Japan entdeckter Inhibitor der Hydroxy-methyl-glutaryl-Coenzym-A-Reduktase (→ *HMG-CoA-Reduktase*), des Schlüsselenzyms der zelleigenen Cholesterinsynthese. Sein generischer Name lautet Mevastatin. ~ , ein Stoffwechselprodukt des Penicillium citrinum, ist ein bicyclisches Dien mit einer Seitenkette, die BetaHydroxy-delta-lacton enthält. Anders als die Nachfolgeentwicklungen → *Lovastatin,* → *Simvastatin* und → *Pravastatin* wurde ~ nicht zur Therapie der Hypercholesterinämie eingesetzt.

Compliance, f (compliance)

Maß für die Zuverlässigkeit von Patienten, eine verordnete Medikation einzunehmen. Die ~ wird üblicherweise in Prozent der optimal einzunehmenden Einheiten angegeben. Die ~ sinkt mit steigender Anzahl täglich einzunehmender Einheiten.

Core-Remnant pl. Core-Remnants (core remnant) *Kern-Remnant*

Intraplasmatisch durch Triglyzeridhydrolyse entstehendes Abbauprodukt von Chylomikronen, das vor allem die in der Partikel verbleibenden Kernbestandteile der ursprünglichen Chylomikronen enthält (core (engl.): Kern), d.h. Triglyzeride und Cholesterinester sowie die Apolipoproteine B48, CII, CIII und E. Das Apo E der ~ fungiert als spezifischer Ligand für den hepatischen Apo-E-Rezeptor (→ *LDL-receptor-related protein*) und ist daher wichtig für die Elimination der ~ aus dem Plasma.

→ *Oberflächen-Remnant*

Coronary Drug Project (CDP)

Therapiestudie zur sekundären Prävention. 1966 wurden 8000 Männer, die einen Herzinfarkt erlitten hatten, in 6 Gruppen randomisiert, die eines der folgenden Medikamente erhielten: niedrig oder hoch dosiertes Östrogen, Clofibrat, Nikotinsäure, Dextrothyroxin oder Placebo. Die Therapie in den Gruppen, die Östrogen bzw. Dextrothyroxin erhielten, wurde vorzeitig abgebrochen, da sich dort eine gesteigerte Mortalität abzeichnete. Nur die Clofibrat- und die Nikotinsäuregruppe wurden gemäß Studienplan über 5 Jahre behandelt. Clofibrat reduzierte die koronare Mortalität nur in nichtsignifikantem Ausmaß; es ist wichtig anzumerken, daß die Gesamtmortalität, anders als in der → *WHO-Studie*, nicht anstieg. Unter Nikotinsäure dagegen sank die Zahl der nichttödlichen Herzinfarkte statistisch signifikant, nicht aber die Gesamtmortalität. Interessanterweise waren nach weiteren 10 Jahren in der Nikotinsäuregruppe sowohl die koronare als auch die Gesamtmortalität signifikant verringert. Somit gehört das ~ zu den Studien, die zeigen, daß durch medikamentöse Lipidsenkung nicht nur die KHK-Inzidenz, sondern auch die Gesamtmortalität gesenkt werden kann.

Coronary Primary Prevention Trial (CPPT)

Das ~ ist die erste große Therapiestudie im Rahmen der primären KHK-Prävention (veröffentlicht 1984), die zweifelsfrei den positiven Effekt einer präventiven Lipidsenkung nachwies. Sie wurde im Rahmen des → *Lipid Research Clinics (LRC) Program* in 12 amerikanischen Zentren durchgeführt. Nach einem Populations-Screening wurden Männer im Alter von 35 bis 59 Jahren mit Cholesterinwerten > 265 mg/dl selektiert, von denen 1908 in die Verum- und 1902 in die Placebogruppe randomisiert wurden. Als Verum wurde Cholestyramin bis zu 24 g/Tag verabreicht. Nach einer mittleren Therapiedauer von 7,4 Jahren waren Gesamt- und LDL-Cholesterin in der Therapiegruppe um 8,5% respektive 12,6% gegenüber der Placebo-Gruppe gesenkt worden. Gleichzeitig waren tödliche und nichttödliche Manifestationen der KHK in der Therapiegruppe statistisch signifikant um 19% seltener als in der Placebogruppe.

Obwohl in der Therapiegruppe 11 koronare Todesfälle weniger auftraten als in der Placebogruppe, war die Gesamtmortalität nur geringfügig niedriger, weil in der Therapiegruppe 7 Todesfälle mehr durch Gewalt und Unfälle zu verzeichnen waren als in der Placebogruppe.

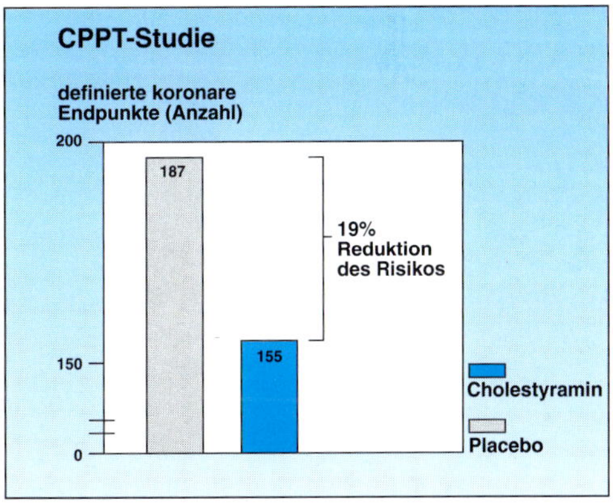

Senkung des koronaren Risikos in der CPPT-Studie um 19%

Die ausgebliebene Senkung der Gesamtmortalität wird immer wieder als Argument für die Forderung angeführt, auf eine präventive Lipidsenkung zu verzichten. Dieser Rückschluß ist aber deswegen nicht angemessen, weil das ~ von Dauer und Patientenzahl her für *alle* Manifestationen der KHK angelegt worden war, also für tödliche plus die häufigeren nichttödlichen. Um einen Effekt allein auf die Gesamtmortalität nachzuweisen, hätte es einer etwa dreifach größeren Patientenzahl und der dreifachen Therapiedauer bedurft.

CPPT

Kurzform für → *Coronary Primary Prevention Trial*

CSE-Hemmer, m (CSE inhibitor) → *HMG-CoA-Reduktase-Inhibitor*

Cholesterinsyntheseenzym-Hemmer. Hemmsubstanzen der Hydroxy-methyl-glutaryl-Coenzym-A-Reduktase, des Schlüsselenzyms der zelleigenen Cholesterinsynthese. Die Bezeichnung ~ ist ungenau, da für die Cholesterinsynthese ein ganze Reihe von Enzymen bedeutsam sind, von denen aber nur die Hydroxymethyl-glutaryl-Coenzym-A-Reduktase gehemmt wird.

D

Deadly Quartett

Die vier Kardinalsymptome des → *metabolischen Syndroms,* deren gemeinsames Auftreten mit einer hohen Atheroskleroseinzidenz assoziiert ist: androide Adipositas, diabetische Stoffwechsellage, Hypertriglyzeridämie und Hypertonus.

Delipidierung, f (delipidation)

Befreiung der Proteinbestandteile eines Lipoproteins von den Lipidkomponenten, z.B. zum Zweck der Isolierung von Apolipoproteinen. Üblicherweise werden die zuvor gefriergetrockneten (lyophilisierten) Lipoproteine in Gemischen organischer Lösungsmittel (z.B. Äthanol/Äther oder Chloroform/Methanol) wiederholt geschüttelt und über Nacht bei -20°C aufbewahrt, um die Apolipoproteine auszufällen.

Deutsche Gesellschaft zur Bekämpfung von Fettstoffwechselstörungen und ihren Folgeerkrankungen DGFF (Lipid-Liga) e.V., f

→ *Lipid-Liga*

Dextrothyroxin, n

→ *D-Thyroxin*

DGFF

Abkürzung für Deutsche Gesellschaft zur Bekämpfung von Fettstoffwechselstörungen und ihren Folgeerscheinungen → *Lipid-Liga*

DHA

Abkürzung für → *Dokosahexaensäure*

Diabetes mellitus, m (diabetes mellitus)

Aufgrund der engen Verzahnung zwischen Kohlenhydrat- und Fettstoffwechsel liegt bei ca. 40% aller Diabetiker eine sekundäre Fettstoffwechselstörung vor, bei Typ-II-Diabetikern noch häufiger. Meist besteht eine erhöhte Produktion von VLDL in der Leber; LDL dagegen werden bei Diabetikern nicht häufiger erhöht gefunden als in der Normalbevölkerung, weswegen bei Diabetikern überwiegend der → *Typ IV nach FREDRICKSON* auftritt. Das HDL-Cholesterin ist erniedrigt.

Im Zentrum der Ätiologie stehen die freien Fettsäuren, die bei ausbleibender Insulinwirkung vermehrt aus dem Fettgewebe freigesetzt werden. Sie unterhalten nicht nur die hepatische Triglyzeridsynthese, sondern hemmen ihrerseits die Insulinwirkung und die Aktivität der Lipoproteinlipase und fördern die Glukoneogenese.

Das Atheroskleroserisiko der diabetischen Hypertriglyzeridämie wird als hoch eingeschätzt, wobei allerdings unklar ist, ob die Atherogenität dieser Fettstoffwechselstörung auf dem Vorliegen von glykosylierten LDL, von VLDL-Remnant-Lipoproteinen oder auf dem meist erniedrigten HDL-Cholesterin beruht.

Therapeutisch muß versucht werden, die diabetische Stoffwechsellage zu verbessern und die Triglyzeride durch eine energieärmere Diät und/oder durch Medikamente zu senken. Mittel der Wahl sind Fibrate, die nicht nur die Triglyzeride um 50% und mehr senken und das HDL-Cholesterin erhöhen, sondern auch die freien Fettsäuren vermindern sowie – in begrenztem Maße – die Glukose senken. Nikotinsäure ist hier nur Medikament zweiter Wahl, welches zwar den zentralen Defekt, die Hyperlipazidämie, bessert, aber gleichzeitig die Glukose und die Harnsäure erhöht. Letztere Effekte liegen bei einem Nikotinsäureanalogon, dem → *Acipimox*, nicht vor, so daß dieser Wirkstoff ebenfalls zur Therapie diabetischer Fettstoffwechselstörungen geeignet ist.

Diät, f (diet)

Eine Umstellung der Ernährungsgewohnheiten ist für alle Fettstoffwechselstörungen die Basistherapie. Anzustreben ist eine langfristige Ernährungsumstellung, die sich an den Empfehlungen der Deutschen Gesellschaft für Ernährung orientieren sollte. Eine lipidsenkende ~ ist auch dann weiterzuführen, wenn sich die Blutfettspiegel nicht im erwünschten Ausmaß normalisieren lassen, und deshalb medikamentöse Lipidsenker zum Einsatz kommen.

Faustregeln für eine lipidsenkende ~:

1. bei Hypercholesterinämie

– Reduktion von Nahrungsfett. Ziel sollte sein, 25-30% der Nahrungskalorien aus Fett zu beziehen; zur Zeit sind es in Deutschland noch durchschnittlich 40%.

– Gesättigte Fettsäuren durch ein- oder mehrfach ungesättigte Fettsäuren ersetzen. 2 g mehrfach ungesättigte Fettsäuren können den Blutcholesterinspiegel im gleichen Maß senken, wie er durch 1 g gesättigte Fettsäuren erhöht wird. Gegenwärtig wird diskutiert, ob einfach ungesättigte Fettsäuren nicht den mehrfach ungesättigten vorzuziehen sind, da letztere nicht nur das LDL-Cholesterin, sondern auch das HDL-Cholesterin senken und überdies ein besonders reaktionsfreudiges Substrat für die intraplasmatische Bildung von Hydroxyperoxiden bzw. Radikalen darstellen.

– Die gesamte Cholesterinzufuhr auf 300 mg pro Tag beschränken (in Nahrungsmitteln „verstecktes" Cholesterin beachten!). Die wichtigsten Cholesterinträger sind: Hirn (3000 mg/100 g), Eigelb (1400 mg/100 g; *ein* Eigelb enthält ca. 300 mg Cholesterin) und Innereien (250 - 350 mg/100 g).

– Ballaststoffanteil der Nahrung erhöhen.

Die durch die genannten Ernährungsumstellungen erzielbaren prozentualen Senkungen der LDL-Cholesterinkonzentration sind in der folgenden Tabelle dargestellt.

Diätische Maßnahme	LDL-Cholesterin-Reduktion
nur 25% aller Kalorien aus tierischem Fett	15–20%
Quotient ungesättigte/ gesättigte Fettsäuren > 1	6–15%
Gleichgewicht zwischen Energiezufuhr und -verbrauch	6–10%
vegetarische Ernährung	8–15%
mehr Fasern (Ballaststoffe)	4–6%
Nahrungscholesterin < 300 mg/Tag	2–4%

2. bei Hypertriglyzeridämie

– Energiezufuhr einschränken, das heißt vor allem Nahrungsfett, Alkohol und Zucker reduzieren.

– Mehr Energie verbrauchen, vor allem durch Ausdauersport.

Dialyse, f (dialysis)

Blutwaschverfahren für Patienten, deren Nierenfunktion soweit eingeschränkt ist, daß die harnpflichtigen Substanzen nicht mehr ausreichend entfernt werden können. Da die harnpflichtigen Substanzen nach einer ~ sehr rasch wieder ansteigen, müssen ~ 2-3mal/Woche durchgeführt werden. Dialysepatienten leiden an ähnlichen Hyperlipoproteinämien wie Patienten mit Niereninsuffizienz: überwiegend an Hypertriglyzeridämien, die durch einen bisher unbekannten urämischen Faktor verursacht sein könnten, der die periphere Lipoproteinlipase hemmt. Hinzu kommen wahrscheinlich passagere Erschöpfungen der plasmatischen Lipolysekapazität, ausgelöst durch die regelmäßige Überflutung des Kreislaufs mit dem Lipolysestimulator → *Heparin*, das während der Dialysebehandlung zur Antikoagulation eingesetzt wird. Bei Dialysepatienten wurden mehrfach anhaltend hohe Spiegel von Chylomikronen-Remnants nachgewiesen, die für das hohe Atheroskleroserisiko der Dialysepatienten verantwortlich gemacht werden.

Eine medikamentöse Therapie der Hyperlipoproteinämien ist bei Niereninsuffizienz problematisch, da es bei den meist renal ausgeschiedenen Wirkstoffen leicht zu toxischen Wirkstoffakkumulationen kommen kann.

Dichtebereich, m (density range)

Die wichtigsten Lipoproteine sind durch ihre Dichte definiert, da sie unterschiedliche Anteile von Fetten einerseits und Proteinen andererseits enthalten. Ihre Namen erhielten die Lipoproteine nach Auftrennung in der präparativen Ultrazentrifuge. Die ~ der wichtigsten Lipoproteine sind:

Chylomikronen
< 0,95 g/ml

Very-Low-Density-Lipoprotein (VLDL)
< 1,006 g/ml

Low-Density-Lipoprotein-1 (LDL_1)
1,006-1,019 g/ml

Low-Density-Lipoprotein-2 (LDL_2)
1,019-1,063 g/ml

High-Density-Lipoprotein-1 (HDL_1)
1,055-1,085 g/ml

High-Density-Lipoprotein-2 (HDL_2)
1,063-1,125 g/ml

High-Density-Lipoprotein-3 (HDL_3)
1,125-1,210 g/ml

Very-High-Density-Lipoprotein (VHDL)
1,210-1,250 g/ml

Die VLDL können im Ausschwingrotor weiter subfraktioniert werden in Klassen, für die nicht ~, sondern entweder die Flotationsraten nach SVEDBERG (S_f) oder aber die g x min-Zahl (entspricht der Zentrifugationskraft und -dauer) angegeben sind. In der Literatur existiert allerdings keine einheitliche Klassifizierung dieser VLDL-Subfraktionen.

Chylomikronen
S_f > 400
(nach manchen Autoren > 1000)

Very-Low-Density-Lipoprotein-1($VLDL_1$)
S_f 100-400

Very-Low-Density-Lipoprotein-2 ($VLDL_2$)
S_f 60-100

Very-Low-Density-Lipoprotein-3 ($VLDL_3$)
S_f 20-60

Dichtegradient, m (density gradient)

In der präparativen Ultrazentrifuge können Lipoproteindichteklassen mittels ~ subfraktioniert werden. Hierfür werden im Ultrazentrifugenröhrchen Lösungen mit zunehmender Salzkonzentration untereinander geschichtet. Das aufzutrennende Lipoproteingemisch wird wiederum unterschichtet und genügend lang zentrifugiert, so daß es sich innerhalb des ~ verteilt. ~ stellen sich bei hinreichend langer Zentrifugation von Salzlösungen auch von alleine ein, da sich das Salz allmählich im unteren Teil der Zentrifugationsröhrchen konzentriert.

Dichteklasse, f (density class)

Lipoproteinfraktion, die gemäß Dichte isoliert und benannt wurde. Die gebräuchlichsten ~ sind VLDL, LDL und HDL.

→ *Dichtebereich*

Differentialpräzipitation, f (differential precipitation)

Labormethode, mit deren Hilfe Subklassen der HDL voneinander getrennt und meßbar gemacht werden können. So erfolgt z.B. die Trennung des HDL_2 von HDL_3 durch ~. In einem ersten Schritt werden durch Polyanionen, z.B. Dextransulfat, alle Lipoproteine bis auf HDL ausgefällt: Man erhält Gesamt-HDL. In einem zweiten Schritt werden durch ein geeignetes Fällungsreagens alle Lipoproteine inklusive HDL_2 gefällt; man erhält HDL_3. HDL_2 werden nun aus der Differenz Gesamt-HDL minus HDL_3 errechnet. Die Übereinstimmung der durch ~ ermittelten HDL-Subklassen mit den nach präparativer Ultrazentrifugation gemessenen ist begrenzt.

diskoidale HDL, npl (discoidal HDL) *scheib(ch)enförmige HDL*

Lamellare Lipoproteinpartikel, vermutlich Vorläufer von HDL. Sie bestehen aus zwei Schichten, die – ähnlich Zellmembranen – aus freiem Cholesterin, Phospholipiden und Apolipoproteinen bestehen. ~ sind Substrat für die Einwirkung der → *Lecithin-Cholesterin-Acyltransferase (LCAT)*, die freies Cholesterin zu verestertem Cholesterin umsetzt, das aufgrund seiner Hydrophobie einen Lipoproteinkern zwischen den beiden Schichten bildet und so zur Umwandlung der ~ zu sphärischen HDL führt.

Diuretika, npl (diuretics)

Medikamente, die die renale Wasserausscheidung steigern. Unter den ~ führen Thiazide, wie Chlortalidon und Hydrochlorothiazid, zu Erhöhungen des VLDL- und des LDL-Cholesterins. Beides ist vermutlich die Folge einer verschlechterten Glukosetoleranz und tritt häufig zusammen mit einem Anstieg der Harnsäure auf.

Dokosahexaensäure (DHA), f (dokosahexaenoic acid)

(C22:6; Omega-3-Fettsäure). ~ ist neben der → *Eikosapentaensäure (EPA)* die zweitwichtigste Omega-3-Fettsäure („Omega": Zählung von hinten; „3": erste Doppelbindung hinter dem 3. C-Atom). Sie kommt natürlicherweise nur in Fischöl vor; im menschlichen Organismus wird sie im wesentlichen zu EPA-Ketten verkürzt. ~ kann in seltener vorkommende Leukotriene metabolisiert werden, die im Vergleich zu den Analogsubstanzen aus der Omega-6-Reihe eine wesentlich geringere biologische Aktivität als Entzündungsmediatoren entfalten.

doppelte Präbeta-Bande, f (double prebeta-band)

Das Vorliegen einer ~ in der Lipid- bzw. Lipoproteinelektrophorese ist ein Hinweis auf ein erhöhtes → *Lipoprotein (a) (Lp(a))*. Hintergrund für dieses unspezifische Phänomen ist der Umstand, daß Lp(a) in der Elektrophorese in Präbeta-Position migriert. Da Lp(a) in der präparativen Ultrazentrifuge anders als das ebenfalls in Präbeta-Position migrierende VLDL im Dichtebereich zwischen LDL und HDL gefunden wird, wird es auch als → *Sinking Präbeta-Lipoprotein* bezeichnet.

D-Thyroxin, n (d-thyroxine) *Dextrothyroxin*

Rechtsdrehende Form des Schilddrüsenhormons L-Thyroxin. In dieser Form wird es therapeutisch zur Behandlung und Substitution bei verschiedenen Schilddrüsenerkrankungen eingesetzt. Thyroxin hat einen deutlichen Effekt auf den Lipoproteinstoffwechsel, es senkt die triglyzeridreichen Lipoproteine durch eine stärkere Konversion von VLDL zu LDL und die LDL-Konzentration durch Induktion der LDL-Rezeptoren auf hormonalem Wege. Der therapeutische Einsatz des L-Thyroxins wird durch seine systemischen Wirkungen (Tachykardie, Schwitzen usw.) eingeschränkt. Deshalb wurde das rechtsdrehende ~ entwickelt, das nur in geringen Mengen L-Thyroxin enthält. ~ kann vor allem zur Senkung der LDL, aber auch der VLDL eingesetzt werden, ist in den letzten Jahren jedoch in den Hintergrund getreten.

DUFFIELD's Femoral Artery Study

Kontrollierte Therapiestudie mit dem Ziel, den Effekt einer lipidsenkenden Therapie auf Atherome der Femoralarterien zu untersuchen. 24 Patienten wurden entweder einer Gruppe mit lipidsenkender Therapie aus Diät, Cholestyramin, Nikotinsäure oder Clofibrat (je nach Hyperlipoproteinämie) oder einer „usual care"-Gruppe (n=10) zugeteilt. Das LDL-Cholesterin und die Triglyzeride wurden in der Therapiegruppe um 28% respektive 45% gesenkt, und das HDL-Cholesterin um 41% angehoben. Nach einer mittleren Therapiedauer von 19 Monaten zeigten nichtquantitative Angiographien der Femoralarterien in der Therapiegruppe statistisch signifikant weniger Progression als in der Kontrollgruppe.

Durchblutungsstörungen, fpl (circulatory disturbances)

Klinische Atherosklerosemanifestation. ~ wichtiger Organe (Herz, Gehirn) oder in der Peripherie sind nicht selten auf jahrzehntelang unbemerkte Fettstoffwechselerkrankungen zurückzuführen. Frühere Berichte, daß Hypertriglyzeridämien bevorzugt mit peripheren ~, Hypercholesterinämien dagegen bevorzugt mit der koronaren Herzerkrankung einhergehen, bedürfen der Bestätigung.

Dyslipidämie, f (dyslipidemia)

Sammelbegriff für Abweichungen der Lipidwerte von den Referenzbereichen.

Dyslipoproteinämie, f (dyslipoproteinemia)

Sammelbezeichnung für Störungen des Lipidstoffwechsels, die anders als die Bezeichnung Dyslipidämie den Umstand berücksichtigt, daß Lipide praktisch immer als Komplexe mit Proteinen vorkommen.

E

EAS

Abkürzung für (engl.) European Atherosclerosis Society (→ *Europäische Atherosklerose-Gesellschaft)*

EAS-Richtlinien, fpl (EAS guide lines)

nachzulesen unter → *Europäische Konsensus-Konferenzen*

ECC

Abkürzung für (engl.) European Consensus Conferences (→ *Europäische Konsensus-Konferenzen)*

EFS

Abkürzung für → *essentielle Fettsäuren*

EIA

Abkürzung für → *Enzym-Immunoassay*

Eikosanoide, npl (eicosanoids) *Prostanoide*

Stoffwechselprodukte von Fettsäuren mit 20 C-Atomen, die Ausgangspunkte für die Prostanoid-Synthese sind. Hierunter fallen die → *Arachidonsäure* (C20:4; Omega-6-Fettsäure) sowie die → *Eikosapentaensäure* (C20:5; Omega-3-Fettsäure).

Eikosapentaensäure (EPA), f
(eicosapentaenic acid)

Langkettige und hochungesättigte Fettsäure (C20:5). Die ~ ist die häufigste → *Omega-3-Fettsäure* („Omega“: Zählung von hinten; „3“: erste Doppelbindung hinter dem 3. C-Atom) im menschlichen Organismus (0,5 - 1% aller Fettsäuren, je nach Ernährungsweise). ~ werden vor allem in maritimen Kleinorganismen gebildet, die in kaltem Wasser leben, wie z.B. Krill und Plankton. In der Nahrungskette reichern sie sich im Fett von Salzwasserfischen an, vor allem in Heringen, Sardinen, Makrelen und Wildlachs (nicht in Süßwasserfischen, wie Forelle, Zander etc., bedingt in Zuchtlachs).

Die ~ wurde bekannt, weil sie vor Atherosklerose schützen soll. Diese Annahme stammt überwiegend aus epidemiologischen Beobachtungen an Populationen, die viel Fischfett und wenig tierisches Fett verzehren, z.B. Eskimos, japanische oder holländische Fischer. Eindeutige prospektive Untersuchungen fehlen zur Zeit noch.

Als mögliche Mechanismen eines Schutzes vor Atherosklerose werden diskutiert:

- eine Senkung der Triglyzeride
- eine Aggregationshemmung der Thrombozyten durch Beeinflussung des Antagonismus zwischen Prostacyclin und Thromboxan A2
- eine Entzündungshemmung durch Ausbildung weniger aktiver → *Leukotriene. Dies* könnte auch die Ursache sein für berichtete Erfolge bei der Therapie chronisch entzündlicher Krankheiten, wie Psoriasis und M. CROHN.

Die Messung der ~ in Serum bzw. Lipidkomponenten ist aufwendig und erfolgt durch Kapillargaschromatographie oder Hochdruckflüssigkeitschromatographie.

einfach ungesättigte Fettsäure, f
→ *Monoensäure*

Einteilung der Hyperlipoproteinämien, f
(classification of hyperlipoproteinemias)
Klassifikation der Hyperlipoproteinämien

Die bekannteste ~ wurde von FREDRICKSON und Mitarbeitern 1967 publiziert. Es handelt sich um eine phänomenologische ~, die von der zunächst halbquantitativen Betrachtung der Lipoproteinmuster der Lipidelektrophorese ausgeht. Die Fettstoffwechselstörungen I, III und zum Teil IIa sind ätiologisch eindeutig definiert, während die übrigen Hyperlipoprotein-Phänotypen durch verschiedene Ursachen hervorgerufen werden können. Die 6 Phänotypen nach FREDRICKSON, ihre Ursachen und Konsequenzen enthält die Tabelle auf S. 55.

Die Einordnung von Patienten in das FREDRICKSON-System anhand des LDL-Cholesterins, der Triglyzeride und der An- oder Abwesenheit von Chylomikronen ist in der folgenden Tabelle dargestellt.

Typ nach FREDRICKSON	LDL-Cholesterin (mg/dl)	Triglyzeride (mg/dl)	Chylomikronen
I*	normal	> 1000	+++
IIa	> 155	normal	–
IIb	> 155	> 200	–
Verdacht auf Typ III	Gesamtcholesterin > 350**	> 350	(+)
IV	normal	> 200	–
V*	normal	> 1000	+++

* Die Unterscheidung von Typ I und Typ V erfolgt beim Betrachten des Serums nach dem Kühlschranktest: Chylomikronen sind in beiden Fällen aufgerahmt; beim Typ V ist das unter der Chylomikronenschicht sichtbare Serum ebenfalls trüb, beim Typ I erscheint es häufig klar. Auch die Lipoproteinelektrophorese kann zur Einteilung der Hyperlipoproteinämien herangezogen werden.

** Das LDL-Cholesterin wird in diesem Fall durch die FRIEDEWALD-Formel falsch und zwar zu hoch errechnet. In Wirklichkeit ist der Anteil des VLDL-Cholesterins pathologisch erhöht; das eigentliche LDL-Cholesterin ist im Gegenteil niedrig, wie allerdings nur eine Analyse mittels Ultrazentrifugation nachweisen kann.

Das FREDRICKSON-System wird kritisiert, da es überwiegend phänomenologisch ist. Es ist aber im medizinischen Alltag brauchbar, da es die Kommunikation unter Ärzten erleichtert, und da aus ihm sinnvolle Therapien abgeleitet werden können.

Die Europäische Atherosklerose-Gesellschaft hat 1987 ein alternatives System vorgeschlagen, das allein auf Serum-Cholesterin und -Triglyzeriden basierte und die Hyperlipoproteinämien in 5 Gruppen einteilte. Dieses System hatte jedoch erhebliche Schwächen, vor allem wurden die schwerwiegendsten Hyperlipoproteinämien in *einer* Gruppe zusammengefaßt, obwohl hier unterschiedliche diagnostische und vor allem auch therapeutische Maßnahmen ergriffen werden müssen. Es hat sich kaum durchgesetzt, weshalb es hier nicht weiter beschrieben wird.

Eiweiß, n (protein) *Protein*

Das Nahrungseiweiß, insbesondere die darin enthaltenen Aminosäuren, ist ein vom Körper täglich benötigter Baustoff, der sowohl in tierischen als auch in pflanzlichen Nahrungsmitteln enthalten ist. ~ zählt zusammen mit Kohlenhydraten und Fett zu den energieliefernden Nährstoffen (1 g = 4,1 kcal bzw. 17,15 kJ). Tierisches ~ gilt als besonders wertvoll, da es sehr leicht in körpereigenes ~ umgewandelt werden kann; jedoch kann der Eiweißbedarf auch durch fleischlose Ernährung (vegetarische Kost) gedeckt werden.

Ein hoher Anteil an qualitativ hochwertigem pflanzlichen ~ kann dazu beitragen, Blutfettwerte zu normalisieren bzw. niedrig zu halten, vor allem wenn gleichzeitig weniger Fett verzehrt wird. Der Anteil des ~ an der täglichen Energiezufuhr sollte nicht weniger als 10 -15 % (mindestens 0,7 g/kg Körpergewicht) und nicht mehr als 20% betragen. Eiweißmangel verursacht u.a. ein Nachlassen der Leistungsfähigkeit und Störungen der Infektionsabwehr. Eine zu hohe Proteinzufuhr stellt eine Belastung für den Stoffwechsel und die Nierenfunktion dar. Es gibt Hinweise darauf, daß eine sehr eiweißhaltige Ernährung das Verlangen nach Kohlenhydraten erhöht.

Einteilung der Hyperlipoproteinämien: Auflistung der wichtigsten Merkmale der Fettstoffwechselstörungen nach FREDRICKSON

Typ nach FREDRICK-SON	Ursachen	Folgen	Serum-Lipide	Athero-sklerose-risiko	Klinik
I	Defekt oder Fehlen der Lipoproteinlipase oder des Apo CII	Akkumulation von Chylomikronen	Chylomikronen + + + Triglyzeride > 1000 mg/dl	–	eruptive Xanthome, abdominelle Schmerzen, Pankreatitiden
IIa	LDL-Rezeptordefekt oder polygen	Akkumulation von LDL	LDL-Cholesterin > 155mg/dl	↑↑	Xanthelasmen, Sehnenxanthome, Arcus lipoides, KHK
IIb	wie Typ IIa + Typ IV	Akkumulation von LDL plus gesteigerte VLDL-Produktion	LDL-Cholesterin > 155mg/dl Triglyzeride > 200 mg/dl	↑↑	wie Typ IIa, eventuell Fettleber
III	Apo-E2/E2-Homozygotie plus sekundäre Hyperlipoproteinämie	Akkumulation von Remnant-Lipoproteinen	Triglyzeride > 350 mg/dl Cholesterin > 350 mg/dl	↑↑↑	palmare oder tuberöse Xanthome, KHK
IV	oft sekundär (Diab. mell., Alkohol etc.)	erhöhte VLDL-Produktion	Triglyzeride > 200 mg/dl HDL-Cholesterin < 39 mg/dl	↑, falls HDL-C ↓	eventuell Fettleber
V	wie Typ IV plus Lipolysehemmung	wie Typ IV plus Akkumulation von Chylomikronen	Chylomikronen + + + Triglyzeride > 1000 mg/dl HDL-Cholesterin < 39 mg/dl	?	eruptive Xanthome, abdominelle Schmerzen, Pankreatitiden

Elektro-Immunoassay, m (electro-immunoassay) *LAURELL-Elektrophorese, Rocket-Elektrophorese*

Methode zur spezifischen und quantitativen Messung von Proteinen, zum Beispiel von Apolipoproteinen. Die Methode stellt eine Weiterentwicklung der → *Radialen Immundiffusion (RID)* dar. Die Probe mit dem zu messenden Analyten wird in ein Loch einer Agaroseschicht pipettiert, die einen basischen Puffer und ein spezifisches polyklonales Antiserum gegen den Analyten enthält. Anschließend wird ein elektrisches Feld angelegt, wodurch alle Analyten zur Anode wandern. Bei der Passage durch das mit Antikörpern versetzte Gel kommt es bei äquivalenten Konzentrationen von Antigen und Antikörper zu einem Präzipitat, das eine charakteristische „Raketenform" in Richtung Anode aufweist. Die Fläche der „Rakete" oder ihre Höhe ist proportional zur Konzentration des Analyten in der Probe.

Elektrophorese, f (electrophoresis)

Labormethode, die u.a. angewandt wird, um verschiedene Lipoproteinfraktionen voneinander zu trennen. Dies erfolgt auf der Grundlage der unterschiedlichen elektrophoretischen Wanderung der Lipoproteine im elektrischen Feld

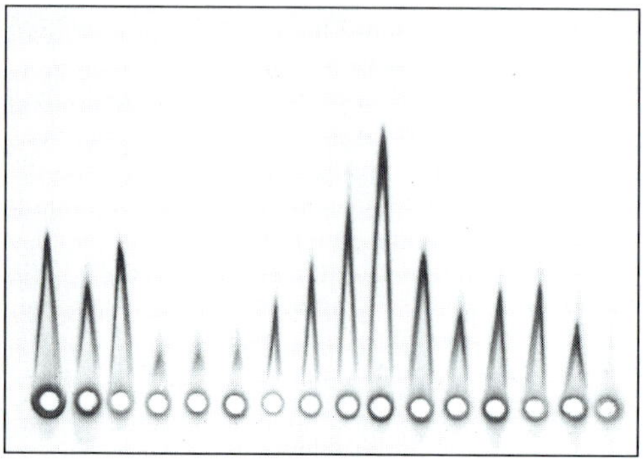

„Rocket-Elektrophorese". In die runden Ausstanzungen am unteren Bildrand wurden die Proben pipettiert, sodann wurde ein elektrisches Feld angelegt (Kathode unten, Anode oben). Der Analyt migriert anodenwärts durch das Gel, das einen spezifischen Antikörper enthält, und verdünnt sich dadurch im Gelvolumen. Bei Äquivalenz beider Reaktanden kommt es zur Präzipitation. Nach Proteinfärbung werden die raketenartigen Präzipitate sicht- und ausmeßbar.

bei einem umgebenden pH von 8,6 (bei pH 8,6 haben alle Proteine und Lipoproteine eine negative Ladung und wandern anodenwärts). Die Mobilität der Lipoproteine ist durch ihre Oberflächenladung und ihre Größe bedingt. Die Lipoproteine werden entsprechend ihrer elektrophoretischen Mobilität als Präbeta-, Beta- oder Alpha-Lipoproteine bezeichnet. Diese Einteilung der Lipoproteinfraktionen wird im allgemeinen als deckungsgleich mit derjenigen angesehen, die mit Hilfe der Ultrazentrifuge erstellt wurde. Die heute verlassenen Elektrophoresen auf Papier oder Acetatfolien mit nachfolgender Lipidanfärbung waren nicht quantitativ auswertbar und sind durch die → *quantitative Lipoproteinelektrophorese* im Agarosegel (nach WIELAND und SEIDEL) ersetzt worden.

→ *Lipidelektrophorese*

Elektrophoresemuster, n (electrophoretic pattern)

Verteilungsmuster der Lipoproteine nach Elektrophorese. Auf dem ~ basiert die Einteilung der Dyslipoproteinämien, vorgenommen von FREDRICKSON, LEVY und LEES 1967. Sie richtet sich nach der jeweiligen Vermehrung der Lipoproteinbande im Elektrophoresemuster.

→ *Typ I nach FREDRICKSON* (Chylomikronen vermehrt, Chylomikronämie)

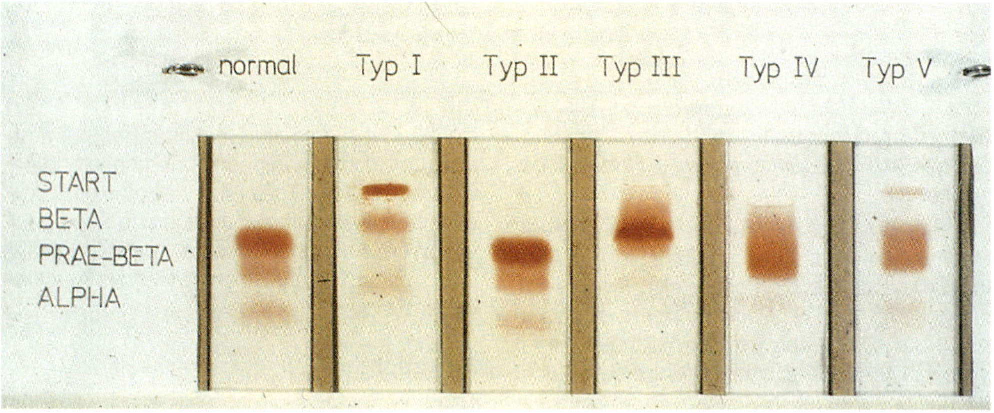

Elektrophoresemuster nach Lipidelektrophorese von normalem Serum (links) und von Seren mit Hyperlipoproteinämien nach FREDRICKSON. Da die Anfärbung der Lipide (hier mit Ölrot O) bestenfalls halbquantitativ ist, sollte die hier gezeigte Lipidelektrophorese durch die quantitative Lipoproteinelektrophorese ersetzt werden.

E

→ *Typ IIa* (LDL vermehrt)

→ *Typ IIb* (LDL und VLDL vermehrt)

→ *Typ III* (Broad-Beta-Disease, breite Bande zwischen Beta(LDL)- und Präbeta (VLDL)-Bereich, von Remnants verursacht)

→ *Typ IV* (VLDL vermehrt)

→ *Typ V* (Chylomikronen und VLDL vermehrt)

elektrophoretische Mobilität, f (electrophoretic mobility) *elektrophoretische Wanderungsgeschwindigkeit, Wanderungsgeschwindigkeit im elektrischen Feld*

Kriterium für die elektrophoretische Trennung von Lipoproteinen; beruht auf Unterschieden in der Oberflächenladung und der Größe der Partikel.

elektrophoretische Wanderungsgeschwindigkeit, f

→ *elektrophoretische Mobilität*

ELISA

Abkürzung für → *Enzyme Linked Immuno Sorbent Assay*

Emulsion, f (emulsion)

Kolloidale Lösung einer Flüssigkeit in einer anderen, z.B. Öl in Wasser. Zur Herabsetzung der Oberflächenspannung der gelösten Flüssigkeit sind meist Emulgatoren notwendig. Im Lipoproteinstoffwechsel dienen die Phospholipide und die Apolipoproteine aufgrund ihrer Amphiphilie als Emulgatoren der im Lipoproteinpartikel transportierten Lipide.

endogene Hyperlipoproteinämie, f (endogenous hyperlipoproteinemia)

Unspezifischer und wenig hilfreicher Sammelbegriff für Fettstoffwechselstörungen, die nicht durch exogene Ursachen bedingt sind. Beispiele sind familiäre Hyperlipoproteinämien oder Hyperlipoproteinämien infolge primärer Grunderkrankungen, z.B. Diabetes mellitus.

→ *exogene Hyperlipoproteinämie*

endogene Hypertriglyzeridämie, f (endogenous hypertriglyceridemia)

Unspezifische und wenig brauchbare Sammelbezeichnung für Hypertriglyzeridämien, die nicht durch exogene Ursachen bedingt sind. Darunter fallen z.B. die → *familiäre Hypertriglyzeridämie* und die sekundäre Hypertriglyzeridämie bei primären Grunderkrankungen, wie Diabetes mellitus oder Nierenerkrankungen.

endogenes Cholesterin, n (endogenous cholesterol)

Das im Körper gebildete Cholesterin. Während das mit der Nahrung aufgenommene Cholesterin (→ *exogenes Cholesterin*) je nach Ernährungsweise 300 bis 500 mg/Tag ausmacht, werden im Körper pro Tag 700 - 900 mg ~ synthetisiert. Der Beitrag einzelner Organe ist unterschiedlich und speziesabhängig. Bei der Ratte sind die Hauptproduzenten des ~ die Leber (51%), gefolgt von Muskulatur (13%), Intestinum (12%) und Haut (12%). Beim Meerschweinchen ist der Beitrag der Leber mit 16% viel kleiner, der von Muskulatur (18%), Intestinum (23%) und Haut (18%) größer. Dem Menschen am ehesten vergleichbar ist vermutlich der Affe: Leber 40%, Haut 26%, Muskulatur 10% und Intestinum 9%. (Stoffwechselweg des ~ auf S. 58)

Endothelzelle, f (endothelial cell)

Zellen in einschichtiger Lage, die das Lumen der Blutgefäße auskleiden. Spezielle Zytoplasmastrukturen der ~ erlauben einen kontrollierten Stofftransport; Partikel, die kleiner als 75 nm sind, können über Vesikel vom Gefäßlumen in die Arterienwand transportiert werden. Größere Partikel, wie VLDL und Chylomikronen, können erst nach einer Endothelzell-Läsion eindringen. Die Durchdringung der Endothelzell-Schicht durch atherogene Lipoproteine stellt einen elementaren Schritt für die Atherogenese dar.

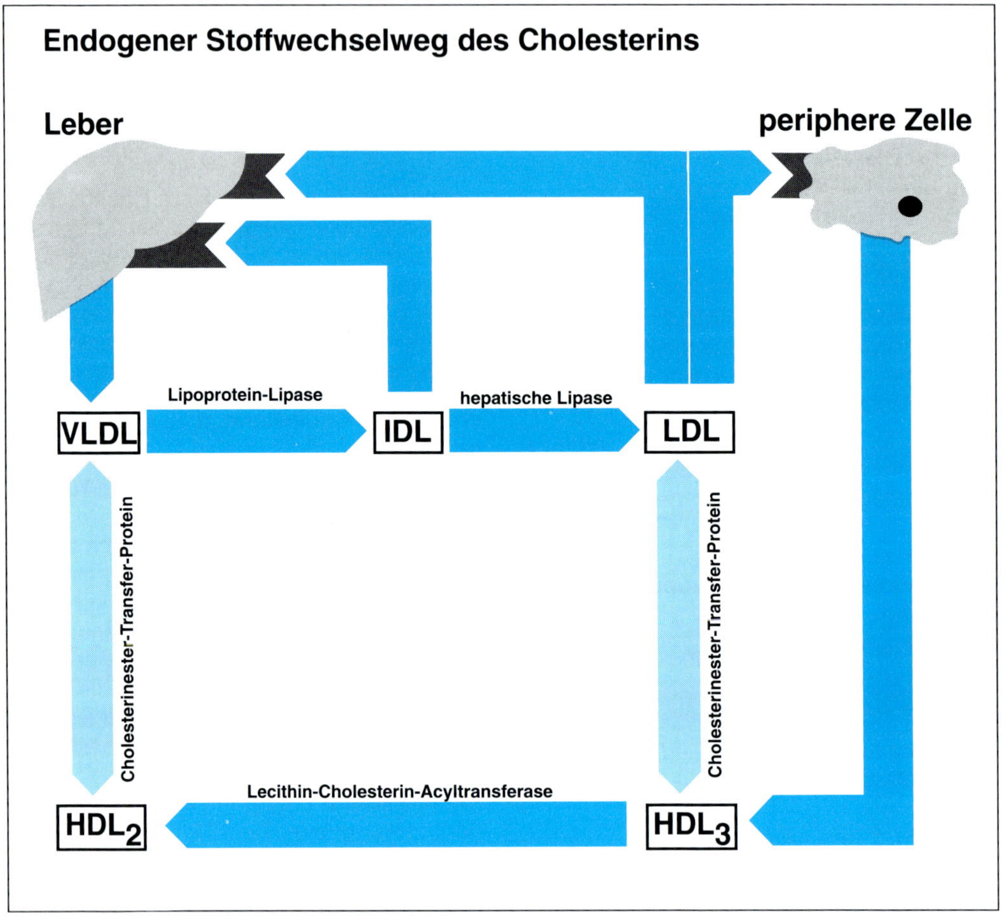

Stoffwechselweg des endogenen Cholesterins. Es wird überwiegend in der Leber synthetisiert und mit VLDL sezerniert. Deren Abbauprodukte (IDL und LDL) werden über jeweils spezifische Rezeptoren wieder von der Leber aufgenommen. Ein Teil des Cholesterins in IDL und LDL stammt zusätzlich aus peripheren Zellen. Diese geben ihr Cholesterin an HDL ab, wo es verestert und dann per Cholesterinester-Transfer-Protein (CETP) auf IDL und LDL übertragen wird.

Endozytose, f (endocytosis)

Vorgang, bei dem Moleküle oder Partikel in Zellen aufgenommen werden, indem sich die Zellmembran bläschenartig einstülpt und sich im Zellinneren zu einem Vesikel abschnürt. Bei den Lipoproteinen erfolgt die Aufnahme der LDL durch ~, indem sich die mit LDL-Rezeptoren besetzten → *Coated Pits* einstülpen und zu Phagolysosomen umgewandelt werden.

Energiebedarf, m (energy requirement)

Von der Deutschen Gesellschaft für Ernährung (DGE) erarbeitete Tabellen geben Aufschluß über den ~ von Frauen und Männern in den unterschiedlichen Lebensabschnitten und bei unterschiedlicher körperlicher Beanspruchung. Eine ständig überhöhte Energiezufuhr führt zu Übergewicht, welches häufig von einer Hyperlipoproteinämie und dem daraus resultierenden erhöhten koronaren Risiko begleitet ist. Die Stabilisierung des Körpergewichts im Bereich des jeweiligen Normalgewichts ist nur durch die Abstimmung der Nahrungsaufnahme mit dem tatsächlichen ~ zu erreichen.

Energiezufuhr, f (energy supply)

Die ~ erfolgt durch die Aufnahme von Nahrung und Getränken, welche sich im wesentlichen aus den drei Nährstoffen Kohlenhydrate, Eiweiß und Fett zusammensetzen. Die ~ sollte sich am jeweiligen Energiebedarf orientieren.

enterohepatischer Kreislauf, m (enterohepatic circulation)

Als ~ wird die intestinale Rückresorption von Gallebestandteilen bezeichnet, die der Leber erneut zugeführt und wieder mit der Galle ausgeschieden werden. Er dient vor allem der Einsparung der zur Fettresorption notwendigen Gallensäuren. Auch Medikamente (etwa HMG-CoA-Reduktase-Hemmer) können einen ~ durchlaufen.

Für die Fettstoffwechselstörungen spielt besonders der ~ der Gallensäuren eine Rolle, da ihre Bildung in der Leber unter Verbrauch von Cholesterin erfolgt. Die Anionenaustauscherharze (→ *Cholestyramin*, → *Colestipol)* wirken als Lipidsenker, indem sie im Darm Gallensäuren binden und diese so dem ~ entziehen. Dadurch wird die Leber zur Neubildung von Gallensäuren unter Verwendung von LDL-Cholesterin aus dem Blutkreislauf angeregt, was die Senkung des Blutcholesterinspiegels zur Folge hat. Auch die (mäßige) Cholesterinsenkung durch faserreiche Diät (Guar, Pektin, Haferkleie) dürfte auf diesem Mechanismus beruhen.

Enzym-Immunoassay (EIA), m (enzyme immunoassay)

Immunologische und damit hochspezifische und sensitive Labormethode zur Messung von Proteinen (z.B. Apolipoproteinen), Hormonen und Medikamenten. Das Meßsignal rührt von einer enzymatisch ausgelösten Farbreaktion her. Beim kompetitiven ~ wird das farbgebende Enzym gebunden an einen künstlichen Analyten eingesetzt, der dann mit dem zu messenden (nichtmarkierten) Analyten der Probe um eine begrenzte Antikörpermenge konkurriert. Nach Isolierung der Antigen-Antikörper-Komplexe wird die enzymatisch auslösbare Farbtiefe gemessen. Die Isolierung dieser Komplexe erfolgt durch Adsorption, Präzipitation oder Solid-phase-Verfahren, z.B. Bindung an Röhrchenwände, Kugeln oder magnetische Partikel. Beim kompetitiven ~ verdrängt der zu messende Analyt den enzymmarkierten, so daß das Signal mit steigender Analytkonzentration fällt. Der → *Enzyme Linked Immuno Sorbent Assay (ELISA)* ist die geläufigste Enzym-Immunoassay-Variante. Hier ist das farbgebende Enzym an einen Antikörper gekoppelt, der mit dem zu messenden Analyten einen Antigen-Antikörper-Komplex bildet. In diesem Fall steigt das Meßsignal mit der Analytkonzentration.

Enzyme Linked Immuno Sorbent Assay (ELISA)

Verfahren zur spezifischen, hochempfindlichen und quantitativen Messung von Proteinen und Medikamenten. Der ~ existiert als sequentieller, kompetitiver und in der am häufigsten benutzten Form als „sandwich"-ELISA. Es werden poly- oder monoklonale Antikörper eingesetzt, von denen einer an eine feste Phase gebunden ist und den zu messenden Analyten bindet. Nach Abwaschen aller übrigen Probenbestandteile wird ein zweiter, enzymmarkierter Antikörper zugegeben, der entsprechend der vom ersten Antikörper fixierten Analytmenge gebunden wird. Nach Zugabe eines geeigneten Substrates ruft die Enzymkomponente des detektierenden Antikörpers, z.B. eine Oxidase, bei Umsatz mit einem geeigneten Substrat, z.B. Tetramethylbenzidin, eine Anfärbung der Lösung hervor, die photometrisch gemessen werden kann.

EPA

Abkürzung für → *Eikosapentaensäure*

Epidemiologie, f (epidemiology)

Ursprünglich Seuchenkunde. Heute ein Wissenschaftszweig, der sich mit der Verteilung von Krankheiten, ihren Determinanten und Folgen befaßt. Man unterscheidet eine deskriptive, eine analytische und eine experimentelle ~.

EPL

Abkürzung für → *essentielle Phospholipide*

Eptastatin, n (eptastatin)

Früherer generischer Name des HMG-CoA-Reduktase-Hemmers → *Pravastatin*

Ernährung, f (food)

Eine einseitige ~ ist die häufigste Ursache für sekundäre Hyperlipoproteinämien. Ein zu hoher Anteil von tierischen Produkten (vor allem Fett in Fleisch- und Wurstwaren, Käse) sowie ein zu hoher Anteil von Kohlenhydraten in süßen Nahrungsmitteln aller Art führen zur Erhöhung von Triglyzerid- und/oder Cholesterinspiegeln. Vorzuziehen ist stattdessen eine ~, bei der höchstens 30% der Nahrungskalorien aus Fett stammen (mit einem möglichst hohen Anteil an ungesättigten Fettsäuren), 10 - 20% aus Eiweiß (möglichst viel pflanzliches Eiweiß und Fisch) und 50 - 60% aus Kohlenhydraten (mit einem hohen Anteil an Ballaststoffen, d.h. nicht verwertbaren Kohlenhydraten).

Ernährungsgewohnheiten, fpl (dietary habits)

Zur dauerhaften Normalisierung von sekundär erhöhten Plasmalipidspiegeln infolge einer kohlenhydrat- und fettreichen Ernährung bedarf es einer langfristigen Umstellung der ~. Eine solche Umstellung ist vielfach schwierig und langwierig und muß zahlreiche Umwelteinflüsse berücksichtigen. Unter dem Gesichtspunkt der Volksgesundheit stellt eine solche Umstellung eine große Herausforderung nicht nur für Ärzte, sondern auch für Politiker und Medienvertreter dar und muß nicht nur individuell, sondern vor allem gesamtgesellschaftlich angestrebt werden (u.a. durch Änderung der Agrarpolitik).

→ *Energiebedarf*, → *Ernährung*

eruptives Xanthom, n (eruptive xanthoma)

Anhäufung gelblich-rötlicher Papeln mit gelbem Zentrum und einem Durchmesser von ca. 1 - 5 mm. Prädilektionsstellen: Stamm, Gesäß und Streckseiten der Extremitäten, vor allem Areale, die vermehrt mechanischen Belastungen ausgesetzt sind, wie Knie, Gesäß und Ellenbogen. Die gelbliche Farbe in den ~ rührt von den darin enthaltenen Cholesterinestern her, die vor allem als dichte Vakuolen in Schaumzellenhaufen vorliegen. ~ sind charakteristisch für das Chylomikronämiesyndrom (→ *Typ I* oder → *Typ V nach FREDRICKSON*).

→ *planes Xanthom*, → *tendinöses Xanthom*, → *tuberöses Xanthom*

essentielle Fettsäuren (EFS), fpl (essential fatty acids)

Ungesättigte Fettsäuren: Linolsäure (C18:2; Omega-6-Fettsäure), Linolensäure (C18:3; Omega-3-Fettsäure) und Arachidonsäure (C20:4; Omega-6-Fettsäure). ~ können im Säugetierorganismus nicht synthetisiert werden. Daher werden sie als ~ oder auch als „Vitamin F" bezeichnet und müssen mit der Nahrung zugeführt werden. Ihr Fehlen löst bei Tier und Mensch Haarausfall, Störungen im Wasserhaushalt und den Ausfall der Fortpflanzungsfähigkeit aus (letzteres durch Mangel an Prostaglandinen). Bei Säuglingen, die ohne ~ ernährt wurden, sind solche Veränderungen öfter beschrieben worden, da das Fettgewebe der

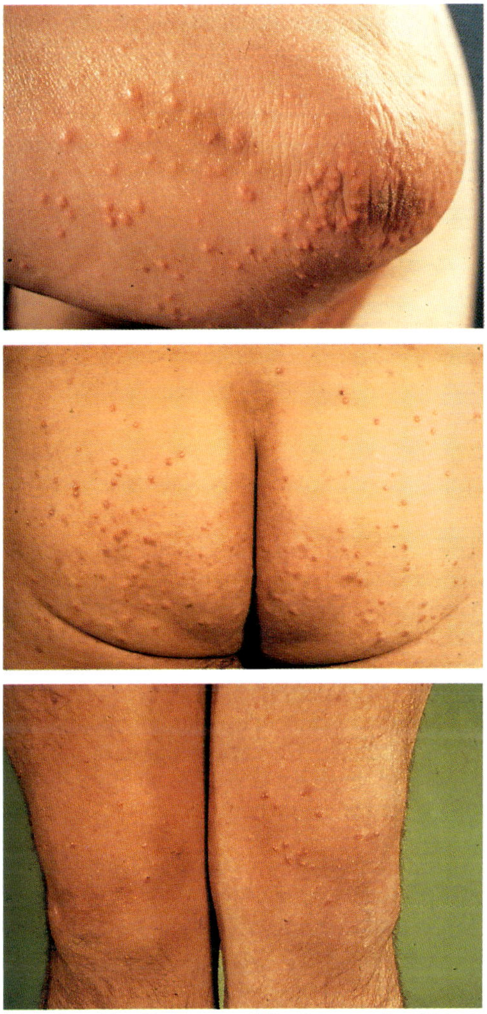

Eruptive Xanthome an Ellenbogen (in Abheilung), Gesäß und Knie. Der gelbliche Inhalt der eruptiven Xanthome besteht nicht, wie die Ähnlichkeit mit Aknepickeln suggeriert, aus Eiter, sondern aus Cholesterin. Es handelt sich dabei um Schaumzellhaufen.

Neugeborenen keine ~ enthält, die dem Organismus zur Verfügung gestellt werden könnten.

→ *Mangel an essentiellen Fettsäuren*

essentielle Phospholipide, npl (essential phospholipids)

Phospholipide, die mit ungesättigten Fettsäuren angereichert sind. ~ (Di-Linoleyl-Lecithin, EPL) sind als Lipidsenker im Handel. Während das LDL-Cholesterin bei intravenöser Anwendung deutlich gesenkt werden kann, ist dieser Effekt bei oraler Verabreichung (1,5 bis 3 g/die) moderat. Der Wirkmechanismus ist unklar. Nebenwirkungen sind nicht bekannt.

Essentieller Fettsäuremangel, m

→ *Mangel an essentiellen Fettsäuren*

Estercholesterin, n (esterified cholesterol)

Masse bzw. Konzentration des Cholesterins, das in 3-Position mit Fettsäuren verestert ist (→ *Cholesterinester*). Das ~ kann durch Multiplikation des Cholesterinesterwertes mit dem Faktor 0,6 abgeschätzt werden. Diese Abschätzung ist jedoch ungenau, da unterschiedliche Fettsäuren mit dem Cholesterinmolekül verestert sein können.

Estersturz, m (decrease in cholesteryl ester)

Deutliche Abnahme der Cholesterinester-Konzentration im Serum bei hepatozellulärer Schädigung (z.B. akuter Hepatitis, Zirrhose) durch verminderte Synthese der in der Leber gebildeten → *Lecithin-Cholesterin-Acetyltransferase.*

Etofibrat, n (etofibrate)

Lipidsenker, der sowohl der Gruppe der Clofibratderivate als auch der Gruppe der Nikotinsäureanaloga zugeordnet werden muß, da er einen Doppelester von Clofibrat mit Nikotinsäure darstellt (2-(4Chlorphenoxy)-2-methylpropionsäure[2-(Nicotinoyloxy)]ethylester).

Durch den → *Clofibrat*-Anteil wird die intraplasmatische Lipolyse der triglyzeridreichen Lipoproteine stimuliert, und durch den → *Nikotinsäure*-Anteil die Fettgewebslipolyse inhibiert. Dadurch wird der Zustrom freier Fettsäuren zur

Leber vermindert, die daraufhin weniger VLDL synthetisiert. Beide Effekte tragen zur Erhöhung des HDL-Cholesterins bei, vermutlich durch eine Aktivitätsminderung des → *Cholesterinester-Transfer-Proteins (CETP).*

Durch eine Dosis von bis zu 2 x 500 mg/Tag können das LDL-Cholesterin um 10 - 20% und die Triglyzeride um 30 - 50% gesenkt werden. Das HDL-Cholesterin steigt um 10 - 20% an.

Unerwünschte Begleiterscheinungen sind die gleichen, die vom Clofibrat und der Nikotinsäure bekannt sind: gastroenterale Beschwerden, Flush, selten Myositiden, die durch die gleichzeitige Gabe anderer Myositis-induzierender Wirkstoffe (HMG-CoA-Reduktase-Inhibitoren, Ciclosporin) problematisch werden können. Da ~ überwiegend renal eliminiert wird, muß die Dosis bei Nierenfunktionseinschränkungen reduziert werden.

~ ist bei allen Hyperlipoproteinämien außer Typ I indiziert, den HMG-CoA-Reduktase-Inhibitoren jedoch in der LDL-senkenden Potenz unterlegen. Die Domäne des ~ sind daher vor allem die gemischten Hyperlipoproteinämien mit niedrigerem HDL-Cholesterin.

Etofyllinclofibrat, n (etophylline clofibrate)

Lipidsenker aus der Gruppe der Clofibratderivate ([2-(7-Theophyllin)ethyl]2-(4chlorphenoxy)-2-methylpropionat).

~ wirkt, wie die Muttersubstanz Clofibrat, durch mehrere Mechanismen, die nicht alle im Detail aufgeklärt sind.

1. Hauptwirkung ist die Stimulation der peripheren Lipoproteinlipase, die zum effektiveren Abbau der triglyzeridreichen Lipoproteine führt. Durch den gesteigerten VLDL-Katabolismus kommt es bei Hypertriglyzeridämien häufig zu einem Anstieg des LDL-Cholesterins, das aus VLDL gebildet wird. Dieser grundsätzlich unerwünschte Anstieg ist häufig ohne große Bedeutung, da bei Hypertriglyzeridämien das LDL-Cholesterin aufgrund des gestörten VLDL-Katabolismus besonders niedrig ist, und durch diesen Effekt erst in den Normbereich angehoben wird.

2. Wenn Triglyzeride nicht erhöht sind, wird LDL-Cholesterin gesenkt durch eine gesteigerte LDL-Rezeptor-abhängige und -unabhängige Elimination.

3. HDL-Cholesterin steigt, vermutlich durch eine Verminderung der Aktivität des Cholesterinester-Transfer-Proteins, welches durch die niedrigeren Triglyzeridspiegel weniger stimuliert wird. Ob die Theophyllin-Komponente den Clofibrateffekt zu steigern vermag, ist offen.

In einer Tagesdosis von bis zu 3 x 500 mg können das LDL-Cholesterin um 10-20% und die Triglyzeride um 35-50% gesenkt werden. Das HDL-Cholesterin steigt um 10% an.

Unerwünschte Begleiterscheinungen sind selten und entsprechen denen der Muttersubstanz Clofibrat. Möglich sind reversible myositische Beschwerden, die zwar sehr selten sind, in Kombinationen mit anderen Myositis-induzierenden Wirkstoffen (HMG-CoA-Reduktase-Inhibitoren, Ciclosporin) jedoch problematisch werden können. Da ~ überwiegend renal eliminiert wird, muß die Dosis bei eingeschränkter Nierenfunktion reduziert werden.

Europäische Atherosklerose-Gesellschaft (EAS), f (European Atherosclerosis Society)

Zusammenschluß nationaler europäischer Fachgesellschaften zur Erforschung und Bekämpfung der Atherosklerose. Herausragende Tätigkeit der ~ ist die Organisation und Durchführung von bisher drei Konsensus-Konferenzen (→ *Europäische Konsensus-Konferenzen)*, die detaillierte Regeln zur Diagnose und Minderung des Atheroskleroserisikos herausgegeben haben.

Europäische Konsensus-Konferenzen (ECC), fpl (European Consensus Conferences)

Wissenschaftler aus 19 europäischen Ländern verfaßten 1987 eine „Strategie zur Prävention der koronaren Herzkrankheit“ und 1988 die Stellungnahme „Erkennung und Behandlung der Hyperlipoproteinämie bei Erwachsenen“ (beide erschienen im European Heart Journal), die seitdem als allgemein akzeptierte Richtlinien zur Bekämpfung der Atherosklerose angesehen werden. Kernpunkte dieser Richtlinien sind der Screening-Wert für das Gesamtcholesterin von 200 mg/dl und das Therapieziel von 155 bzw. 135 mg/dl (je nach der Anzahl weiterer Risikofaktoren) für das LDL-Cholesterin. 1992 erschienen die Richtlinien „Prävention der koronaren Herzerkrankung: Wissenschaftliche Hintergründe und neue klinische Richtlinien“ (Nutrition, Metabolism and Cardiovascular Diseases), die in zusammengefaßter Form in den nachfolgenden Tabellen dargestellt sind.

Lipid- und Lipoproteinbestimmung	Die Bestimmung des kompletten Lipidprofils ist beim Erwachsenen das Vorgehen der Wahl: Gesamtcholesterin Triglyzeride LDL-Cholesterin HDL-Cholesterin Das komplette Lipidprofil muß bestimmt werden bei: * manifester Gefäßkrankheit * Gesamtcholesterin > 250 mg/dl * Gesamtcholesterin > 200 mg/dl bei Vorliegen weiterer Risikofaktoren Zur Diagnosestellung müssen zwei übereinstimmende Lipidprofile vorliegen (LDL-C: ± 10%, TG ± 20%)
Einteilung der Hyperlipidämien	primäre Hyperlipidämie * Hypercholesterinämie * kombinierte (gemischte) Hyperlipidämie * Hypertriglyzeridämie sekundäre Hyperlipidämie z.B. bei Diabetes mellitus, Alkoholabusus, durch Medikamente, bei Hypothyreose, Nierenerkrankungen etc.
HDL als negativer Risikofaktor	hohes Risiko bei * Gesamtcholesterin/HDL-Cholesterin > 5 * LDL-Cholesterin/HDL-Cholesterin > 3,5 * Hypertriglyzeridämie mit erniedrigtem HDL aggressive Therapie der Hyperlipidämie bei * HDL < 39 mg/dl bei Männern * HDL < 42 mg/dl bei Frauen

Therapie der Hyperlipidämien in der Praxis

	Schweregrad	nicht-medikamentöse Therapie	medikamentöse Therapie
Therapie der Hypercholesterinämie	leicht: LDL-C 135 – 175 mg/dl (Gesamt-C 200 – 250 mg/dl)	* Diätberatung * bei zusätzlichen Risiken intensive Beratung * fast immer erfolgreich	* ohne KHK meist unnötig * bei KHK oder zusätzlichen Risiken
	mäßig: LDL-C 175 – 215 mg/dl (Gesamt-C 250 – 300 mg/dl)	* Diätberatung mit Kontrollen über 3 Monate * meistens erfolgreich	* bei KHK oder hohem Risiko nach 3 – 6 Monaten Diät: HMG-CoA-Reduktase-Inhibitoren, Anionenaustauscher, Fibrate
	schwer: LDL-C > 215 mg/dl (Gesamt-C > 300 mg/dl)	* Diät manchmal erfolgreich	* nach 3 – 6 Monaten Diät: HMG-CoA-Reduktase-Inhibitoren, Anionenaustauscher
Therapie der Hypertriglyzeridämie	mäßig: TG 200 – 400 mg/dl LDL-C < 135 mg/dl	* Gewichtsabnahme, Alkoholkarenz, Diabetes-Einstellung, entsprechende Medikamente absetzen (z.B. Thiazid-Diuretika) * meist erfolgreich	* bei niedrigem HDL und KHK oder hohem Risiko: Fibrate, Nikotinsäure, Fischöl
	schwer: TG > 400 mg/dl LDL-C < 135 mg/dl	* bei TG > 500 nur kurze Diätphase, da bei steigenden Werten Pankreatitis-Gefahr * oft erfolgreich	* nach erfolgloser Diät: Fibrate, Nikotinsäure, Fischöl
Therapie der kombinierten (gemischten) Hyperlipidämie	mäßig: TG 200 – 400 mg/dl Gesamt-C 200 – 300 mg/dl LDL-C 135 – 215 mg/dl	* Gewichtsabnahme, Alkohol-Abstinenz, Diät * meist erfolgreich	* bei KHK oder hohem Risiko: Fibrate, Nikotinsäure oder HMG-CoA-Reduktase-Inhibitoren ausprobieren * bei Remnant-Hyperlipidämie (Typ III): Fibrate, event. Nikotinsäure oder HMG-CoA-Reduktase-Inhibitoren
	schwer: TG > 400 mg/dl Gesamt-C > 300 mg/dl LDL-C > 215 mg/dl	* Remnant-Hyperlipidämie ausschließen, an Spezialisten überweisen * manchmal erfolgreich	* bei anderen Patienten ohne Diäterfolg: Fibrate, Nikotinsäure oder HMG-CoA -Reduktase-Inhibitoren

E

Therapeutische Zielwerte

Risiko	Gesamtcholesterin einstellen auf	LDL einstellen auf
leicht erhöhtes Risiko * Gesamtcholesterin vor Therapiebeginn 200 – 300 mg/dl keine KHK-Risikofaktoren Quotient Gesamtcholesterin/HDL 4,5 – 5,0	195 – 230 mg/dl	155 – 175 mg/dl
moderat erhöhtes Risiko * Gesamtcholesterin vor Therapiebeginn 200 – 300 mg/dl *plus* ein KHK-Risikofaktor oder *plus* HDL-Cholesterin < 39 mg/dl	195 mg/dl	135 – 155 mg/dl
sehr hohes Risiko * KHK oder periphere Gefäßerkrankungen oder * familiäre Hypercholesterinämie oder * Gesamtcholesterin > 300 mg/dl oder * Gesamtcholesterin 200 – 300 mg/dl *plus* zwei Risikofaktoren oder * Gesamtcholesterin 200 – 300 mg/dl *plus* ein schwerwiegender Risikofaktor	175 – 195 mg/dl	115 – 135 mg/dl bei KHK-Patienten wird ein Zielwert von 95 – 115 mg/dl empfohlen

Exchange/Transfer-Protein, n

→ *Cholesterinester-Transfer-Protein*

exogene Hyperlipoproteinämie, f (exogenous hyperlipoproteinemia)

Unspezifische Sammelbezeichnung für Hyperlipoproteinämien, die auf übermäßiger Energiezufuhr in Form von Kohlenhydraten, Alkohol und vor allem von Fett beruhen. Hierdurch entstehen meist Hypertriglyzeridämien des Typs IIb, IV und V nach FREDRICKSON, die auf einer Vermehrung von VLDL und Chylomikronen beruhen. Es ist naheliegend, daß die Therapie dieser Störungen zunächst mit einer entsprechenden Umstellung der Ernährung beginnt.

exogene Hypertriglyzeridämie, f

→ *exogene Hyperlipoproteinämie*, → *Chylomikronämie*

exogenes Cholesterin, n (exogenous cholesterol)

Mit der Nahrung aufgenommenes Cholesterin.

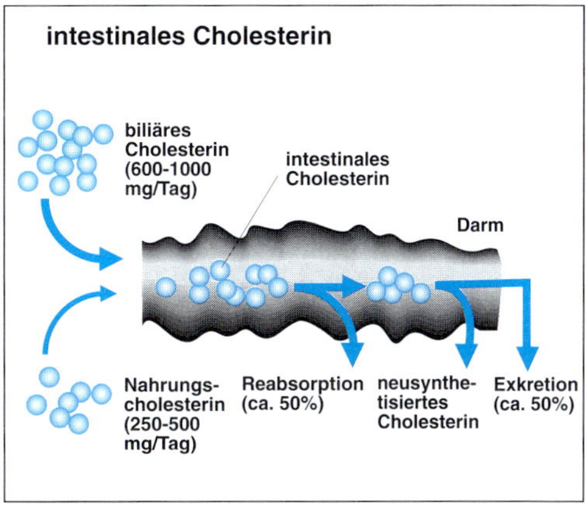

Zu- und Abflüsse des Cholesterins bei Passage durch den Dünndarm

Gegenwärtig werden in Deutschland pro Person täglich im Durchschnitt ca. 450 mg Cholesterin verzehrt, die jedoch nur zu etwa 50% resorbiert werden. Der tatsächliche Influx von Cholesterin in Chylomikronen dürfte jedoch höher sein, da vom durchschnittlichen Deutschen täglich ca. 140 g Chylomikronen produziert werden, die ca. 2-4% Cholesterin enthalten, also 2800 bis 5600 mg Cholesterin. Dieser Cholesterinanteil der Chylomikronen, der die Cholesterinmenge, die aus der Nahrung stammt, weit übertrifft, dürfte teilweise aus der rückresorbierten Galle und teilweise aus intestinaler Neusynthese stammen. Dies ist vermutlich die Hauptursache, warum unter den verschiedenen Diätmaßnahmen die Reduktion des Nahrungsfettes am erfolgreichsten ist.

→ *Diät*

Eßgewohnheiten, fpl (eating habits)

Zur Senkung erhöhter bzw. zur Bewahrung normaler Plasmalipidspiegel empfiehlt es sich, ausser den Ernährungsgewohnheiten die ~ so umzustellen, daß sie den physiologischen Erfordernissen des Körpers gerecht werden. Das bedeutet vor allem, daß die Nahrung in vielen (fünf und mehr) kleineren Mahlzeiten anstatt in wenigen großen Hauptmahlzeiten aufgenommen wird.

F

Fachzeitschriften, fpl (medical journals)

Einige ~ sind auf Lipidologie spezialisiert; lipidologisch orientierte Beiträge finden sich jedoch auch in ~, die kardiovaskuläre Erkrankungen, Metabolismus und Biochemie betreffen, sowie in nicht spezialisierten medizinischen ~.

Eine Auswahl:

Advances in Lipid Research

Aktuelle Endokrinologie und Stoffwechsel

American Heart Journal

Advances in Cardiology

Atherosclerosis

Arteriosclerosis & Thrombosis

Biochemistry

Herz

Herz und Gefäße

Journal of Clinical Investigation

Journal of Lipid Research

Lipids

Metabolism

familiäre Dysbetalipoproteinämie, f (familial dysbetalipoproteinemia) *Broad-Beta-Disease, familiäre Typ-III-Hyperlipoproteinämie, Remnant-Hyperlipoproteinämie,* → *Typ III nach FREDRICKSON*

Primäre Fettstoffwechselstörung. Ätiologie: In den meisten Fällen Homozygotie für Apo E2, eine Variante des Apolipoproteins E, die bei 1% der kaukasischen Rasse gefunden wird. Apo E2 wird weniger gut an den Apo-B/E-Rezeptor bzw. an das → *LDL-receptor-related protein (LRP)*, einen vermutlichen Rezeptor für Chylomikronen-Remnants, gebunden als die häufigeren Apolipoprotein-E-Varianten E3 und E4. Hierdurch ist die hepatische Elimination der Apo-E-haltigen Chylomikronen- und VLDL-Remnants gestört, die über die genannten Rezeptoren erfolgt. In der Folge akkumulieren die atherogenen Remnants im Blut, wo sie u.a. als abnorme Beta-VLDL nachgewiesen werden können. Für eine klinisch manifeste ~ ist die Apo-E2/E2-Homozygotie zwar praktisch immer eine notwendige, jedoch keine hinreichende Bedingung. Erst wenn ein zusätzlicher Faktor (z.B. ein weiterer genetischer Fettstoffwechseldefekt, eine hormonelle Störung oder ein exogener Faktor) hinzukommt, entsteht das Vollbild der ~, was nur bei jedem zehnten Apo-E2/E2-Homozygoten der Fall ist.

Eine ~ kann in sehr seltenen Fällen auch beobachtet werden, wenn andere genetische Varianten des Apo E vorliegen, deren Bindung an obige Rezeptoren ebenfalls eingeschränkt ist. In einigen Fällen reichte bereits das heterozygote Vorliegen einer solchen Variante für die Ausbildung einer ~ aus.

Klinische Manifestation selten vor Erreichen des 30. Lebensjahres: Hyperpigmentierung der Handlinien, Palmarxanthome, tuberöse und tuberös-eruptive Xanthome. Generalisierte Atherosklerose (koronare Herzkrankheit, periphere arterielle Verschlußkrankheit mit Claudicatio intermittens). Die ~ tritt häufig zusammen mit anderen Stoffwechselanomalien (Diabetes mellitus, Hypothyreose, Hyperurikämie) auf, die möglicherweise zur klinischen Ausbildung bei bestehender Disposition (Apo-E2/E2-Homozygotie) entscheidend beitragen.

Laborbefunde: Wegweisend ist die gleichzeitige und beträchtliche Erhöhung von Cholesterin und Triglyzeriden. Charakteristisch sind → *Beta-VLDL*, die sich bei Elektrophorese der mit der präparativen Ultrazentrifugation gewonnen VLDL-Fraktion nachweisen lassen, indem sie nicht wie „normale" VLDL in die Präbeta-Position, sondern in die Beta-Position migrieren. Kennzeichnend für Beta-VLDL ist ihr hoher Anteil an Cholesterin, der sich durch einen Cholesterin/Triglyzerid-Quotienten von > 0,4 ausdrückt. Das Vorliegen der ~ wird diagnostisch durch das Vorhandensein der Apo-E2/E2-Homozygotie gesichert (durch → *isoelektrische Fokussierung*).

Therapie: Korrektur sekundärer Faktoren, die evtl. zur Manifestation der ~ geführt haben (z.B. Übergewicht, Diabetes mellitus, endokrine Störungen). Einhalten einer hypokalorischen, fettreduzierten (weniger als 30% der täglichen Kalorienmenge aus Fett) und fettmodifizierten (10% der Kalorien aus gesättigtem Fett und weniger als 300 mg Nahrungscholesterin/Tag) Diät. Zur medikamentösen Therapie sind Fibrate Mittel erster Wahl.

Prognose: Bei klinisch manifester ~ hohes Atheroskleroserisiko. Die Therapie ist meist sehr erfolgreich.

familiäre Hypercholesterinämie (FH), f
(familial hypercholesterolemia)

Primäre Fettstoffwechselstörung. Ätiologie: Ursache dieser hereditären Erkrankung sind Genmutationen, die zu einer pathologischen Expression des LDL-Rezeptors führen. Betroffen sind eine oder mehrere Eigenschaften des Rezeptors, wie Rezeptorsynthese (Klasse 1), Transport und Stoffwechsel von Vorläuferproteinen (Klasse 2), Ligandenbindung (Klasse 3), Rezeptor-Gruppierung und -Internalisierung (Klasse 4) sowie Rezeptor-„Recycling" und Degradation (Klasse 5). Mittlerweile sind mehr als 100 verschiedene Defekte bekannt. Die Erkrankung tritt in zwei Erscheinungsbildern auf, je nachdem, ob sie heterozygot oder homozygot vorliegt. Die Folge der gestörten Elimination der cholesterinreichen LDL ist ihre Akkumulation im Plasma. Vermutlich führen hohe LDL-Plasmakonzentrationen zu einem verstärkten Einstrom der LDL in den → *LDL-Rezeptor-unabhängigen Abbauweg* (Scavenger-Pathway), d.h. zu einer vermehrten Aufnahme durch Makrophagen und deren Umwandlung zu Schaumzellen, die sich subendothelial in den Arterienwänden anhäufen und an Beweglichkeit verlieren (→ *Atherogenese*).

Häufigkeit: Relativ häufige primäre Fettstoffwechselstörung. Prävalenz in der Gesamtbevölkerung ca. 1/500 (Heterozygotie) bzw. 1/1 000 000 (Homozygotie). Die ~ ist die häufigste auf einer einzigen Genmutation beruhende Erkrankung des Menschen.

Manifestation: Eine ~ besteht von Geburt an. Bei Heterozygotie asymptomatischer Verlauf bis zum 3. Lebensjahrzehnt, dann Auftreten von → *Xanthelasmen*, → *tuberösen Xanthomen* (Knie, Ellenbogen, Hände) und → *Sehnenxanthomen* (Achillessehne, Strecksehnen der Hände und Füße) sowie eines → *Arcus lipoides corneae*. Ab dem 4. Lebensjahrzehnt erste Symptome von koronarer Herzkrankheit (bei Männern früher als bei Frauen). Bei Homozygotie treten Xanthome und Symptome der generalisierten Atherosklerose bereits im 1. Lebensjahrzehnt auf.

Laborbefunde: Hypercholesterinämie oder gemischte Hyperlipoproteinämie. Lipoprotein-Elektrophoresetyp IIa oder IIb. Cholesterinwert 300 - 600 mg/dl (Heterozygote) bzw. > 600 mg/dl (Homozygote). Triglyzeridwert normal oder leicht erhöht. LDL-Cholesterin > 250 mg/dl (Heterozygote) bzw. > 500 mg/dl (Homozygote). Plasma-Aspekt klar.

Die Unterscheidung zwischen → *polygener Hypercholesterinämie* und ~ kann durch Familienuntersuchung (betroffen ist etwa die Hälfte aller Verwandten ersten Grades) bzw. durch Nachweis eines LDL-Rezeptordefektes getroffen werden. Für die therapeutischen Maßnahmen ist diese Unterscheidung jedoch ohne Bedeutung.

Therapie bei Heterozygotie: Kombination aus → *Diät* (Reduktion der Fettkalorien, Substitution der gesättigten durch ungesättigte Fettsäuren, Nahrungscholesterin weniger als 300 mg/Tag) und Medikamenten (Anionenaustauscher und

HMG-CoA-Reduktase-Hemmer). Fibratanaloga können ebenfalls eingesetzt werden, vor allem bei Typ IIb und mäßiger Cholesterinerhöhung. Bei Patienten unter 50 Jahren, bei denen eine koronare Herzerkrankung manifest ist, und bei denen das LDL-Cholesterin medikamentös nicht unter 135 mg/dl gesenkt werden kann, ist eine → *LDL-Apherese*-Behandlung zu erwägen.

Therapie bei Homozygotie: Diät und Lipidsenker sind kaum erfolgreich, da hier Rezeptoren, deren Aktivität durch Medikamente gesteigert werden könnte, praktisch völlig fehlen. Hier ist die → *LDL-Apherese* dringend indiziert, durch die jedoch das LDL-Cholesterin in aller Regel nur um durchschnittlich 35% gesenkt werden kann. Einzige kausale Therapie ist die Lebertransplantation, da die transplantierte Leber zahlreiche funktionierende LDL-Rezeptoren besitzt. Hierdurch können hochpathologische LDL-Cholesterinspiegel fast normalisiert werden.

Prognose bei Heterozygotie: stark erhöhtes Risiko, frühzeitig (ab dem 3./4. Lebensjahrzehnt) Symptome einer koronaren Herzkrankheit zu entwickeln. Prognose bei Homozygotie: durchschnittliche Lebenserwartung a) für rezeptornegative Patienten ca. 10 Jahre b) für rezeptordefekte Patienten ca. 23 Jahre. Die Erfahrungen mit Lebertransplantationen sind gering; die Prognose hängt vor allem von der Vermeidung einer Transplantatabstoßung ab.

familiäre Hypertriglyzeridämie (FHTG), f (familial hypertriglyceridemia)

Primäre Fettstoffwechselstörung. Ätiologie und Vererbungsmodus sind unklar. Die Patienten haben Hypertriglyzeridämien vom → *Typ IV* und selten → *Typ V nach FREDRICKSON*, wobei erhöhte VLDL-Spiegel im Vordergrund stehen. Eine Kombination mit erhöhten LDL-Cholesterinspiegeln bei Patienten oder Blutsverwandten wie bei der familiären kombinierten Hyperlipoproteinämie liegt nicht vor. Die VLDL der Patienten sind triglyzeridreich und haben ein eher erhöhtes Verhältnis von VLDL-Triglyzeriden zu VLDL-Apo-B. Es werden nicht selten Kombinationen mit gestörter Glukosetoleranz, Insulinresistenz und erhöhten freien Fettsäuren gefunden, wobei letztere eine Ursache der regelmäßig gesteigerten VLDL-Synthese sein könnten. Bei disponierten Individuen wird häufig ein Triglyzeridanstieg unter kohlenhydratreicher Diät beobachtet.

Häufigkeit: Prävalenz in der Gesamtbevölkerung: 0,2 - 0,3%.

Manifestation: selten vor dem 20. Lebensjahr.

Klinik: leichter Verlauf möglich; schwerer Verlauf besonders bei Exazerbation durch weitere Faktoren (schlechte Diabetes-Einstellung, Hypothyreose, hyperkalorische Ernährung, erhöhter Alkoholkonsum, Östrogeneinnahme).

Laborbefunde: Plasmatriglyzeridwerte 200 bis ca. 500 mg/dl; bei fettreicher Kost > 1000 mg/dl mit Chylomikronämie. VLDL-Vermehrung. Meist normale oder mäßig erniedrigte Lipoproteinlipase-Aktivität.

Diagnose durch Familienuntersuchung: bei Verwandten ersten Grades ausschließlich Typ-IV-Hyperlipoproteinämien (isolierte Hypertriglyzeridämie).

Therapie: lipidsenkende Diät (kohlenhydratarm, kein Alkohol, fettarm) evtl. ergänzt durch medikamentöse Therapie mit Fibraten, Nikotinsäure und Fischöl.

Prognose: Entwicklung eines Chylomikronämie-Syndroms durch Hinzukommen eines Exazerbationsfaktors (z. B. Adipositas, Alkoholismus) ist möglich und erfordert wegen der Gefahr einer akuten Pankreatitis eine sofortige Therapie durch Diät und Medikamente. Die Atherogenität der ~ wird kontrovers beurteilt.

familiäre kombinierte Hyperlipoproteinämie (FCHL), f (familial combined hyperlipoproteinemia)

Familiäre Hyperlipoproteinämie mit unklarem Vererbungsmodus und hoher Atherogenität.

Häufigkeit: 0,5% der Gesamtbevölkerung.

Manifestation: bei Jugendlichen häufig zunächst als Hyperlipoproteinämie vom → *Typ IV nach FREDRICKSON*, ab dem 4. Lebensjahrzehnt auch als → *Typ IIa* und *IIb*. Etwa 50% der Blutsverwandten haben ebenfalls eine der genannten Hyperlipoproteinämien.

Klinik: frühzeitige Entstehung der koronaren Herzkrankheit. Häufig vergesellschaftet mit Adipositas, Diabetes mellitus, Hypertonie und Hyperurikämie.

Laborbefunde: erhöhte Konzentration von Apolipoprotein B mit Erhöhung des LDL-Cholesterins und/oder der Serumtriglyzeride.

Elektrophorese: Phänotyp IIa, IIb oder IV. Charakteristisch ist ein spontaner Wechsel zwischen den Phänotypen beim selben Patienten.

Die Ätiologie ist unbekannt. Es wird eine Überproduktion von Apo B diskutiert (→ *Hyperapobetalipoproteinämie*), die mit hohen Spiegeln an VLDL und/oder LDL einhergehen kann. Ein Grenzwert für den LDL-Cholesterin/Apo-B-Quotienten ist wiederholt vorgeschlagen worden, hat aber keinen Eingang in die praktische Medizin gefunden.

Diagnose durch Familienuntersuchung: Häufung von Hyperlipoproteinämien (betroffen ist ca. jeder zweite Verwandte ersten Grades). Charakteristisch sind unterschiedliche Lipoproteinmuster innerhalb einer Familie (Phänotyp IIa, IIb bzw. IV nach FREDRICKSON zu je einem Drittel).

Differentialdiagnose: Auszuschließen sind Remnant-Hyperlipoproteinämie (→ *familiäre Dysbetalipoproteinämie*), → *familiäre Hypercholesterinämie*, → *familiäre Hypertriglyzeridämie* sowie → *sekundäre Hyperlipoproteinämien*. Die Abgrenzung gegenüber anderen primären Hyperlipoproteinämien ist schwierig mangels eines biochemischen Markers für die ~. Unterschiede gegenüber der familiären Hypercholesterinämie: Cholesterinwert selten > 400 mg/dl; keine Sehnenxanthome; selten Manifestation im Kindesalter.

Therapie: Interventionsgrenzen bei LDL-Cholesterin > 155 mg/dl, Triglyzeriden > 200 mg/dl. Wegen der hohen Atherogenität der ~ muß energisch therapiert werden. Die Ursachen evtl. bestehender sekundärer Hyperlipoproteinämien ausschalten. Je nach Lipidprofil ist die lipidsenkende Diät ggf. zu kombinieren mit Lipidsenkern, die für die jeweilige Lipiderhöhung geeignet sind (Fibrate, HMG-CoA-Reduktase-Inhibitoren, Anionenaustauscher).

Prognose: stark erhöhtes Atheroskleroserisiko.

familiärer LCAT-Mangel, m (familial LCAT deficiency) *familiärer Serumcholesterinmangel, LCAT-Defizienz, Lecithin-Cholesterin-Acyltransferase-Defizienz, NORUM-Krankheit*

Mangel an Lecithin-Cholesterin-Acyltransferase (LCAT). Sehr seltene primäre Dyslipoproteinämie (bis 1989 wurde von 51 Patienten in 27 Familien berichtet). Sie beruht auf einer autosomal rezessiv vererbten Störung bei der Veresterung von freiem Cholesterin, die durch die LCAT katalysiert wird. Es resultiert eine Verringerung des Anteils an verestertem Cholesterin auf weniger als 20% (normal mehr als 73% des Gesamtcholesterins) bei gleichzeitiger Erhöhung des freien Cholesterins.

Die Patienten fallen durch trübe Corneae auf, zudem durch hämolytische Anämie, mäßige Hypertriglyzeridämie und Proteinurie bis hin zum Nierenversagen. Die meisten Lipoproteine sind auffällig verändert; große triglyzeridreiche LDL werden für Lipidablagerungen in den Nieren verantwortlich gemacht. Die Erythrozyten sind ungewöhnlich reich an freiem Cholesterin und imponieren als Schießscheiben-Erythrozyten. HDL sind pathologisch verändert in Form liposomal strukturierter Partikel.

Therapie: Erstrebenswert wäre die Gabe gentechnisch hergestellter Lecithin-Cholesterin-Acyltransferase (zur Zeit noch nicht möglich). Transfusionen von gesundem Plasma erzielen nur eine vorübergehende Besserung. Eine fettreduzierte Diät ist sinnvoll, um die Spiegel der nierenschädigenden großen LDL zu senken. Gegebenenfalls werden Dialysen oder sogar Nierentransplantationen notwendig. Nach der Transplantation treten innerhalb weniger Jahre die gleichen Lipidablagerungen in der transplantierten Niere auf.

familiärer Lipoproteinlipase-Inhibitor, m
(familial lipoprotein lipase inhibitor)

Plasmabestandteil, der die Aktivität der → *Lipoproteinlipase (LPL)* inhibiert, wobei sowohl die LPL als auch das Apolipoprotein CII (Kofaktor der Lipoproteinlipase) in ausreichender Konzentration vorhanden sind. Seine Existenz wurde nach Beschreibung einer Familie mit Hyperchylomikronämie vermutet, da das Plasma einiger Familienmitglieder die postheparinlipolytische Aktivität in normalen Plasmen inhibierte.

familiärer Lipoproteinlipase-Mangel, m
(familial lipoprotein lipase deficiency) *BÜRGER-GRÜTZ-Syndrom, Pseudo-Münchhausen-Syndrom, → Typ I nach FREDRICKSON*

Sehr seltene, autosomal rezessiv vererbte Fettstoffwechselstörung. Ätiologie: Fehlen oder Dysfunktion des Enzyms Lipoproteinlipase führt zu einer Störung im Katabolismus der triglyzeridreichen Chylomikronen, die infolgedessen im Plasma akkumulieren und dort bis zu 28 Stunden nach der letzten Mahlzeit nachzuweisen sind (normalerweise bis zu 7 Stunden).

Häufigkeit: sehr selten, 1/1 000 000.

Manifestation: bei Homozygotie in der frühen Kindheit; bei Heterozygotie (annähernd) normale Triglyzeridwerte trotz verminderter Lipoproteinlipase-Aktivität.

Klinik: häufig Symptomatik des akuten Abdomens; mögliche Ursachen: gestörte Mikrozirkulation im abdominalen Bereich durch erhöhte Plasmaviskosität, akute Pankreatitis, Hepatosplenomegalie. In ca. 50% aller Fälle → *eruptive Xanthome* (rötliche Papeln mit gelbem Zentrum; Prädilektionsstellen: Gesäß, Schultern, Streckseiten der Extremitäten); Lipaemia retinalis. Die Entwicklung eines sekundären Diabetes mellitus nach rezidivierender Pankreatitis ist möglich. Bei eingetretener exokriner Pankreasinsuffizienz bessert sich die Chylomikronämie spontan wegen der schlechteren Resorption langkettiger Fettsäuren.

Laborbefunde: Triglyzeridwerte > 1000 mg/dl (möglich bis zu 25 000 mg/dl). Das Cholesterin ist begleitend mäßig bis massiv erhöht, jedoch immer als Chylomikronencholesterin (bis zu ca. 2500 mg/dl); Quotient Cholesterin/Triglyzeride < 0,2. Nach 12 Stunden Stehenlassen des Serums fällt das Aufrahmen einer Chylomikronenschicht, oft mit klarem Unterstand, auf (starke Vermehrung von Chylomikronen; keine oder geringe Erhöhung der VLDL). Die Konzentrationen des LDL- und des HDL-Cholesterins sind deutlich erniedrigt. Die Apolipoprotein-CII-Konzentration ist um das Vier- bis Sechsfache erhöht. Auch Apo E und Apo CIII sind bis zu zwanzigfach erhöht, Apo AI und Apo AII sowie Apo B eher erniedrigt.

Diagnose: Bestimmung der heparininduzierten Lipoproteinlipase-Aktivität *(→ Heparin-Test)* in Speziallabors (in Deutschland derzeit an den Universitätskliniken Heidelberg, Hamburg und Münster).

Differentialdiagnose: familiäre Typ-V-Hyperlipoproteinämie (Manifestation erst im Erwachsenenalter); hier ist unter der aufgerahmten Chylomikronenschicht immer eine erhebliche Trübung durch die gleichfalls erhöhten VLDL zu beobachten. Diese Differentialdiagnose ist wichtig, da zum Teil unterschiedliche Therapiemaßnahmen ergriffen werden müssen. Auch in der Lipoproteinelektrophorese lassen sich Typ I und Typ V unterscheiden.

Therapie bei akuten Beschwerden: fettfreie Kost und schnellstmögliche Absenkung der Triglyzeride unter 1000 mg/dl unter Einsatz von Formula-Diäten, Omega-3-Fettsäuren und Plasmapherese. Langfristig: stark fettreduzierte (weniger als 20 g/die) und fettmodifizierte Diät (möglichst hoher Anteil an mittelkettigen Fett-

F

säuren; erhältlich als Speiseöl und Margarine bei der Fa. Ceres, Hamburg). Antilipidämika sind nicht wirksam.

Prognose: bei Vermeidung von Komplikationen (eine nekrotisierende Pankreatitis ist potentiell tödlich) keine Beeinträchtigung der Lebenserwartung. Keine Hinweise auf erhöhtes Atheroskleroserisiko bei einer allerdings kleinen Zahl gut untersuchter Fälle.

familiärer Serumcholesterinmangel, m

→ *familiärer LCAT-Mangel*

familiäre Typ-III-Hyperlipoproteinämie, f

→ *familiäre Dysbetalipoproteinämie*, → *Typ III nach FREDRICKSON*

Familial Atherosclerosis Treatment Study (FATS)

Therapiestudie im Rahmen der sekundären Atheroskleroseprävention. Von 106 Patienten mit angiographisch nachgewiesener KHK und Apo-B-Werten über 125 mg/dl wurden 46 mit Placebo oder → *Colestipol* behandelt (falls ihr LDL-Cholesterin erhöht war), 38 mit Colestipol plus → *Lovastatin* und 36 mit Colestipol plus → *Nikotinsäure*. Die relativen Veränderungen der Lipide und die Anteile der Patienten mit Atherom-Regression bzw. -Progression nach zweieinhalbjähriger Therapie sind in der Tabelle aufgelistet.

Quantitative Veränderungen der Lipid- und Angiographiebefunde nach Lipidsenkung durch verschiedene Kombinationstherapien in der Familial Atherosclerosis Treatment Study (FATS)

	relative Veränderung LDL	relative Veränderung HDL	Regression	Progression
Colestipol/Placebo	–9%	+3%	8%	46%
Colestipol + Lovastatin	–48%	+14%	32%	21%
Colestipol + Nikotinsäure	–34%	+41%	38%	25%

Die ~ zeigt zweierlei: 1. daß eine energische therapeutische Verbesserung der Lipoproteinspiegel das Fortschreiten der Atherosklerose teilweise anhalten und bei einigen Patienten sogar eine Regression einleiten kann und 2. daß hierzu nicht nur eine optimale Senkung des LDL-Cholesterins, sondern auch eine Erhöhung des HDL-Cholesterins bedeutsam sein kann (siehe Colestipol + Nikotinsäure-Gruppe).

Familial Defective Apo B, n

Familiäre Erkrankung, die durch eine Ein-Punkt-Mutation im Apo-B-Gen verursacht wird. In Position 3500 ist ein Arginin durch ein Glutamin ersetzt. Da dieser Aminosäurenaustausch die Ladung in der LDL-Rezeptor-bindenden Domäne verändert, ist die Bindungsfähigkeit dieser Mutante erheblich beeinträchtigt. Die Häufigkeit des ~ liegt etwa bei 1:750. Heterozygot betroffene Individuen weisen eine mäßige Erhöhung des LDL-Cholesterins auf und haben wahrscheinlich auch ein erhöhtes Atheroskleroserisiko.

→ *Apo B3500*

Familienanamnese, f (family history)

Klinische Vorgeschichte der Familie eines Patienten. Hinsichtlich der Hyperlipoproteinämien ist die Erhebung einer ~ von großer Bedeutung, da für mehrere Hyperlipoproteinämien die richtige Diagnose in der Praxis derzeit nur auf der Basis der ~ gestellt werden kann, z.B. bei der → *familiären Hypercholesterinämie*, der → *familiären Hypertriglyzeridämie* und vor allem bei der → *familiären kombinierten Hyperlipoproteinämie*, der ein besonders hohes Atheroskleroserisiko beigemessen wird.

Familienkonzept, n (lipoprotein family concept)

Konzept zur Klassifizierung der Lipoproteine in → *Lipoproteinfamilien*. Die gegenwärtig übliche

Heterogenität der Lipoproteinpartikel

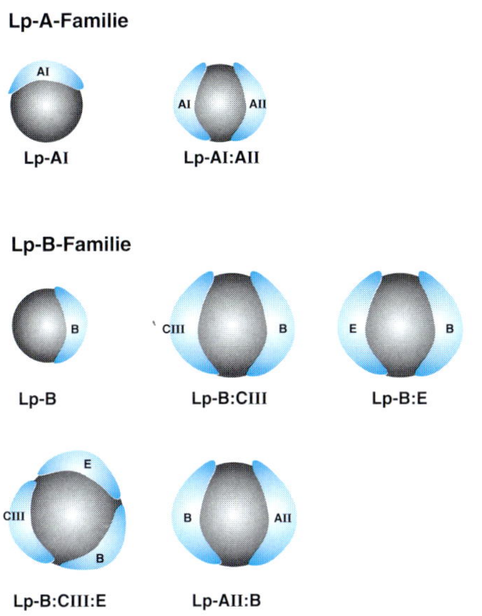

Darstellung der Lipoproteine in Familien, die durch ihre Apolipoproteinkomposition definiert sind. Die Lp-A-Familie ist durch den Gehalt an Apolipoprotein A und die Lp-B-Familie durch ihren Gehalt an Apolipoprotein B gekennzeichnet.

Klassifizierung der Lipoproteine beruht auf dem physikalischen Merkmal der hydratisierten Dichte, was sich in der Namensgebung für Lipoproteine ausdrückt: Very-Low-Density-Lipoproteine (Lipoproteine sehr niedriger Dichte), Low-Density-Lipoproteine (Lipoproteine niedriger Dichte), High-Density-Lipoproteine (Lipoproteine hoher Dichte). PETAR ALAUPOVIC (Oklahoma City) schlug 1968 alternativ eine Einteilung vor, deren Basis nicht physikalische Kriterien sind, sondern die Apolipoprotein-Kompositionen der Lipoproteinspezies. Hintergrund für dieses Konzept ist der Umstand, daß das Stoffwechselschicksal der Lipoproteine vor allem durch ihre Apolipoprotein-Komponenten determiniert wird, z.B. durch Bindung an spezifische Rezeptoren (Apo-B/E-Rezeptor, Apo-E-Rezeptor) sowie durch Stimulation von Enzymen (Apo AI und Lecithin-Cholesterin-Acyltransferase, Apo CII und Lipoproteinlipase) oder deren Inhibition (Apo CIII, Apo E und Lipoproteinlipase). Als Nomenklatur schlug ALAUPOVIC vor, die Abkürzung Lp (für Lipoprotein) mit den zur Partikel gehörenden Apolipoproteinen zu kombinieren. Er teilte die Lipoproteine in primäre und sekundäre Partikel ein: primäre, wenn nur ein Apolipoprotein in der Partikel existiert, z.B. „Lp-B", und sekundäre, wenn mehrere Apolipoproteine in einer Partikel assoziiert sind, z.B. „Lp-B:CIII:E".

Das ~ hat sich bisher nicht durchgesetzt, was einerseits auf dem bislang nicht ausgeräumten Einwand beruht, daß dieses System die Lipoproteine relativ statisch beschreibt und suggeriert, daß die Apolipoproteine fest mit ihren Partikeln verbunden seien, während doch in Wirklichkeit einige Apolipoproteine (Apo E, Apo C) offenbar leicht zwischen Partikeln wechseln. Andererseits fehlt bisher eine geeignete Methode, mit der die Partikel einfach und reproduzierbar gemessen werden können. Immerhin aber wurde in den letzten Jahren die Existenz eines „Lp-AI" und eines „Lp-AI:AII" akzeptiert und von mehreren, voneinander unabhängigen Arbeitsgruppen gemessen.

Familienstudie, f (family study)

Wichtig für die Aufklärung der Vererbungsmodi primärer Hyperlipoproteinämien. Die praktische Durchführung ist meist schwierig, da für ein aussagefähiges Ergebnis nicht selten zu wenige Familienmitglieder zur Verfügung stehen.

FATS-Studie, f

Kurzform für → *Familial Atherosclerosis Treatment Study*

Fatty Streak (fatty streak) *Fettstreifen*

Atherosklerotische Frühläsion; besteht fast ausschließlich aus mit Cholesterinestern überladenen Schaumzellen, die aus Makrophagen entstanden sind und sich streifenartig unter der Endothelzellschicht von Arterien anhäufen. Anders als die weiter fortgeschrittene Läsion und die komplexe Läsion (Plaque) sind ~ komplett rückbildungsfähig. Manche Autoren bezweifeln, daß ~ zur Ausbildung von schwererwiegenden Läsionen führen.

FC

Abkürzung für → *freies* (also unverestertes) *Cholesterin*

FCHL

Abkürzung für → *familiäre kombinierte Hyperlipoproteinämie* (familial combined hyperlipidemia)

FCR

Abkürzung für → *fraktionelle Abbaurate* (fractional mcatabolic rate)

Fenofibrat, n (fenofibrate)

Lipidsenker aus der Gruppe der Clofibratanaloga (Isopropyl-[2-[4-(4-Chlorbenzoyl)phenoxy]-2-methyl-Propionat]).

~ wirkt, wie die Muttersubstanz → *Clofibrat*, durch mehrere Mechanismen, die nicht alle im Detail aufgeklärt sind.

1. Hauptwirkung ist die Stimulation der peripheren Lipoproteinlipase, die zum effektiveren Abbau der triglyzeridreichen Lipoproteine führt. Durch den gesteigerten VLDL-Katabolismus kommt es bei Hypertriglyzeridämien häufig zu einem Anstieg des LDL-Cholesterins, das aus VLDL gebildet wird. Dieser grundsätzlich unerwünschte Anstieg ist häufig ohne große Bedeutung, da bei Hypertriglyzeridämien das LDL-Cholesterin aufgrund des gestörten VLDL-Katabolismus besonders niedrig ist und durch diesen Effekt erst in den Normbereich angehoben wird.

2. Wenn Triglyzeride nicht erhöht sind, wird LDL-Cholesterin gesenkt durch eine gesteigerte LDL-Rezeptor-abhängige und -unabhängige Elimination.

3. HDL-Cholesterin steigt, vermutlich durch eine Verminderung der Aktivität des → *Cholesterinester-Transfer-Proteins (CETP)*, welches durch die niedrigeren Triglyzeridspiegel weniger stimuliert wird.

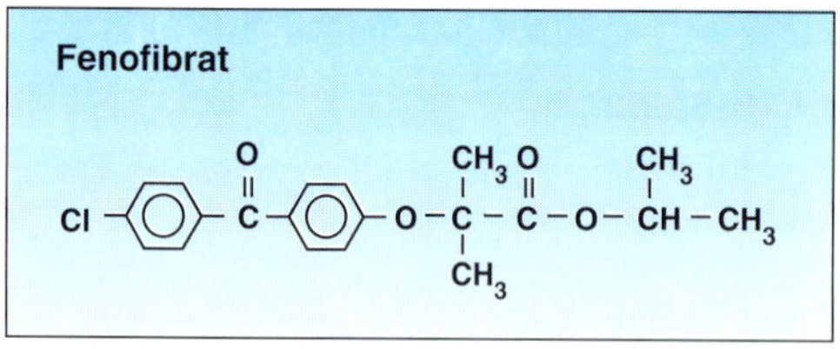

Strukturformel von Fenofibrat, einem Clofibratanalogon

Unter einer Dosierung von 1 x 250 mg/Tag (neuere Galenik 200 mg/Tag) werden die Serumtriglyzeride um 40 bis 60% und das LDL-Cholesterin um 15 bis 25% gesenkt; das HDL-Cholesterin wird um 10 - 20% angehoben. In jüngerer Zeit wird auch eine ca. 20%ige Fibrinogensenkung als Minderung des Atheroskleroserisikos angesehen, da hierdurch die Plasmaviskosität sinkt. Die Glukose wird in geringem Ausmaß gesenkt. Die Harnsäure wird – anders als bei anderen Fibraten – um 1 - 3 mg/dl gesenkt.

Unerwünschte Begleiterscheinungen sind vorwiegend gastrointestinaler Natur, vor allem kommt es zu Magendrücken. Daneben wurden selten reversible myositische Beschwerden mit CPK-Anstieg angegeben, welche bei Kombination mit anderen Myositis-induzierenden Wirkstoffen (HMG-CoA-Reduktase-Inhibitoren, Ciclosporin) problematisch werden können. Wegen der überwiegend renalen Elimination muß die Dosis bei Nierenfunktionseinschränkungen reduziert werden.

~ ist bei allen Hyperlipoproteinämien außer Typ I indiziert.

Fett, n (fat) *Lipid*

~ zählt – zusammen mit Kohlenhydraten und Eiweiß – zu den energieliefernden Nährstoffen

(1 g = 9,3 kcal bzw. 38,91 kJ). Es wird die Aufnahme von höchstens 1 g ~ pro kg Körpergewicht pro Tag empfohlen, jedoch nicht mehr als 30% der gesamten täglichen Energiezufuhr. Im Körper ist ~ (vor allem in Form von Triglyzeriden) die überwiegende Speicherform von Energie, welche bei Bedarf mobilisiert wird. Das Nahrungsfett, enthalten in nahezu allen tierischen und pflanzlichen Nahrungsmitteln, setzt sich aus verschiedenen Bestandteilen zusammen: Glyzerin und Fettsäuren (gesättigte, einfach ungesättigte, mehrfach ungesättigte), Cholesterin, Phospholipide, pflanzliche Sterine, fettlösliche Vitamine und andere mehr. Fettsäuren sollten zu je einem Drittel als gesättigte, einfach ungesättigte und mehrfach ungesättigte Fettsäuren aufgenommen mwerden.

→ *Fettsäuremuster*, → *mehrfach ungesättigte Fettsäuren*, → *P/S-Quotient*

Fettanfärbung, f

→ *Fettfärbung*

Fettbelastungstest, m (fat tolerance test)

Bislang nur in der Forschung benutztes Verfahren zur Überprüfung der individuellen Kapazität, Nahrungsfett zu resorbieren, zu verteilen und umzuwandeln. Da von mehreren Wissenschaftlern vermutet wird, daß die Atherogenese auch von Lipoproteinen des Postprandialstoffwechsels unterhalten wird, wird immer wieder vorgeschlagen, einen oralen ~ analog dem oralen Glukosebelastungstest einzuführen. Derzeit fehlen jedoch Angaben zu Art und Menge einer geeigneten Testmahlzeit sowie Methoden, mit denen atherogene Lipoproteine des Postprandialzustandes spezifisch gemessen werden können. Für wissenschaftliche Untersuchungen wird häufig Fett in Form flüssiger Sahne verabreicht (1 g Fett pro kg Körpergewicht), das zur Markierung des exogenen Fettes mit Retinylpalmitat versetzt wird (Vitamin A, 25 000 bis 60 000 I.E. pro m^2 Körperoberfläche).

Fetteiweißpartikel, f

→ *Lipoprotein*

Fettfärbung, f (staining for lipids) *Fettanfärbung*

Verfahren zur Anfärbung von Lipiden, z.B. zur Anfärbung von Lipoproteinen, die durch Elektrophoreseverfahren aufgetrennt wurden. Als Farbstoffe können Ölrot O, Scharlachrot, Sudan III, Nilblau etc. eingesetzt werden. Zur Quantifizierung von Lipiden eignet sich die ~ nur beschränkt, da die Färbekoeffizienten nur in sehr engen Konzentrationsbereichen konstant sind.

Fettgewebslipase, f (fatty tissue lipase)

Die → *Lipoproteinlipase* des Fettgewebes wird von den Adipozyten gebildet und an die Oberfläche der Kapillarendothelien im Fettgewebe weitergegeben, wo sie an dort vorhandenen Proteoglykanen verankert wird. Ihre Regulation unterscheidet sich etwas von der der Muskellipase. Im Zustand der Inaktivität der Muskulatur bzw. eines Überschusses an zirkulierenden Triglyzeriden wird vor allem die kapillarständige Lipoproteinlipase aktiviert, wodurch es zur Speicherung der Triglyzerid-Fettsäuren in diesem Gewebe kommt. Besonders im Postprandialzustand ist die ~ deutlich aktiviert und nimmt so einen Teil der von außen zugeführten Fettsäuren ins Fettgewebe auf.

fettinduzierbare Hyperlipoproteinämie, f (fat-induced hyperlipoproteinemia)

Relativ ungebräuchliche und unspezifische Sammelbezeichnung für Hyperlipoproteinämien, deren Auftreten durch erhöhten Konsum von Nahrungsfett induziert werden kann. Dies gilt vor allem für die reinen Hypertriglyzeridämien vom → *Typ IV* und *Typ V nach FREDRICKSON*, aber auch für die → *familiäre Dysbetalipoproteinämie* (Typ III), bei der in der Regel sowohl Cholesterin als auch Triglyzeride deutlich erhöht sind. Auch die Hypercholesterinämien vom

Typ IIa (polygene Hypercholesterinämie) und IIb (gemischte Hypercholesterinämie) sind durch gesteigerten Fettkonsum aggravierbar, wenn auch nicht akut nach Fettgenuß, sondern erst nach einem längeren Zeitraum.

→ *Chylomikronämie*

Fettleber, f (fatty liver)

Häufigste Lebererkrankung, gekennzeichnet durch eine Speicherung von Triglyzeriden in der Leber. Der Fettgehalt des Leberfeuchtgewichts reicht von 10 bis maximal 50%. Ursache ist meist eine inadäquat hohe Zufuhr von Nahrungsenergie, meist in Form von Fett, Alkohol oder freien Zuckern, die letztlich zu einem sehr hohen Angebot freier Fettsäuren an die Leber führen. Entscheidend ist ein Mißverhältnis zwischen Triglyzeridsynthese und Apolipoproteinsynthese, das zu einer verminderten Ausschleusung von VLDL aus der Leber führt. Auch toxische Substanzen und Medikamente, die die Sekretion hepatischer Triglyzeride hemmen (Tetrachlorkohlenstoff, Pilzgifte, Cortison, Tetracycline) können zur ~ führen. Die Prognose der ~ ist bei Ausschaltung der Noxe gut, meist wird eine Restitutio ad integrum erreicht.

Fettsäure, f (fatty acid)

Chemische Verbindung, die aus der endständigen Oxidation einer Kohlenwasserstoffkette ensteht: RCOOH, wobei die Kettenlänge, das heißt die Zahl der Kohlenstoffatome, stets geradzahlig ist und in der Natur bis maximal 30 reicht. Man unterscheidet gesättigte ~, bei de-

Nomenklatur, Molekulargewichte und Vorkommen der wichtigsten Fettsäuren

Trivialname	chemischer Name	Formel	Mol.-Gew.	Vorkommen
gesättigte Fettsäuren				
Laurinsäure	Dodekansäure	$C_{12}H_{24}O_2$	200,32	Bestandteil von Milchfett, tierischen und pflanzlichen Lipiden
Myristinsäure	Tetradekansäure	$C_{14}H_{28}O_2$	228,38	Bestandteil von Milchfett, tierischen und pflanzlichen Lipiden
Palmitinsäure	Hexadekansäure	$C_{16}H_{32}O_2$	256,43	Bestandteil tierischer und pflanzlicher Lipide
Stearinsäure	Octadekansäure	$C_{18}H_{36}O_2$	284,49	Bestandteil tierischer und pflanzlicher Lipide
einfach ungesättigte Fettsäuren				
Palmitoleinsäure	cis-Δ^9-Hexadekensäure	$C_{16}H_{30}O_2$	254,42	in Milchfett und Depotfett, Bestandteil der Pflanzenöle
Ölsäure	cis-Δ^9-Octadekensäure	$C_{18}H_{34}O_2$	282,47	Hauptbestandteil aller Fette und Öle
mehrfach ungesättigte Fettsäuren				
Linolsäure	$\Delta^{9,12}$-Octadekadiensäure	$C_{18}H_{32}O_2$	280,45	in Pflanzenölen und Depotfett
Linolensäure	$\Delta^{9,12,15}$-Octadekatriensäure	$C_{18}H_{30}O_2$	278,44	in Pflanzenölen
Arachidonsäure	$\Delta^{5,8,11,14}$-Eikosatetraensäure	$C_{20}H_{32}O_2$	304,48	Bestandteil vieler Phosphoglyzeride

nen alle Bindungsstellen der C-Atome mit C- oder H-Atomen gesättigt sind, und ungesättigte ~, bei denen eine oder mehrere Doppelbindungen vorkommen, die allerdings stets in Dien-Struktur, d.h. mit einem zwischengeschalteten CH_2, vorliegen, wodurch eine Wechselwirkung der π-Elektronen unterbunden ist.

~ liegen im Nahrungs- und im Körperfett ganz überwiegend in veresterter Form vor, die durch Umsetzung mit OH-Trägern, wie Cholesterin (in Cholesterinestern) oder Glyzerin (in Triglyzeriden oder Phospholipiden), entstehen und praktisch nicht wasserlöslich sind (maximales molares Verhältnis 7:1). Als nicht veresterte, → *freie Fettsäuren* werden sie im Plasma an Albumin gebunden transportiert, da sie mit ansteigender Kettenlänge zunehmend hydrophob (d.h. wasserunlöslich) werden. In dieser Form werden sie von der Leber schnell und effizient eliminiert und dort entweder durch Beta-Oxidation abgebaut oder zur Neusynthese von Triglyzeriden, Phospholipiden und Cholesterinestern verwandt.

Fettsäuremuster, n (fatty acid pattern)
Spezifische Zusammensetzung von Fetten hinsichtlich der Kettenlänge und des Sättigungsgrades der beteiligten Fettsäuren. Das ~ wird gaschromatographisch ermittelt, wobei die Fette hydrolysiert werden, die freien Fettsäuren durch Methylierung in flüchtige (verdampfbare) Verbindungen umgesetzt und in Glaskapillarsäulen bei ansteigender Temperatur voneinander getrennt werden. Die Bestimmung eines ~ ist auch durch Hochdruckflüssigkeitschromatographie möglich.

Tierische und pflanzliche Fette haben häufig charakteristische ~. Die Tabelle zeigt die Fettsäurenzusammensetzungen (g/100g) einiger üblicher Nahrungsfette.

Fettstoffwechsel, m (lipid metabolism)
Lipidmetabolismus, Lipidstoffwechsel
Gesamtheit der biochemischen und physikalischen Vorgänge bei der Aufnahme, Verwertung, Speicherung und Ausscheidung der mit der Nahrung aufgenommenen Fette.

Fettsäurenzusammensetzung (g/100 g) üblicher Nahrungsfette

	Butterfett	Distelöl	Maiskeimöl	Olivenöl	Sonnenblumenöl
Buttersäure	2,6	–	–	–	–
Capronsäure	1,5	–	–	–	–
Laurinsäure	2,2	–	–	–	–
Myristinsäure	8,1	–	–	–	–
Palmitinsäure	21,1	5,7	10	10,8	6,2
Stearinsäure	9,7	2,4	2,4	2,4	4,8
Arachidonsäure	–	0,5	0,5	0,4	0,5
Palmitoleinsäure	1,8	–	0,5	1,5	0,5
Ölsäure	20,1	11,4	31,1	71,7	21,9
Linolsäure	1,8	74	50	8	60,2
Linolensäure	1,2	0,5	0,9	1	0,5

Fettstoffwechselkrankheit, f

→ *Fettstoffwechselstörung*, → *Lipoproteinstoffwechselstörung*

Fettstoffwechselstörung, f (disorder of lipid metabolism) *Fettstoffwechselkrankheit, Lipidose, Lipidstoffwechselkrankheit, Lipoidose,* → *Lipoproteinstoffwechselstörung*

Störung der physiologischen Vorgänge des Fettstoffwechsels, die sich in aller Regel als pathologisch erhöhte oder verringerte Blutlipidkonzentrationen manifestiert, als Hyperlipoproteinämie, Dyslipoproteinämie, Hypolipoproteinämie. Da Lipide im Plasma nur in Lipoproteinen vorkommen, sollte zutreffender von → *Lipoproteinstoffwechselstörung* gesprochen werden.

Fettstreifen, m (fatty streak) *Fatty Streak*

Längliche, makroskopisch sichtbare Anhäufung von mit Cholesterinestern beladenen Makrophagen (Schaumzellen) unter arteriellen Endothelzellen. ~ stellen vermutlich die Erstmanifestation von Atheromen dar, sind aber reversibel.

Fettzelle, f

→ *Adipozyt*

FFA

Abkürzung für (engl.) free fatty acids (→ *freie Fettsäuren)*

FH

Abkürzung für → *familiäre Hypercholesterinämie*

FHTG

Abkürzung für → *familiäre Hypertriglyzeridämie*

Fibrate, npl (fibrates)

Lipidsenkende Wirkstoffgruppe, die sich vom derzeit kaum mehr eingesetzten Clofibrat (Ethyl [2-(4-chlorphenoxy)-2-methylpropionat) ableitet. ~ können sowohl bei Hypercholesterinämien als auch bei Hypertriglyzeridämien eingesetzt werden, da sie gleichzeitig mehrere Lipidparameter günstig beeinflussen.

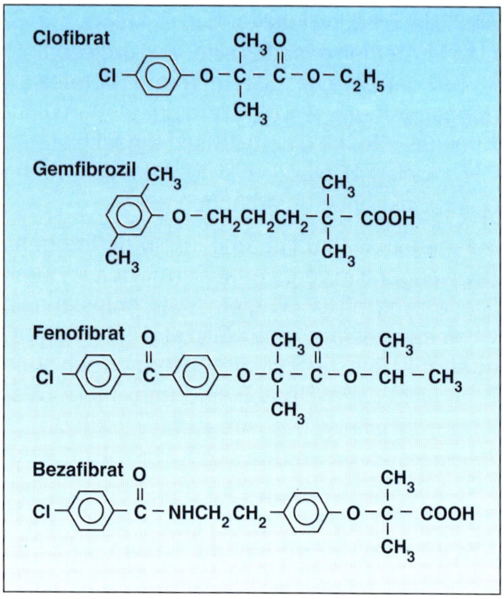

Strukturformeln des Clofibrats und der Clofibratanaloga. Gemfibrozil ist halogenfrei, weshalb es von einigen Autoren nur eingeschränkt als Fibratanalogon angesehen wird.

1. Ausgeprägtester Effekt ist die Triglyzeridsenkung um bis zu 80%, die auf einer Aktivitätssteigerung der Lipoproteinlipase und einer Hemmung der VLDL-Bildung beruht.

2. Zusätzlich wird das LDL-Cholesterin um ca. 20% gesenkt; als Wirkmechanismus wird ein LDL-Rezeptor-abhängiger, verbesserter LDL-Katabolismus diskutiert, der jedoch nur zum Teil auf einer Hemmung der HMG-CoA-Reduktase beruhen dürfte.

3. ~ erhöhen das HDL-Cholesterin um 10-20%, vermutlich durch mittelbare Senkung der Aktivität des Cholesterinester-Transfer-Proteins (CETP).

4. ~ vermindern die Konzentration der freien Fettsäuren durch Hemmung der Lipolyse im Fettgewebe und verbessern die Stoffwechsellage

F

beim metabolischen Syndrom, was meist mit einer geringen Senkung der Glukose einhergeht.

5. Einige ~ senken die Harnsäure (→ *Fenofibrat*).

6. Einige ~ senken das Fibrinogen (→ *Bezafibrat*, → *Fenofibrat*).

Unter den unerwünschten Begleiterscheinungen dominieren gastrointestinale Beschwerden (Magendrücken in bis zu 3% der Fälle). Daneben wurden allergische Exantheme, Haarausfall und Libidoverlust beschrieben. Sehr selten sind myositisartige Beschwerden, die mit einer CPK-Erhöhung einhergehen. Wegen der überwiegend renalen Wirkstoffelimination machen Einschränkungen der Nierenfunktion Dosisreduzierungen erforderlich, deren Nichteinhaltung zu toxischen Erscheinungen mit Transaminasenanstiegen und massiven Myolysen führen kann, vor allem wenn gleichzeitig Medikamente mit ähnlichem Nebenwirkungsspektrum verabreicht werden (z.B. HMG-CoA-Reduktase-Hemmer, Ciclosporin, Erythromycin).

Zur Gruppe der ~ gehören → *Bezafibrat*, → *Etofibrat*, → *Etofyllinclofibrat*, → *Fenofibrat* und → *Gemfibrozil*.

Fibrinogen, n (fibrinogen)

Hepatogenes Plasmaeiweiß (Beta-Globulin) mit einem Molekulargewicht von 333 000 Dalton, das als Ausgangssubstanz der Fibrinbildung von großer Bedeutung ist. Plasmakonzentration: 200-400 mg/dl. ~ ist ein relativ träges Akut-Phasenprotein. Erhöhtes ~ wird in jüngerer Zeit als eigenständiger Risikofaktor der Atherogenese diskutiert, der vor allem durch eine Erhöhung der Plasmaviskosität wirksam sein könnte. Allerdings korreliert die individuelle Höhe des ~ mit zahlreichen anderen Risikoparametern, wie Körpergewicht, Rauchen, Ernährungsgewohnheiten etc., so daß seine Eigenständigkeit nicht gesichert erscheint. Die meisten Fibrate senken das ~ um ca. 20%; ein therapeutisch anzustrebender Referenzbereich mit entsprechenden Therapieempfehlungen existiert jedoch noch nicht.

Fibroblast, m (fibroblast)

Zelle des Bindegewebes; stellt eine Vorstufe des Fibrozyten dar. ~ lassen sich als explantiertes Gewebe in vitro züchten. Da sie wie die übrigen Körperzellen mit LDL-Rezeptoren ausgestattet sind, eignen sie sich als Zellmodell für den rezeptorenvermittelten LDL-Metabolismus bzw. die Ermittlung der Zahl der LDL-Rezeptoren.

Fischaugen-Krankheit, f (fish-eye disease)

Die sehr seltene Erkrankung wurde nach der charakteristischen Trübung der Cornea benannt, wie sie auch bei der familiären LCAT-Defizienz gefunden wird. Im Unterschied zu dieser fehlen bei der ~ jedoch Anämie und Nierenschädigung. HDL-Cholesterin und Apolipoprotein AI sind jedoch erniedrigt ebenso wie die Cholesterinester in HDL, nicht aber in VLDL und LDL. Es wird die Existenz zweier LCAT-Varianten diskutiert, von denen eine (Alpha-LCAT) mit HDL interagiert, die andere (Beta-LCAT) dagegen mit VLDL und LDL. Es ist denkbar, daß bei der familiären LCAT-Defizienz beide Varianten betroffen sind, bei der ~ dagegen nur die Alpha-LCAT.

Fischöl, n (fish oil)

Freiverkäufliches diätetisches Lebensmittel, das wegen seines Gehaltes an → *Omega-3-Fettsäuren* zum selbstmedizierten Atheroskleroseschutz eingesetzt wird. Die im ~ enthaltenen Omega-3-Fettsäuren werden von Kaltwasserorganismen gebildet und reichern sich in der Nahrungskette von Kaltwasserfischen (Makrelen, Sardinen, Heringe, Wildlachs) an. Übliche ~ enthalten ca. 30% Omega-3-Fettsäuren, vor allem → *Eikosapentaensäure* und → *Dokosahexaensäure*.

Der vom ~ erwartete Schutz vor Atherosklerose wird vor allem aufgrund epidemiologischer Beobachtungen bei fischessenden Populationen (Eskimos, japanische und niederländische Fischer) vermutet. Als Wirkmechanismen kommen hierbei zum einen die erwiesene Triglyzeridsenkung durch Senkung der VLDL-Produktion infrage und zum anderen eine Verschiebung des Prostacyclin-Thromboxan-A2-Gleichgewichtes, die eine verminderte Thrombozytenaggregation und eine Vasodilatation zur Folge hat.

Als Nebenwirkung wurde bisher nur Aufstoßen mit Fischgeschmack angegeben. In einigen epidemiologischen Untersuchungen wurde jedoch eine erhöhte Inzidenz intrakranieller Blutungen aufgeführt.

Flotieren, n (floating)

Aufrahmen von Lipoproteinen aufgrund ihrer im Vergleich zum umgebenden Medium geringeren hydratisierten Dichte. Durch Erhöhen der Dichte mit Salzen sowie der Schwerkraft in der Ultrazentrifuge kann das ~ erheblich beschleunigt werden.

flotierendes Beta-Lipoprotein, n

→ *Beta-VLDL*

Flush, m (flush) *Flushreaktion*

Hautreaktion, die durch eine gesteigerte Hautdurchblutung infolge von Prostacyclinfreisetzung in den Hautgefäßen verursacht wird. Der ~ ist eine häufige unerwünschte, aber harmlose Begleiterscheinung einer lipidsenkenden Therapie mit Nikotinsäurepräparaten. In der Regel verschwindet er nach wenigen Therapietagen. Gegebenenfalls kann er durch zusätzliche Gabe niedrig dosierter Acetylsalicylsäure, wodurch die Prostacyclinbildung gehemmt wird, zum Verschwinden gebracht werden.

Flushreaktion, f

→ *Flush*

fraktionelle Abbaurate (FCR), f (fractional catabolic rate (FCR))

Biologische Größe, die den Anteil eines Plasma-Bestandteils (z.B. LDL, Apo B) angibt, der pro Zeiteinheit aus einem Plasmapool entfernt wird. Dimension: Pools pro Tag.

Fraktionierung, f

→ *Auftrennung*

Framingham Study

Prospektive Kohortenstudie, die seit 1949 in Framingham (Massachusetts, USA) mit etwas mehr als 5000 Einwohnern durchgeführt wird, mit dem Ziel, den Zusammenhang zwischen Risikofaktoren und dem späteren Auftreten der koronaren Herzkrankheit zu untersuchen. Die ~ lieferte überzeugende Belege für die Atherogenität von erhöhtem LDL-Cholesterin, erniedrigtem HDL-Cholesterin, erhöhtem Blutdruck, Nikotinabusus, Diabetes mellitus, erhöhtem Fibrinogen und vor allem von Kombinationen dieser Risikofaktoren. Eine kürzliche Auswer-

Typ nach FREDRICKSON	LDL-Cholesterin (mg/dl)	Triglyzeride (mg/dl)	Chylomikronen
I*	normal	> 1000	+++
IIa	> 155	normal	–
IIb	> 155	> 200	–
Verdacht auf Typ III	Gesamtcholesterin > 350**	> 350	(+)
IV	normal	> 200	–
V*	normal	> 1000	+++

* Die Unterscheidung von Typ I und Typ V erfolgt beim Betrachten des Serums nach dem Kühlschranktest: Chylomikronen sind in beiden Fällen aufgerahmt; beim Typ V ist das unter der Chylomikronenschicht sichtbare Serum ebenfalls trüb, beim Typ I erscheint es häufig klar. Auch die Lipoproteinelektrophorese kann zur Einteilung der Hyperlipoproteinämien herangezogen werden.

** Das LDL-Cholesterin wird in diesem Fall durch die FRIEDEWALD-Formel falsch und zwar zu hoch errechnet. In Wirklichkeit ist der Anteil des VLDL-Cholesterins pathologisch erhöht; das eigentliche LDL-Cholesterin ist im Gegenteil niedrig, wie allerdings nur eine Analyse mittels Ultrazentrifugation nachweisen kann.

tung der Framingham-Daten zeigte überdies, daß auch erhöhte Triglyzeride ein Risikofaktor bei Frauen und Männern über 50 Jahren sind, wenn deren HDL-Cholesterin gleichzeitig vermindert ist.

FREDRICKSON-Einteilung, f
(FREDRICKSON's classification)

Verbreitetes Typisierungsschema der Hyperlipoproteinämien, das auf der Betrachtung des Patientenserums und den Ergebnissen der Lipoproteinelektrophorese beruht. Die untere Tabelle zeigt die Einteilung der Fettstoffwechselstörungen nach FREDRICKSON mit kurzgefaßter Angabe der Ursachen und Auswirkungen sowie des Atheroskleroserisikos.

Die Tabelle auf S. 80 zeigt die Einteilung in das FREDRICKSON-Schema auf der Basis des FRIEDEWALD-LDL-Cholesterins, der Triglyzeride und der An- bzw. Abwesenheit von Chylomikronen.

Vorteil der ~ ist der Umstand, daß daraus relativ eindeutige diagnostische und therapeutische Maßnahmen ableitbar sind. Kritiker dieses Systems wenden ein, daß es rein phänomenologisch ist, und die Ätiologien nur zum Teil eingehen. Auch werden weder das HDL-Cholesterin noch das Lp(a) berücksichtigt. Zur Zeit fehlt

Einteilung der Hyperlipoproteinämien: Auflistung der wichtigsten Merkmale der Fettstoffwechselstörungen nach FREDRICKSON

Typ nach FREDRICKSON	Ursachen	Folgen	Serum-Lipide	Atherosklerose-risiko	Klinik
I	Defekt oder Fehlen der Lipoproteinlipase oder des Apo CII	Akkumulation von Chylomikronen	Chylomikronen + + + Triglyzeride > 1000 mg/dl	–	eruptive Xanthome, abdominelle Schmerzen, Pankreatitiden
IIa	LDL-Rezeptordefekt oder polygen	Akkumulation von LDL	LDL-Cholesterin > 155mg/dl	↑↑	Xanthelasmen, Sehnenxanthome, Arcus lipoides, KHK
IIb	wie Typ IIa + Typ IV	Akkumulation von LDL plus gesteigerte VLDL-Produktion	LDL-Cholesterin > 155mg/dl Triglyzeride > 200 mg/dl	↑↑	wie Typ IIa, eventuell Fettleber
III	Apo-E2/E2-Homozygotie plus sekundäre Hyperlipoproteinämie	Akkumulation von Remnant-Lipoproteinen	Triglyzeride > 350 mg/dl Cholesterin > 350 mg/dl	↑↑↑	palmare oder tuberöse Xanthome, KHK
IV	oft sekundär (Diab. mell., Alkohol etc.)	erhöhte VLDL-Produktion	Triglyzeride > 200 mg/dl HDL-Cholesterin < 39 mg/dl	↑, falls HDL-C ↓	eventuell Fettleber
V	wie Typ IV plus Lipolysehemmung	wie Typ IV plus Akkumulation von Chylomikronen	Chylomikronen + + + Triglyzeride > 1000 mg/dl HDL-Cholesterin < 39 mg/dl	?	eruptive Xanthome, abdominelle Schmerzen, Pankreatitiden

allerdings ein besseres Klassifizierungsschema, das die klinisch bedeutsamen Hyperlipoproteinämien auch im medizinischen Alltag überschaubar macht.

freie Fettsäuren, fpl (free fatty acids (FFA), nonesterified fatty acids (NEFA))

~ entstehen im Organismus durch Hydrolyse von Triglyzeriden im Fettgewebe (→ *hormonsensitive Lipase*, → *Fettgewebslipase*), intravasal durch Einwirkung der Lipoproteinlipase auf triglyzeridreiche Lipoproteine und intrazellulär durch Hydrolyse von Phospholipiden oder Cholesterinestern sowie durch De-novo-Synthese in der Leber (Lipogenese). ~ dienen vor allem als Energielieferant einerseits für die Muskulatur, wo sie durch Beta-Oxidation abgebaut werden, und andererseits für Fettzellen, wo sie in Form von resynthetisierten Triglyzeriden gespeichert werden. Im Plasma werden ~ an Albumin gebunden transportiert, da sie mit ansteigender Kettenlänge zunehmend hydrophob (d.h. wasserunlöslich) werden. In dieser Form werden sie von der Leber schnell und effizient eliminiert und dort entweder durch Beta-Oxidation abgebaut oder zur Neusynthese von Triglyzeriden verwandt.

freies Cholesterin (FC), n (free cholesterol)
unverestertes Cholesterin

→ *Cholesterin*, das in Position 3 eine freie OH-Gruppe trägt, die beim veresterten Cholesterin mit einer Fettsäure verestert ist. Im Organismus ist ~ zusammen mit den Phospholipiden von zentraler Bedeutung für den Aufbau der Membranen, was auf die Amphiphilie des Moleküls (Hydrophilie der OH-Gruppe und Lipophilie des Restmoleküls) zurückgeführt werden kann. Außerdem kommen größere Mengen von ~ in den Myelinscheiden der Nervengewebe vor. Im menschlichen Plasma liegen ca. 30% des Cholesterins als ~ vor, der Rest als → *Cholesterinester*.

freies Cholesterin

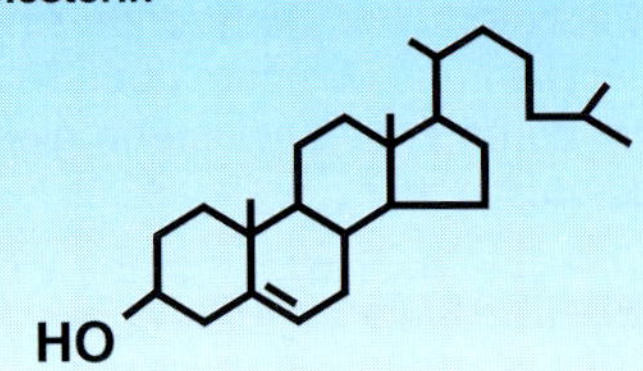

Strukturformel des freien Cholesterins. Die OH-Gruppe ist deswegen bedeutsam, weil sie dem freien Cholesterin eine begrenzte Polarität verleiht, die es zum Membranlipid prädestiniert.

FRIEDEWALD-Formel, f (formula of FRIEDEWALD)

Standardformel, mit der die Konzentration des LDL-Cholesterins im Plasma abgeschätzt werden kann, ohne daß die präparative Ultrazentrifuge benötigt wird. In die ~ werden eingesetzt: Gesamtcholesterin, HDL-Cholesterin und Triglyzeride.

Die ~ lautet:

Gesamtcholesterin minus HDL-Cholesterin minus VLDL-Cholesterin gleich LDL-Cholesterin.

(VLDL-Cholesterin entspricht dabei dem Triglyzeridwert, geteilt durch fünf.)

Die ~ kann nicht angewendet werden bei:

a) Plasmatriglyzeridkonzentration > 400 mg/dl (weil Triglyzeride/5 dann nicht mehr dem VLDL-Cholesterin entsprechen)

b) Chylomikronämie (wegen Überschätzung des VLDL-Cholesterins).

Da bei der Abschätzung des VLDL-Cholesterins mittels Triglyzeride/5 die Triglyzeridanteile in LDL und HDL nicht berücksichtigt sind, wurden wiederholt Korrekturfaktoren vorgeschlagen, die sich jedoch nicht durchsetzten. In der medizinischen Praxis hat sich das nach FRIEDEWALD et al. errechnete LDL-Cholesterin für Diagnose und Therapiekontrolle bewährt.

G

Gallensäuren, fpl (bile acids)

In der Leber gebildete Abbauprodukte des Cholesterins, die meist als konjugierte ~ vorliegen, d.h. sie sind aus zwei Bestandteilen zusammengesetzt: einer Säure (Cholsäure, Desoxycholsäure, Chenodesoxycholsäure oder Lithocholsäure) und dem säureamidartig gebundenen Glyzin oder Taurin. Täglich werden – u.a. in Abhängigkeit von der Gallensäuren-Ausscheidung über die Fäzes – in der Leber ca. 0,8 g ~ aus Cholesterin neu gebildet. 20 - 30 g ~ werden pro Tag von der Leber sezerniert, von denen wiederum 90% im enterohepatischen Kreislauf rückresorbiert werden. In der Galle liegen die ~ als alkalische Gallensalze vor und sind als solche wesentlich an der Fettabsorption beteiligt, indem sie aufgrund ihres amphiphilen Charakters die Mizellenbildung ermöglichen.

Gelgradienten-Elektrophorese, f
(gel gradient electrophoresis)

Elektrophoretisches Verfahren, bei dem einfache oder komplexe Moleküle, z.B. Lipoproteine, nach ihrer Größe aufgetrennt werden. Es wird ein Polyacrylamid-Gradientengel hergestellt, indem man zwei verschieden konzentrierte Acrylamidlösungen diskontinuierlich mittels eines Gradientenmischers in einen geeigneten flachen Hohlraum einlaufen läßt. Nach Polymerisierung ist ein Flachgel entstanden, das an der Probenauftragsstelle große Poren hat, die in die andere Gelrichtung zunehmend kleiner werden. Bei elektrophoretischer Passage der zu trennenden Probenbestandteile werden die Moleküle bzw. Partikel dort immobilisiert, wo sie die Gelporen nicht mehr passieren können. Nach Anfärbung oder immunologischem Nachweis durch ein „Blotting"-Verfahren werden sie sichtbar gemacht oder densitometrisch gemessen. Mit der ~ können HDL und LDL subfraktioniert werden. Obwohl die Methode relativ einfach durchführbar ist, haben die Ergebnisse der ~ für den medizinischen Alltag vorerst keine Relevanz.

Gemfibrozil, n (gemfibrozil)

Lipidsenker aus der Gruppe der Clofibratanaloga (2,2-Dimethyl-5-(2,5-Xylolyl)-valeriansäure). Im Gegensatz zur Muttersubstanz und den übrigen Fibraten ist ~ nicht halogeniert, was theoretisch hinsichtlich der Langzeittoxizität ein Vorteil sein könnte.

~ wirkt, wie die Muttersubstanz → *Clofibrat*, durch mehrere Mechanismen, die nicht alle im Detail aufgeklärt sind.

1. Hauptwirkung ist die Stimulation der peripheren Triglyzeridlipase, die zum effektiveren Abbau der triglyzeridreichen Lipoproteine führt. Durch den gesteigerten VLDL-Katabolismus kommt es bei Hypertriglyzeridämien häufig zu einem Anstieg des LDL-Cholesterins, das aus VLDL gebildet wird. Dieser grundsätzlich unerwünschte Anstieg ist häufig ohne große Bedeutung, da bei Hypertriglyzeridämien das LDL-Cholesterin aufgrund des gestörten VLDL-Katabolismus besonders niedrig ist und durch diesen Effekt erst in den Normbereich angehoben wird.

2. Wenn Triglyzeride nicht erhöht sind, wird LDL-Cholesterin gesenkt durch eine gesteiger-

Gemfibrozil

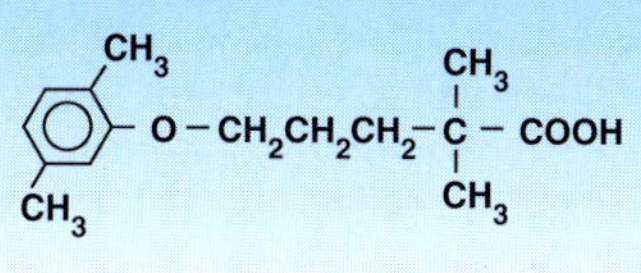

Strukturformel des Clofibratanalogons Gemfibrozil

te LDL-Rezeptor-abhängige und -unabhängige Elimination.

3. HDL-Cholesterin steigt aufgrund einer verminderten Aktivität des Cholesterinester-Transfer-Proteins, welches durch die niedrigeren Triglyzeridspiegel weniger stimuliert wird.

Unter einer Dosierung von 2 x 450 mg/Tag (in Deutschland) oder 2 x 600 mg/Tag (in den USA) werden die Serumtriglyzeride um 40 - 60% und das LDL-Cholesterin um 10 -15% gesenkt; das HDL-Cholesterin wird um 10 - 20% angehoben. Die Glukose wird in geringem Ausmaß gesenkt.

Unerwünschte Begleiterscheinungen sind vor allem gastrointestinaler Natur. Daneben wurden passagere Transaminasenanstiege, Haarausfall und reversible myositische Beschwerden angegeben. Letztere sind zwar sehr selten, können jedoch in Kombinationen mit anderen Myositis-induzierenden Wirkstoffen (HMG-CoA-Reduktase-Inhibitoren, Ciclosporin) problematisch werden. Wegen der überwiegend renalen Elimination muß die Dosis bei Nierenfunktionseinschränkungen reduziert werden.

~ ist bei allen Hyperlipoproteinämien außer Typ I indiziert, den HMG-CoA-Reduktase-Inhibitoren jedoch in der LDL-senkenden Potenz unterlegen. Die Domäne des ~ sind daher vor allem die gemischten Hyperlipoproteinämien mit gleichzeitig verringerten HDL-Konzentrationen.

~ ist neben → *Cholestyramin* der einzige Lipidsenker, für den in der primären Prävention nicht nur eine Senkung der Lipide, sondern zweifelsfrei ein selteneres Auftreten der klinischen Manifestationen der koronaren Herzkrankheit nachgewiesen wurde (→ *Helsinki-Herz-Studie*). Dieser Effekt wurde nicht nur auf die LDL-Senkung zurückgeführt, sondern auch auf die gleichzeitige Erhöhung des HDL-Cholesterins. Auch die Verminderung der triglyzeridreichen Lipoproteine war von Bedeutung für das positive Ergebnis der Helsinki-Herz-Studie.

gemischte Hyperlipoproteinämie, f (mixed hyperlipidemia) *kombinierte Hyperlipoproteinämie,* → *Typ IIb nach FREDRICKSON*

Fettstoffwechselstörung, die durch gleichzeitige Erhöhung der Cholesterin- und der Triglyzeridkonzentration gekennzeichnet ist (Hyperlipoproteinämie vom → *Typ IIb* oder *III nach FREDRICKSON*). Häufig handelt es sich um zwei verschiedene Fettstoffwechselstörungen, die bei einem Patienten gleichzeitig auftreten, z.B. eine Hypertriglyzeridämie bei Übergewicht zusammen mit einer → *polygenen Hypercholesterinämie.* Bei familiärem Auftreten der ~ muß an die sehr atherogene → *familiäre kombinierte Hyperlipoproteinämie* gedacht werden.

Gesamtcholesterin, n (total cholesterol)

Summe der Cholesterinanteile aller im Plasma vorkommenden Lipoproteine, also der VLDL, LDL, HDL und – falls vorhanden – auch der Chylomikronen. Das ~ dient in der Humanmedizin als Screening-Parameter: Bei Werten über 200 mg/dl muß geklärt werden, welche dieser Lipoproteine diese Erhöhung verursachen. Die Diagnose einer Hypercholesterinämie und auch ihre Therapie darf sich nicht am Wert des ~, sondern nur an der Konzentration des LDL-Cholesterins bzw. der anderen Lipoproteinfraktionen orientieren.

Gesamtlipide, npl (total lipids)

Obsoleter Lipidparameter, der alle im Blut enthaltenen Lipide, d.h. Triglyzeride, freie Fettsäuren, Cholesterin und Phospholipide, umfaßt.

Getränke, npl (beverages)

Insbesondere alkoholhaltige ~ können Plasmalipidspiegel beträchtlich beeinflussen. Alkoholische ~ enthalten viel Energie (1 g Alkohol 7 kcal bzw. 29,3 kJ), die vom Organismus in Triglyzeride umgewandelt wird und zur Hypertriglyzeridämie führen kann. Bei Fettstoffwechselstörungen sind kalorienfreie ~ wie Mineralwasser und Tee zu bevorzugen (ca. 1,5 l/

Tag). Alle kalorienhaltigen Getränke sollten als Nahrungsmittel angesehen werden; die in ihnen enthaltene Energie ist bei der Berechnung der täglichen Energiezufuhr zu berücksichtigen. Übermäßiger Kaffeegenuß, vor allem gebrühter → *Kaffee*, bewirkt möglicherweise eine Erhöhung des Gesamtcholesterins.

Gewebslipase, f

→ *Lipoproteinlipase*

Gicht, f (gout)

Purinstoffwechselstörung, die laborchemisch durch Harnsäureerhöhung (→ *Hyperurikämie*) und klinisch durch schmerzhafte Entzündungen peripherer Gelenke gekennzeichnet ist. Man unterscheidet die primäre ~ (angeborene Stoffwechseldefekte) von der sekundären ~, die entweder durch erhöhten Harnsäureanfall (Ernährung, gesteigerter Zelluntergang) oder verminderte Harnsäureausscheidung (Nierenfunktionsstörung) bedingt ist. Wegen der häufigen Kombination der ernährungsinduzierten ~ mit atherogenen Fettstoffwechselstörungen wird die ~ bzw. Hyperurikämie bisweilen zu den Atherosklerose-Risikoindikatoren gezählt. Ein eigenständiges Atheroskleroserisiko erhöhter Harnsäurekonzentrationen besteht nicht.

glatte Muskelzelle, f (smooth muscle cell)

Muskelzellspezies, die in den Wandungen innerer Hohlorgane vorkommt und die Lamina media der Blutgefäße bildet. Die ~ haben in der Atherogenese eine große Bedeutung, da sie im Atherombereich proliferieren und vermehrt Proteoglykane, Kollagene und elastische Fasern bilden und somit zur Lumeneinengung beitragen. Der histogenetische Ursprung der ~ ist unklar; möglicherweise leiten sie sich auch von Blutzellen (eventuell Monozyten) ab. Diese Möglichkeit deckt sich mit der Beobachtung mancher Autoren, daß ~ nach Konfrontationen mit atherogenen Lipoproteinen, wie Beta-VLDL oder alterierten LDL, zu cholesterinüberladenen Schaumzellen entarten können.

Glykogenspeicherkrankheiten, fpl (glycogen storage diseases)

Seltene hereditäre Erkrankungen, die auf Enzymdefekten beruhen und mit Glykogenspeicherung in vielen Organen, besonders der Leber, einhergehen. Häufig sind ~ mit sekundären Hypertriglyzeridämien (erhöhte VLDL-Konzentration) assoziiert.

Glykosaminoglykane, npl (glycosaminoglycans)

Gruppe von Makromolekülen, die aus Aminozuckern und Uronsäuren aufgebaut sind und einen wesentlichen Bestandteil der Bindegewebsmatrix darstellen (Mukopolysaccharide). Für die Atherogenese könnten ~ bedeutsam sein, da sie aufgrund elektrostatischer Kräfte Apo-B-haltige Lipoproteine komplexartig binden und somit in der Arterienwand immobilisieren können. Dies gilt besonders für Lp(a), für das eine noch höhere Affinität zu ~ nachgewiesen wurde als für LDL.

Glykosylierung, f (glycosylation)

Die Anlagerung von Zuckermolekülen in längeren Ketten an verschiedene Proteine im Plasma und im Gewebe bei deutlich erhöhten Blutzuckerwerten. Von der ~ sind neben einigen Plasmaproteinen vor allem das Kollagen im Bindegewebe sowie Proteine der vaskulären Basalmembran im Bereich der Netzhaut und der Nierenglomerula betroffen. Bei Diabetes mellitus kommt es dadurch zu Störungen im Bereich der Netzhaut sowie der Nierenfunktion.

Der Vorteil der Messung einiger glykosylierter Proteine im Blut besteht darin, daß eine längerfristige Beurteilung der Diabeteseinstellung möglich ist. Hierfür hat sich vor allem die Messung des Hämoglobin A_1 bewährt.

Auch Apolipoproteine können glykosyliert werden, was für Apo B und Apo E sicher nachgewiesen ist. Die Glykosylierung von Apo B führt zu einer deutlichen Veränderung des Stoffwechselverhaltens der LDL. Glykosylierte LDL

G

werden nicht über den LDL-Rezeptor-Weg verstoffwechselt, sondern über den Scavenger-Rezeptor von Makrophagen in der Gefäßwand eliminiert. Das ist einer der wesentlichen Gründe, warum bei längerfristig schlecht eingestelltem Diabetes mellitus und erhöhten LDL-Konzentrationen häufig eine Atherosklerose entsteht.

GOLDSTEIN, JOSEPH

Amerikanischer Biochemiker, dem 1985 zusammen mit MICHAEL S. BROWN der Nobelpreis für Medizin verliehen wurde. Damit wurde vor allem die Entdeckung des LDL-Rezeptors und die Aufklärung der Ursache der familiären Hypercholesterinämie gewürdigt. ~ und BROWN sind am Department of Molecular Genetics der University of Texas, Health Science Center in Dallas, USA, tätig.

Guar, n (guar)

Bohnenart, deren Mehl, wie bei anderen Pflanzengummi-Arten auch (z.B. Johannisbrotkernmehl), zu einem hohen Anteil aus Heteropolysacchariden besteht. Da diese, wie auch andere wasserlösliche Pektine (Apfelpektin, Pektin in Haferflocken), im menschlichen Darm nicht gespalten werden können, tragen sie zu den → *Ballaststoffen* bei. Da Ballaststoffe u.a. Gallensäuren binden, können sie analog zum Wirkmechanismus der → *Anionenaustauscherharze* das LDL-Cholesterin senken. Für den therapeutischen Effekt von ~ wurde gezeigt, daß die Einnahme von 13 g/Tag zu einer 13%igen Senkung von Gesamtcholesterin und Triglyzeriden führte. Vergleichbare Erfolge wurden für den Verzehr von 100 g Haferkleie pro Tag berichtet (LDL-Cholesterin minus 14%).

→ *Pektin*

H

Hautsymptome, npl (dermal symptoms)

Klinische Manifestationen von Hyperlipoproteinämien in der Haut. Bei anhaltender massiver Hypercholesterinämie können → *Xanthelasmen* und → *Xanthome* in der Haut (planar, tuberös) und in den Sehnen (Hände, Achillessehne, Infrapatellarsehne) beobachtet werden. Bei massiver Hypertriglyzeridämie (Triglyzeride über mehrere Wochen deutlich über 1000 mg/dl) kann es zu → *eruptiven Xanthomen* kommen, die auf den ersten Blick mit Akne verwechselt werden können. Ihre Prädilektionstellen sind Hautareale, die einer erhöhten mechanischen Belastung ausgesetzt sind, wie Gesäß, Knie, Ellenbogen.

HDL, npl (HDL (high-density lipoproteins))

Abkürzung für High-Density-Lipoproteine (Lipoproteine hoher Dichte). Lipoprotein-Dichteklasse, die in der Ultrazentrifuge im Dichtebereich von 1,063 bis 1,25 g/ml flotiert.

Bei Gesunden entsprechen ~ weitgehend der Lipoproteinfraktion, die in der Elektrophorese mit Alpha-Mobilität wandert.

Der relativ große Dichtebereich der ~ kann in der präparativen Ultrazentrifuge in folgende Dichtebereiche unterteilt werden:

HDL_1 oder HDL_c: 1,055-1,085 g/ml (vor allem bei Tieren, wie Ratte, Kaninchen, Hund)

HDL_2: 1,063-1,125 g/ml

HDL_3: 1,125-1,21 g/ml

VHDL: 1,21-1,25 g/ml

Diese Unterteilung der HDL ist methodisch nicht unproblematisch und bisher nicht von der Routineanalytik übernommen worden. Ob die mit kommerziellen Präzipitationsmethoden meßbaren HDL_2 und HDL_3 mit den Dichtesubklassen übereinstimmen, ist umstritten. Eine weitere Unterteilung der ~ beruht auf der Apolipoproteinkomposition und bedient sich der Nomenklatur des → *Familienkonzepts*: Lp-AI (enthält Apo AI, aber nicht Apo AII) und Lp-AI:AII (enthält Apo AI und Apo AII).

Die Bildungsorte der ~ sind unterschiedlich. Apo-AI-haltige HDL werden von Darm und Leber gebildet, Apo-C-haltige HDL enstehen intravasal beim lipolytischen Abbau triglyzeridreicher Lipoproteine aus deren Oberflächenmaterial (Surface-Remnants), und Apo-E-haltige HDL werden von der Leber produziert.

Funktion: ~ sind der zentrale Bildungsort von Cholesterinestern im Plasma. Sie dienen zunächst als Akzeptor von freiem Cholesterin in der Peripherie. Im Komplex mit dem Enzym → *Lecithin-Cholesterin-Acyltransferase (LCAT)* wird das freie Cholesterin zu Cholesterinestern umgesetzt und dann entweder direkt der Leber zugeführt oder via → *Cholesterinester-Transfer-Protein (CETP)* auf VLDL und LDL übertragen. Wegen ihrer wichtigen Funktion beim zentripetalen Cholesterintransport haben ~ eine gros-

Relative Anteile der Lipid- und Apolipoproteinkomponenten in HDL

Lipide	50–55% der HDL-Masse
Freies Cholesterin	8%
Cholesterinester	30%
Phospholipide	50%
Triglyzeride	12%
Apolipoproteine	45–50% der HDL-Masse
Apo AI	66%
Apo AII	20%
Apo CI	3%
Apo CII	4%
Apo CIII	5%
Apo D	1%
Apo E	1%

se Bedeutung für die Atheroprotektion und werden als eigenständiger, negativer Risikoindikator routinemäßig gemessen.

→ *HDL-Cholesterin*

HDL_1, npl

High-Density Lipoproteine der Dichteklasse 1,055-1,085 g/ml. Da sich in diesem Dichtebereich nicht nur Apo-A-haltige HDL, sondern auch Apo-B-haltige LDL (bis 1,063 g/ml) und vor allem Lp(a) (1,051-1,082 g/ml) aufhalten, ist diese Dichteklasse wenig spezifisch und auch funktionell sehr heterogen.

~ zeichnen sich durch einen besonderen Apo-E-Reichtum aus und steigen bei Hunden und Kaninchen nach Cholesterinfütterung an. Sie wurden deshalb auch als HDL_c bezeichnet, und es wurde vermutet, daß sie eine besondere Rolle für den Cholesterintransport zur Leber spielen, da sie durch ihren Apo-E-Gehalt schnell über den Apo-B/E-Rezeptor (LDL-Rezeptor) oder den Apo-E-Rezeptor (Remnant-Rezeptor) der Leber eliminiert werden können.

HDL_2, npl

High-Density-Lipoproteine der Dichteklasse 1,063-1,125 g/ml. ~ enstehen aus HDL_3 durch intraplasmatische Einwirkung des Enzyms Lecithin-Cholesterin-Acyltransferase (LCAT), die das freie Cholesterin der HDL_3 zu Cholesterinestern umwandelt, welche den Kern der Partikel auffüllen und ihre Dichte zu der von ~ erniedrigen. ~ enthalten die Apolipoproteine AI und AII im Verhältnis 3:1, die Hälfte des in HDL enthaltenen Apo CIII und praktisch sämtliches Apo E in HDL (→ *HDL_1*, mit denen HDL_2 teilweise überlappen). Aufgrund des Apo-E-Reichtums interagieren ~ vermutlich mit Apo-E-bindenden Rezeptoren der Leberzellen, wo sie, wahrscheinlich unter Mitwirkung der hepatischen Triglyzeridlipase, Phospholipide und Triglyzeride verlieren, an Dichte und Größe abnehmen und somit wieder den Pool der HDL_3 auffüllen.

Die mit der präparativen Ultrazentrifuge isolierten ~ sind bei Frauen und Ausdauersportlern höher als bei Männern bzw. untrainierten Personen. In einigen Studien waren ~ bei Herzinfarktpatienten niedriger als bei gesunden Vergleichskollektiven, so daß gefolgert wurde, daß die Antiatherogenität der HDL vor allem auf ~ und weniger auf HDL_3 beruht. Dieses Ergebnis wurde jedoch nicht von allen Untersuchern bestätigt. Obwohl inzwischen auch ein kommerzieller Präzipitationstest zur Verfügung steht, der die routinemäßige Messung des HDL_2-Cholesterins unter Umgehung der Ultrazentrifuge erlaubt, werden ~ im medizinischen Alltag nicht zur Abschätzung des Atheroskleroserisikos herangezogen.

HDL_3, npl

High-Density-Lipoproteine der Dichteklasse 1,125-1,21 g/ml. ~ werden im Darm, in der Leber und vor allem aus dem Oberfächenmaterial triglyzeridreicher Lipoproteine gebildet. Darüber hinaus entstehen Partikel der HDL_3-Dichteklasse auch durch Einwirkung der hepatischen Triglyzeridlipase (HTGL) auf HDL_2, welche dadurch Phospholipide und Triglyzeride verlieren und an Dichte zunehmen. Schließlich entstehen ~ aus HDL_2 durch Einwirkung des Cholesterinester-Transfer-Proteins (CETP), das HDL_2 an Cholesterinestern depletiert und statt dessen mit Triglyzeriden anreichert, die wiederum von der hepatischen Triglyzeridlipase hydrolysiert werden. ~ enthalten die Apolipoproteine AI und AII im Verhältnis 2:1 und die Hälfte des in HDL enthaltenen Apo CIII.

Die Bedeutung der ~ für die Atheroprotektion ist widersprüchlich. In vitro fungieren sie als potente Akzeptoren von Cholesterin aus Zellen, so daß gefolgert wird, daß auch ~ eine Rolle beim Schutz vor Atherosklerose spielen können.

HDL_c, npl

→ *HDL_1*

HDL-C
Abkürzung für → *HDL-Cholesterin*

HDL-Cholesterin (HDL-C), n (HDL cholesterol)
Serum- oder Plasmakonzentration des in HDL transportierten Cholesterins. Das ~ wird im Routinelabor mit dem gleichen Testverfahren gemessen wie das Gesamtcholesterin, jedoch nach Abtrennung von VLDL und LDL durch Präzipitation mit Polyanionen (in Deutschland mit Phosphorwolframsäure, in den USA mit Heparin) und zweiwertigen Kationen (in Deutschland Mg^{2+}, in den USA Mn^{2+}).

Das ~ ist klinisch bedeutsam, da es ein Maß für die Atheroprotektion mit hoher Aussagekraft darstellt. Dies resultiert vermutlich aus der Fähigkeit von HDL, von peripheren Zellen mit freiem Cholesterin beladen zu werden und dieses der Leber zur Ausscheidung zuzuführen (→ *reverser Cholesterintransport*). Die Assoziation hoher HDL-Cholesterinwerte mit einer niedrigen Atheroskleroseinzidenz könnte auch eine Folge niedriger diurnaler Triglyzeridspiegel sein, da triglyzeridreiche Lipoproteine (VLDL, Remnants) HDL via → *Cholesterinester-Transfer-Proteins (CETP)* an Cholesterin verarmen lassen und selbst mit Cholesterin angereichert werden, wodurch sie atherogen werden; demnach sind bei hohem ~ die Spiegel atherogener triglyzeridreicher Lipoproteine niedrig.

HDL-Rezeptor, m (HDL receptor)
Vermuteter, aber bislang nicht zweifelsfrei nachgewiesener Zellrezeptor u.a. auf Adipozyten, Makrophagen und Hepatozyten, mit dessen Hilfe HDL gebunden und mit freiem Cholesterin für den Cholesterinrücktransport zur Leber beladen werden könnte. Vorläufige Resultate weisen darauf hin, daß der ~ Apo AI und Apo AIV erkennt und bindet.

HDL-Subfraktionen, fpl (HDL subfractions)
Unterfraktionen der HDL, die durch Auftrennung mit verschiedenen Verfahren ermittelt werden können: gemäß Dichte (→ *HDL_2*, → *HDL_3*, → *VHDL*), durch Präzipitation (HDL_2, HDL_3; entsprechen nicht sicher den Dichtesubfraktionen), nach Größe in der → *Gelgradienten-Elektrophorese* und nach isoelektrischen Punkten in der → *isoelektrischen Fokussierung*.

Heidelberg Exercise/Diet Study
Therapiestudie im Rahmen der sekundären KHK-Prävention, bei der untersucht wurde, ob → *Ausdauertraining* den Angiographiebefund beeinflussen kann. 119 KHK-Patienten wurden ein Jahr lang entweder mit Diät (Kontrollgruppe) oder mit Diät plus Ausdauertraining (Therapiegruppe) behandelt. Am Studienende waren in der Therapiegruppe das LDL-Cholesterin bzw. die Triglyzeride um 12% respektive 7% niedriger als in der Kontrollgruppe. Die Reangiographie zeigte in der Therapiegruppe 25% weniger Progressionen und 15% mehr Regressionen als in der Kontrollgruppe.

HELP-Verfahren, n (heparin-induced extracorporal LDL precipitation (HELP))
HELP ist die Abkürzung für Heparin-induzierte extrakorporale LDL-Präzipitation. Das ~ ist eines von derzeit vier kommerziellen → *LDL-Apherese*-Verfahren. LDL (und auch Lp(a)) werden extrakorporal durch Heparin bei niedrigem pH-Wert ausgefällt; Blutzellen und Plasma werden dem Kreislauf wieder zugeführt. Im Unterschied zu den übrigen Verfahren wird nicht nur LDL entfernt, sondern auch Fibrinogen gesenkt, das als eigenständiger Risikofaktor diskutiert wird. Wegen des relativ raschen Wiederanstiegs der LDL muß das Verfahren (wie alle LDL-Aphereseverfahren) wöchentlich wiederholt werden. Das ~ ist, wie auch die übrigen LDL-Apheresverfahren, mit ca. DM 2000,– pro Behandlung relativ teuer. Es ist indiziert bei jungen Patienten mit manifester koronarer Herzerkrankung, die medikamentös allein nicht ausreichend eingestellt werden können, und bei Patienten mit schwerer familiärer und therapierefraktärer Hypercholesterinämie (Schema S. 90).

H

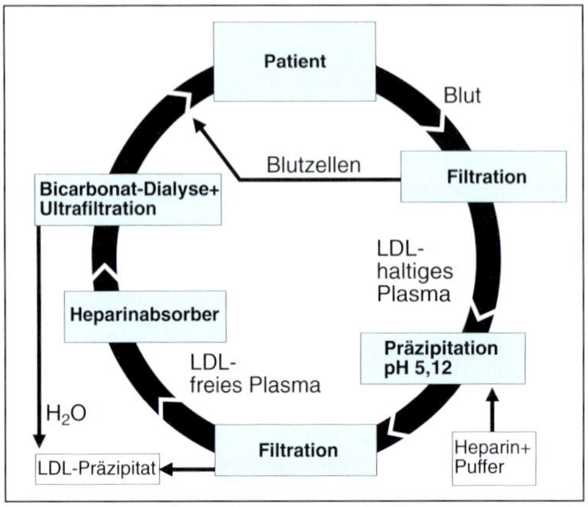

Schematische Darstellung des HELP-Verfahrens. Im Uhrzeigersinn: Aus dem heparinisierten Vollblut des Patienten werden zunächst die Blutzellen abfiltriert. Anschließend wird das Plasma zusammen mit den Blutzellen reinfundiert. Durch weitere Heparinzugabe und Ansäuerung des Plasmas werden LDL präzipitiert und in großvolumigen Filtern entfernt. Anschließend wird das überschüssige Heparin an Protaminsulfat gebunden, und der pH des gereinigten Plasmas durch Dialyse auf 7,4 korrigiert.

Helsinki-Herz-Studie (HHS), f (Helsinki Heart Study (HHS))

Primäre Präventionsstudie zur Frage, ob mit einer medikamentösen Lipidsenkung Manifestationen der koronaren Herzkrankheit vermieden werden können. Einbezogen wurden 4081 finnische Männer zwischen 40 und 55 Jahren, deren Nicht-HDL-Cholesterin (LDL-Cholesterin plus VLDL-Cholesterin) über 290 mg/dl lag. 2051 Männer erhielten 2 x 600 mg/Tag → *Gemfibrozil*, die übrigen Placebo. Im fünfjährigen Studienverlauf wurden das Gesamt- und LDL-Cholesterin um 9% und die Triglyzeride um 35% gesenkt, das HDL-Cholesterin stieg um 10% an. Die Inzidenz der tödlichen Herzinfarkte betrug in der Therapiegruppe 6,8 von 1000 und in der Placebogruppe 9,4 von 1000. Auch die nichttödlichen Herzinfarkte waren mit 21,9 gegenüber 35 pro 1000 in der Therapiegruppe signifikant seltener als in der Placebogruppe. Insgesamt traten somit in der Therapiegruppe um 34% weniger KHK-Manifestationen auf als in der Placebogruppe. Dieses Ergebnis übertrifft deutlich das der LRC-Studie (→ *Lipid Research Clinics Program*), bei der die gleiche Frage mit dem Anionenaustauscherharz Cholestyramin untersucht wurde. Dies ist bemerkenswert, da die erzielte Größenordnung der LDL-Senkung in beiden Studien vergleichbar war. Als Erklärung für das bessere Abschneiden des Fibratanalogons Gemfibrozil wird die gleichzeitig erzielte Anhebung des HDL-Cholesterins diskutiert, die in der LRC-Studie weniger ausgeprägt war.

Insgesamt wird das Ergebnis der ~ als Bestätigung der Lipidhypothese gewertet, da gezeigt werden konnte, daß die Inzidenz der KHK durch medikamentöse Lipidsenkung signifikant gesenkt werden kann.

Heparin, n (heparin)

Polysaccharid, das aus Sulfonylaminoglukose und Schwefelsäureestern der Glukuronsäure aufgebaut ist. Es wird in verschiedenen Organen (z.B. Leber, Darm, Lunge) durch basophile Mastzellen gebildet (vermutlich dient es dort der Neutralisation biogener Amine). Therapeutisch wird es wegen seiner gerinnungshemmenden Wirkung als Antikoagulans eingesetzt. Da ~ in einer i.v.-Dosierung von 100 U/kg Körpergewicht die Lipoproteinlipasen aus ihrer Endothelbindung in peripheren und hepatischen Gefäßen (periphere Lipoproteinlipase und hepatische Triglyzeridlipase) freisetzt und somit maximal aktiviert, wird es benutzt beim → *Heparintest*, der zur Messung der lipolytischen Kapazität bei fraglichen Lipolysestörungen dient. Niedermolekulares ~, das ebenfalls als Antikoagulans (z.B. bei Dialysen) eingesetzt wird, hat ebenfalls eine Lipoproteinlipase-freisetzende Wirkung, die jedoch deutlich geringer ist als bei hochmolekularem ~.

Heparin-induzierte extrakorporale LDL-Präzipitation (HELP), f

→ *HELP-Verfahren*

Heparintest, m (heparin test)

Test zur Messung der intravasalen Lipoproteinlipasen (nicht identisch mit der Pankreaslipase, einem exkretorischen Enzym). Diese Enzyme sind praktisch vollständig an die Endothelien vor allem der Triglyzerid-utilisierenden Gewebe fixiert (periphere Lipoproteinlipase in Muskulatur und Fettgewebe; hepatische Triglyzeridlipase in der Leber). Eine Messung der Aktivität dieser Enzyme ist erst möglich, wenn die Lipasen durch ein Polyanion aus ihrer elektrostatischen Bindung befreit werden, was durch den ~ bewirkt wird.

Dem Patienten werden 100 U/kg Körpergewicht hochmolekulares Heparin (z.B. Liquemin®) i.v. verabreicht. Nach 20 Min. wird EDTA-Blut abgenommen, das Plasma in einer Kühlzentrifuge von den Blutzellen abgetrennt, tiefgefroren und auf Trockeneis an ein Speziallabor verschickt. Die Lipasenaktivitäten können gegenwärtig in Laboratorien der Universitätskliniken Hamburg-Eppendorf, Münster und Heidelberg bestimmt werden. Gemessen bzw. errechnet werden kann:

- die gesamte postheparinlipolytische Aktivität (PHLA)
- die Aktivität der hepatischen Triglyzeridlipase nach selektiver Inhibition der peripheren Lipoproteinlipase durch Protaminsulfat oder einmolare Kochsalzlösung oder durch Lipoproteinlipase-Antikörper
- die Aktivität der peripheren Lipoproteinlipase (Differenz zwischen PHLA und hepatischer Triglyzeridlipase).

Bei negativem ~ kann die Diagnose einer familiären Chylomikronämie (Typ I) gestellt werden. Wegen des relativ hohen Aufwandes wird der ~ in der Praxis nur selten durchgeführt. Klinisch sinnvoll ist er vor allem zur Unterscheidung eines familiären Lipasedefektes von einem familiären Fehlen oder Defekt des Apo CII, eines notwendigen Kofaktors der peripheren Lipoproteinlipase. Bei Apo-CII-Mangel oder -Defekt kann während einer sekundären akuten Pankreatitis die i.v.-Gabe von „fresh frozen plasma“ sinnvoll sein, da so dem Patienten der fehlende Kofaktor zugeführt wird.

hepatische Lipase, f

→ *hepatische Triglyzeridlipase*

hepatische Triglyzeridhydrolase, f

→ *hepatische Triglyzeridlipase*

hepatische Triglyzeridlipase (HTGL), f

(hepatic triglyceride lipase) *hepatische Lipase, hepatische Triglyzeridhydrolase, Leberlipase*

Enzym, das in der Leber gebildet und im DISSE'schen Raum an den Epithelien der Lebersinusoide durch Bindung an Glykosaminoglykane fixiert ist. Das Enzym wird durch Heparin im → *Heparintest* abgelöst und somit im Plasma meßbar. Im Gegensatz zur ebenfalls im Heparintest abgelösten peripheren Lipoproteinlipase kann die ~ weder durch Protaminsulfat noch durch einmolare Kochsalzlösung inhibiert werden; zu ihrer Aktivierung ist das Apo CII nicht notwendig.

Die ~ hydrolysiert vor allem die in den Remnants der triglyzeridreichen Lipoproteine (Chylomikronen, VLDL, IDL) enthaltenen Triglyzeride und Phospholipide und spielt daher eine Rolle bei der Umwandlung dieser Remnants zu cholesterinreichen Partikeln, vor allem LDL. Dies wurde gefolgert aus der sehr seltenen familiären Defizienz der ~, bei der IDL und triglyzeridreiche LDL akkumulieren. Auch HDL_2 ist ein Substrat für die ~; es wird vermutet, daß die ~ HDL_2 durch Hydrolyse der darin enthaltenen Triglyzeride zu HDL_3 umwandelt. Bei niedrigen Aktivitäten der ~ findet man hohe Spiegel an HDL_2 und vice versa.

→ *postheparinlipolytische Aktivität*

Hepatosplenomegalie, f
(hepatosplenomegaly)

Die Vergrößerung von Leber und Milz kommt bei verschiedenen Krankheitszuständen vor. In Verbindung mit Lipid- und Lipoproteinstoffwechselstörungen tritt sie vor allem bei exzessiven Hypertriglyzeridämien auf. Dabei kommt es zur Speicherung von Cholesterinestern und Phospholipiden, in viel geringerem Maße auch von Triglyzeriden im Retikuloendothelialen System, d.h. in den KUPFFER-Zellen der Lebersinusoide sowie in der Milz. Regelhaft tritt eine ~ bei den Chylomikronämien auf (Typ I und Typ V nach FREDRICKSON). Auch bei den seltenen Speicherkrankheiten sowie bei der Tangier-Krankheit kommt es zur Vergrößerung beider Organe durch eingelagerte Lipide.

HHS

Abkürzung für Helsinki Heart Study bzw. → *Helsinki-Herz-Studie*

High-Density-Lipoproteine (HDL), npl

→ *HDL*

HMG-CoA-Reduktase, f (HMG-CoA reductase)

Hydroxy-beta-methyl-glutaryl-Coenzym-A(HMG-CoA; entsteht aus Acetyl-CoA und Acetoacetyl-CoA) wird durch die 97 000 Dalton große ~ zu Mevalonsäure reduziert. Die ~ ist das geschwindigkeitsbestimmende Enzym der → *Cholesterinbiosynthese.* Eine Hemmung der ~ durch HMG-CoA-Reduktase-Inhibitoren führt zur intrazellulären Cholesterinverarmung. Da die Zellen ihren Cholesterinbedarf unter dieser Bedingung mit extrazellulärem Cholesterin dekken müssen, werden die LDL-Rezeptoren vermehrt aktiviert, wodurch mehr LDL gebunden und internalisiert und somit dem Plasma entzogen werden.

HMG-CoA-Reduktase-Inhibitor, m (HMG-CoA reductase inhibitor) *Cholesterinsynthesehemmer*

Gruppe von Lipidsenkern, die intrazellulär eine kompetitive Inhibition der HMG-CoA-Reduktase bewirken, wodurch weniger HMG-CoA zu Mevalonsäure umgesetzt wird, mit der Folge, daß intrazellulär weniger Cholesterin synthetisiert wird. Da vor allem die Leber Cholesterin zur Gallensäuresynthese benötigt, müssen die Hepatozyten vermehrt Cholesterin aus dem Plasma aufnehmen. Hierzu aktivieren sie ihre LDL-Rezeptoren, die dem Plasma LDL entziehen und somit, abhängig von der Dosis des ~, das Plasmacholesterin senken (Abb. S. 121).

Wie zu erwarten, wirken die Substanzen kaum bei der homozygoten familiären Hypercholesterinämie (wo funktionsfähige LDL-Rezeptoren fehlen), wohl aber bei heterozygoten Patienten, die nur eine partielle Defizienz aufweisen.

Derzeit stehen drei ~ zur Verfügung: → *Lovastatin* und → *Simvastatin* werden erst aktiv, wenn sie in der Leber zu den offenen Hydroxysäuren metabolisiert werden. → *Pravastatin* ist dagegen bereits die wirksame Hydroxysäure. Die Vermutung, daß dieser Unterschied mit einer unterschiedlichen Verträglichkeit assoziiert ist, ist bisher nicht eindeutig bestätigt worden.

Das Wirkungsspektrum betrifft vor allem das LDL-Cholesterin, das sowohl bei der familiären Hypercholesterinämie als auch bei der polygenen Hypercholesterinämie um bis zu 30-40% gesenkt werden kann. Somit handelt es sich bei den ~ um die potenteste Wirkstoffgruppe zur Cholesterinsenkung. Triglyzeride werden mässig (ca. 15%) gesenkt, und das HDL-Cholesterin wird geringfügig (ca. 5%) angehoben.

Die ~ werden ein- bis zweimal pro Tag eingenommen, vorzugsweise abends, da die Aktivität der HMG-CoA-Reduktase nachts höher sein soll.

Die ~ sind im allgemeinen gut verträglich. Wichtigste unerwünschte Begleiterscheinung bei 0,5% der behandelten Patienten ist ein CPK-Anstieg, der auf eine reversible Myositis zurückzuführen ist. Besonders bei Kombination mit anderen Medikamenten, die eine Myositis auslösen können, kann dieser Effekt zu schweren Rhabdomyolysen führen. Deshalb sollten folgende Medikamente nicht mit ~ kombiniert eingesetzt werden: Ciclosporin, Fibrate, Nikotinsäure und Erythromycin. Transaminasenanstiege bis zur dreifachen Norm können beobachtet werden (in weniger als 3% der Fälle), sind jedoch meist spontan rückläufig. Die Sorge erwies sich als unbegründet, daß Katarakte vermehrt aufträten, wie sie beim Hund unter extrem hohen Dosen beobachtet wurden.

hormonelle Kontrazeptiva, npl (hormonal contraceptives)

Weibliche Sexualhormone beeinflussen die Plasmalipoproteine in unterschiedlicher Weise, vor allem in höherer Dosierung. Östrogene erhöhen die VLDL-Synthese und damit den Triglyzeridspiegel; gleichzeitig aktivieren sie die LDL-Rezeptoren und senken somit das LDL-Cholesterin. HDL steigen unter Östrogenen an, was auf eine Hemmung der hepatischen Triglyzeridlipase zurückzuführen sein dürfte. Gestagene, vor allem androgen betonte Gestagene, bewirken das Gegenteil; nämlich eine Senkung der Triglyzeride und des HDL-Cholesterins und eine Erhöhung des LDL-Cholesterins. Moderne, niedrig dosierte Kontrazeptiva („Mikropille") beeinflussen den Lipoproteinmetabolismus praktisch nicht mehr. Einzig eine Hypertriglyzeridämie mit Triglyzeridwerten über 500 mg/dl kann als Kontraindikation für die Anwendung von ~ diskutiert werden, da hier eine Aggravierung mit Triglyzeridspitzen von über 1000 mg/dl mit einer erhöhten Inzidenz der akuten Pankreatitis denkbar ist.

→ *Östrogene*

hormonsensitive Lipase, f (hormone-sensitive lipase)

Dieses intrazelluläre Enzym ist im Fettgewebe für die Freisetzung der freien Fettsäuren aus den gespeicherten Triglyzeriden verantwortlich. Wie der Name andeutet, steht die Aktivität dieses Enzyms unter strikter hormonaler Kontrolle. Aktiviert wird die ~ durch Katecholamine, Kortikosteroide, Somatomedin, das Wachstumshormon und auch durch Xanthinkörper (Theophyllin). Gehemmt wird die ~ durch Insulin, aber auch durch Pharmaka wie Nikotinsäure und – in geringerem Ausmaß – Fibrate.

HTGL

Abkürzung für → *hepatische Triglyzeridlipase*

Hülle, f (surface)

Außenschicht von Lipoproteinen, in der sich die partiell polaren (hydrophilen) Bestandteile, wie freies Cholesterin, Phospholipide und Apolipoproteine, befinden. Diese können aufgrund ihrer Amphiphilie sowohl mit dem umgebenden wäßrigen Medium interagieren als auch mit den im → *Kern* der Lipoproteine befindlichen apolaren (hydrophoben) Lipiden, wie Triglyzeriden und Cholesterinestern.

hydratisierte Dichte, f (hydrated density)

Kriterium für die Klassifizierung von Lipoproteinen mit Hilfe der Ultrazentrifuge. Sie werden aufgrund ihrer unterschiedlichen ~ entsprechend als Very-Low-Density-Lipoproteine (VLDL), Low-Density-Lipoproteine (LDL), Intermediate-Density-Lipoproteine (IDL), High-Density-Lipoproteine (HDL) oder Very-High-Density-Lipoproteine (VHDL) bezeichnet.

→ *Dichtebereiche*

Hydrolyse, f (hydrolysis)

Spaltung organischer Verbindungen unter Wasseraufnahme. Im Bereich des Fettstoffwechsels betrifft die ~ vor allem Esterbindungen, z.B. bei Triglyzeriden (a) und Cholesterinestern (b):

(a) H_2C-O-CO-R + H_2O → H_2C-OH + HOOC-R

|

HC-O-CO-R HC-O-CO-R

|

H_2C-O-CO-R H_2C-O-CO-R

Triglyzerid Diglyzerid Fettsäure

(b) Cholesterin-O-CO-R + H_2O → freies Cholesterin + HOOC-R

Cholesterinester = Cholesterin-O-CO-R

Fettsäure = HOOC-R

Hydroxy-beta-methyl-glutaryl-Coenzym-A-Reduktase, f

→ *HMG-CoA-Reduktase*

Hyperalphalipoproteinämie, f
(hyperalphalipoproteinemia)

Familiär gehäuftes Auftreten von HDL-Cholesterinwerten über der 95. Perzentile (80 mg/dl). Eine einheitliche Ursache ist nicht bekannt; offenbar spielen hier polygene Faktoren und auch familienspezifische Lebensgewohnheiten eine Rolle. Die Erhöhung des HDL-Cholesterins betrifft sowohl HDL_2- als auch HDL_3-Cholesterin. Eine familiäre ~ wird regelhaft bei der seltenen Defizienz des → *Cholesterinester-Transfer-Proteins (CETP)* gefunden, die dann überwiegend das HDL_2-Cholesterin betrifft. Mit einer ~ ist eine sehr niedrige Inzidenz der koronaren Herzkrankheit assoziiert.

Hyperapobetalipoproteinämie, f
(hyperapobetalipoproteinemia)

Eine ~ soll nach SNIDERMAN vorliegen, wenn das Apo B erhöht ist (> 120 mg/dl) bei gleichzeitig normalem LDL-Cholesterin (< 190 mg/dl). Diese Konstellation ist häufig mit einer Hypertriglyzeridämie assoziiert. Ursache soll eine Überproduktion von Apo B in VLDL sein. Ein weiteres Kennzeichen dieser Störung ist das Vorliegen kleiner und dichter LDL, die an Cholesterin verarmt, aber mit Apo B angereichert sind. Ursache könnte die erhöhte Aktivität des → *Cholesterinester-Transfer-Proteins (CETP)* sein, das Cholesterin von LDL auf triglyzeridreiche VLDL transferiert, wodurch cholesterinarme LDL entstehen; hierdurch erklärt sich auch das erhöhte Apo-B/LDL-Cholesterin-Verhältnis. Häufigkeit und mögliche Heredität sind umstritten, da kleine und cholesterinarme LDL auch bei Hypertriglyzeridämien anderer Genese gefunden werden. Kleine LDL gelten als atherogen, weswegen die ~ als klinisch bedeutsam diskutiert wird.

Eine Überproduktion von VLDL ist auch als Ätiologie der → *familiären kombinierten Hyperlipoproteinämie* beschrieben worden, so daß diskutiert wird, ob es sich bei dieser und der ~ nicht um dieselbe Stoffwechselstörung handelt.

Hypercholesterinämie, f
(hypercholesterolemia)

Unspezifische Bezeichnung für eine Erhöhung des Plasmacholesterins über den Referenzbereich von 200 mg/dl. Da das Gesamtcholesterin die Summe der Cholesterinanteile aller Lipoproteine, also auch der VLDL und HDL, darstellt, sollte die Diagnose ~ erst gestellt werden, wenn eine Erhöhung des eindeutig atherogenen LDL-Cholesterins nachgewiesen wurde. Auch bei der → *Hyperalphalipoproteinämie*, die mit einem besonders niedrigen Atheroskleroserisiko assoziiert ist, liegt häufig eine ~ vor, deren therapeutische Beeinflussung ein grober Fehler ist.

Hyperinsulinämie, f (hyperinsulinemia)

Die erhöhte Konzentration des Insulins im Blut (> 15 µU/ml) ist charakteristisch für die Stoffwechselsituation des nicht-insulinabhängigen Diabetes mellitus vom Typ II. Ungeklärt ist, ob die ~ durch eine primäre Überfunktion der pankreatischen Beta-Zellen ensteht mit nachfolgender Insulinresistenz peripherer Gewebe oder durch den umgekehrten Vorgang, nämlich eine primäre Insulinresistenz mit nachfolgender überschießender Sekretionsreaktion der pankreatischen Inselzelle. Entscheidend ist jedenfalls, daß trotz des hohen Insulinspiegels eine Glukoseintoleranz besteht.

Es findet sich häufig eine Erhöhung der Plasmatriglyzeride, da die VLDL-Synthese in der Leber gesteigert, und der Abbau der VLDL durch Mangel an Lipoproteinlipase vermindert ist. Neben diesen Störungen des Fettstoffwechsels findet man bei der Hyperinsulinämie auch eine Erhöhung des Blutdrucks, die wahrscheinlich auf die direkten renalen Wirkungen des Insulins zurückzuführen ist, vor allem auf eine verstärkte Natrium-Retention mit sekundärem Hyperaldosteronismus.

Bei ~ ist eine Adipositas häufig. Die ~ könnte Ursache der Adipositas sein, indem durch ständig niedrigen Blutzucker eine Hyperphagie mit Speicherung der überschüssigen Kalorien im Fettgewebe verursacht wird. Andererseits könnte primär eine Adipositas vorliegen, die durch die Insulinresistenz der vergrößerten Fettzelle zur ~ führt.

Hyperlipämie, f

→ *Hyperlipoproteinämie,* → *Lipämie*

hyperlipämische Neuropathie, f (hyperlipemic neuropathy) *lipämische Polyneuropathie*

Polyneuropathie, die infolge einer schweren Chylomikronämie (Typ-V-Hyperlipoproteinämie nach FREDRICKSON) auftreten kann. Ursache dürfte eine verminderte Sauerstoffdiffusion sein, die durch die extreme Chylomikronenkonzentration bedingt ist. Die ~ ist in der Symptomatologie der diabetischen Neuropathie sehr ähnlich (distal betonte Parästhesien der Extremitäten), ist jedoch im Gegensatz zu dieser mit Senkung der Triglyzeridkonzentration voll reversibel.

Hyperlipazidämie, f (hyperlipacidemia)

Erhöhung der Serumkonzentration der freien Fettsäuren, z.B. bei Diabetes mellitus, exzessiver Adipositas und schwerer Hypertriglyzeridämie. Die ~ ist ein zentraler Defekt im Rahmen des → *metabolischen Syndroms,* und zwar aus mehreren Gründen:

1. Die ~ führt an der Muskelzelle zur Verminderung der Glukoseaufnahme und in der Leber zur gesteigerten Glukoneogenese und somit zur Verschlechterung der Glukosetoleranz.

2. Freie Fettsäuren werden von der Leber zur Produktion von triglyzeridreichen VLDL utilisiert und hemmen zudem deren Abbau durch Inhibition der Lipoproteinlipase. Es entsteht somit eine sekundäre Hypertriglyzeridämie.

3. Freie Fettsäuren steigern die Aktivität des → *Cholesterinester-Transfer-Proteins (CETP),* durch das vermehrt Cholesterinester aus HDL auf VLDL und LDL übertragen werden. Dieser Vorgang senkt das atheroprotektive HDL-Cholesterin.

Hyperlipidämie, f (hyperlipidemia) *Hyperlipämie,* → *Hyperlipoproteinämie, Lipidämie*

Unspezifische Sammelbezeichnung für Erhöhungen der Blutfette. Einer ~ liegt stets eine → *Hyperlipoproteinämie* zugrunde. Die Bezeichnung ~ sollte vermieden werden, da sie Fettstoffwechselstörungen unterschiedlichster Genese und Prognose subsummiert.

Hyperlipoproteinämie, f (hyperlipoproteinemia) *Hyperlipämie, Hyperlipidämie, Lipämie, Lipidämie*

Störung des Lipoproteinstoffwechsels, gekennzeichnet durch die Konzentrationserhöhung eines oder mehrerer Lipoproteine im Plasma. Eine ~ kann primäre und/oder sekundäre Ursachen haben. Eine ~ geht immer mit einer Hyperlipidämie einher, da Lipide im Plasma stets in Form von Lipoproteinen vorliegen. Die ~ können nach verschiedenen Kriterien unterteilt werden. Obwohl kritisiert, ist die → *FREDRICKSON-Einteilung* das im klinischen Alltag verbreitetste System.

Hyperpräbetalipoproteinämie, f

→ *Hypertriglyzeridämie*

Hyperthyreose, f (hyperthyreosis)

Überfunktion der Schilddrüseninkretion. Mögliche Ursache für eine sekundäre Hypolipoproteinämie, bedingt durch Aktivierung der LDL-Rezeptoren, die das LDL-Cholesterin senken. (Bei → *Hypothyreose* dagegen sekundäre Hypercholesterinämie durch Erhöhung des LDL-Cholesterins.)

Hypertriglyzeridämie, f (hypertriglyceridemia)

endogene Hypertriglyzeridämie, Hyperpräbetalipoproteinämie, kohlenhydratinduzierbare Hyperlipoproteinämie, → Typ IV nach FREDRICKSON

Erhöhung der Plasmatriglyzeridkonzentration über 200 mg/dl. Zur ~ kommt es meist durch Anstieg der VLDL oder/und Chylomikronen. Bei parenchymatösen Lebererkrankungen oder bei Nierenfunktionsstörungen können auch pathologische, triglyzeridreiche LDL Ursache einer Erhöhung der Gesamttriglyzeride sein. Die ~ kommt als primäre ~ (selten; → *familiäre Hypertriglyzeridämie*) und als sekundäre ~ vor (häufig; z.B. bei → *Alkoholismus*, → *Diabetes mellitus*, auch bei → *Hypothyreose*).

Hyperurikämie, f (hyperuricemia)

Erhöhung der Harnsäurekonzentration des Blutes. ~ und Hypertriglyzeridämie sind häufig assoziiert, wobei ein gemeinsamer Stoffwechseldefekt nicht nachgewiesen werden konnte. Eine Therapie mit Allopurinol senkt z.B. die Triglyzeride nicht. Anzunehmen ist eher, daß bestimmte Umstände, wie z.B. Übergewicht, Alkohol oder Therapie mit Thiaziden, beide Parameter gleichzeitig erhöhen. Häufig wird vom Patienten eine einseitige, durch hohen Verzehr von Fleisch und Wurst gekennzeichnete Ernährung angegeben, die dem Körper Lipide und Purin im Übermaß zuführt. Diskutiert wird auch eine renale kompetitive Ausscheidungshemmung der Harnsäure durch Ketonkörper.

Hyperviskositätssyndrom, n (syndrome of hyperviscosity)

Symptomenkomplex, der durch eine gesteigerte Blutviskosität hervorgerufen wird. Häufigste Ursachen: Polyzythämie, Makroglobulinämie oder massive Hypertriglyzeridämie. Mögliche Symptome sind: Parästhesien, Kopfschmerzen, Schwindel, Sehstörungen, Ohrgeräusche, Taubheit, Synkopen, Claudicatio, Angina pectoris u.a.

Hypolipidämie, f (hypolipidemia)

Unspezifischer Begriff für verringerte Blutfettwerte. Da Blutfette fast immer in Form von Lipoproteinen im Blut vorkommen, sollte besser von → *Hypolipoproteinämie* gesprochen werden.

Hypolipoproteinämie, f (hypolipoproteinemia)

Unspezifische Bezeichnung für niedrige Lipoproteinwerte ohne sicheren Krankheitswert. Für das Gesamtcholesterin liegen in Deutschland Werte unter 160 mg/dl unter der 5. Perzentile einer klinisch gesunden Population; für das LDL-Cholesterin und die Triglyzeride betragen diese Werte 100 mg/dl bzw. 60 mg/dl. Bei Sportlern sind selbst Triglyzeridwerte unter 30 mg/dl keine Seltenheit.

Niedrige Cholesterinwerte wurden wiederholt als kanzerogen diskutiert, da sich in den Anfangsphasen mehrerer prospektiver Studien eine Assoziation zwischen niedrigen Cholesterinwerten und dem Auftreten von Malignomen, vor allem des Dickdarms, fand. Da diese Assoziationen im Studienverlauf verschwanden, wird dieser Befund derzeit als Folge präklinischer, cholesterinutilisierender Tumoren interpretiert. Diese waren am Studienbeginn noch nicht manifest, wurden aber dann im frühen Studienverlauf diagnostiziert.

Bei schwerkranken Patienten, vor allem bei Nachlassen der Leberfunktion, bei Malassimilations-Syndrom oder unter parenteraler Ernährung kommt es aufgrund der katabolen Gesamtsituation wiederholt zu ~, die jedoch keine eigenständige diagnostische Bedeutung hat.

Hypothyreose, f (hypothyreosis)

Der Mangel an Schilddrüsenhormon, meist bedingt durch Unterfunktion oder Verlust des Organs, hat zahlreiche Auswirkungen auf den Stoffwechsel, unter anderem auch auf den Lipid- und Lipoproteinstoffwechsel. Durch Thyroxin-Mangel erhöht sich in der Regel die Konzentration von LDL und VLDL; gleichzeitig sinken die HDL. Die so entstehende sekundäre Dyslipoproteinämie imitiert den primären Phänotyp IIa und IIb nach FREDRICKSON. Eine Substitution von Thyroxin mit dem Ziel der Euthyreose hat eine Normalisierung dieser Werte zur Folge. Bei der Diagnostik der Hyperlipoproteinämie muß deshalb unbedingt eine TSH-Bestimmung durchgeführt werden, um eine ~ als sekundäre Ursache der Hyperlipoproteinämie gegebenenfalls zu erkennen oder auszuschließen.

I

IDL, npl

Abkürzung für →*Intermediate-Density-Lipoproteine*

IEF

Abkürzung für →*isoelektrische Fokussierung*

Immunadsorption, f (immunoadsorption)

Spezifisches Verfahren zur Elimination bestimmter Bestandteile aus wäßrigen Lösungen. Prinzip: Ein kovalent an ein Trägermaterial gebundener spezifischer Antikörper wird von der Lösung, die den zu entfernenden Bestandteil enthält, passiert, dabei wird dieser Bestandteil vom Antikörper gebunden. Durch Behandlung des Trägermaterials mit konzentrierten Salzlösungen, z.B. mit dreimolarer Natrium-Thiocyanat-Lösung, können die gebundenen Moleküle wieder abgelöst werden.

In der Lipoproteinanalytik können Lipoproteine, die durch einen bestimmten Apolipoprotein-Bestandteil charakterisiert sind, auf diese Weise von den übrigen Lipoproteinen abgetrennt werden, so z.B. Lp-AI:AII von Lp-AI durch Passage über Sepharose, an welche Antikörper gegen Apo AII gebunden wurden.

Therapeutisch wird die ~ als → *LDL-Apherese*-Verfahren eingesetzt. Hier werden mit immobilisierten Antikörpern gegen Apo B alle Lipoproteine entfernt, die Apo B enthalten (VLDL, IDL, LDL, falls vorhanden auch Lp(a)).

Immundiffusion, f (immunodiffusion)

Immunologisches Verfahren zur Identifizierung und Quantifizierung von Proteinen. Das Prinzip besteht in der Diffusion der zu untersuchenden Lösung durch eine Trägermatrix (meist Agar), in der spezifische polyklonale Antikörper gegen den gesuchten Analyten gelöst sind. Da sich der diffundierende Analyt in einem zunehmenden Volumen ausbreitet, verdünnt er sich, bis seine Konzentration und die des umgebenden Antikörpers im Äquivalenzbereich sind. Es kommt zur makroskopisch sichtbaren Präzipitatbildung. Wurde der Analyt in einem ausgestanzten Loch des Agars aufgetragen, resultiert ein ringför-

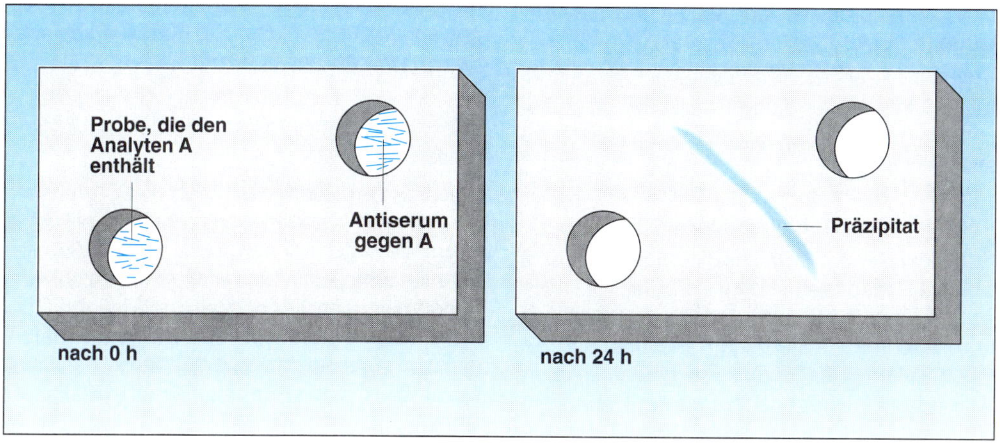

Schematische Darstellung der OUCHTERLONY-Variante der Immundiffusion

miges Präzipitat um die Auftragstelle, dessen Radius mit der Konzentration des Analyten korreliert (→ *Radiale Immundiffusion*).

Bei der OUCHTERLONY-Variante der ~ werden Probe bzw. Antiserum in je ein Agargel-Loch pipettiert. Der Abstand der beiden Löcher voneinander beträgt einige Millimeter. Nachdem Analyt und Antiserum aufeinander zu diffundiert sind, resultiert in der Äquivalenzzone zwischen beiden Löchern ein Präzipitat, das die Anwesenheit des Analyten qualitativ nachweist.

Inositolnicotinat, n

→ *Nikotinsäure*

Intermediärlipoprotein, n

→ *Intermediate-Density-Lipoproteine*

Intermediate-Density-Lipoproteine, npl (intermediate-density lipoproteins) *Intermediärlipoprotein, Lipoprotein intermediärer Dichte*

Lipoproteine mit einer Dichte zwischen 1,006 und 1,019 g/ml, also zwischen Very-Low-Density-Lipoproteinen (VLDL) und Low-Density-Lipoproteinen (LDL). Die elektrophoretische Mobilität der ~ liegt zwischen denjenigen der VLDL und der LDL. ~ gelten als Remnant-Partikel bzw. Abbauprodukte der VLDL und als Vorläufer der LDL.

~ werden als atherogen angesehen. Eine routinefähige Methode für die Messung der beim Gesunden relativ kleinen Lipoproteinfraktion existiert nicht.

Internalisierung, f (internalization)

Komplexer endozytotischer Vorgang, bei dem sich die Rezeptoren in den → *Coated Pits* nach Ankopplung von Liganden nach innen stülpen und abschnüren. Sie bilden anschließend ein intrazelluläres Phagolysosom, in dem die internalisierten Partikel abgebaut werden. Beim Fettstoffwechsel ist vor allem die ~ der LDL untersucht worden.

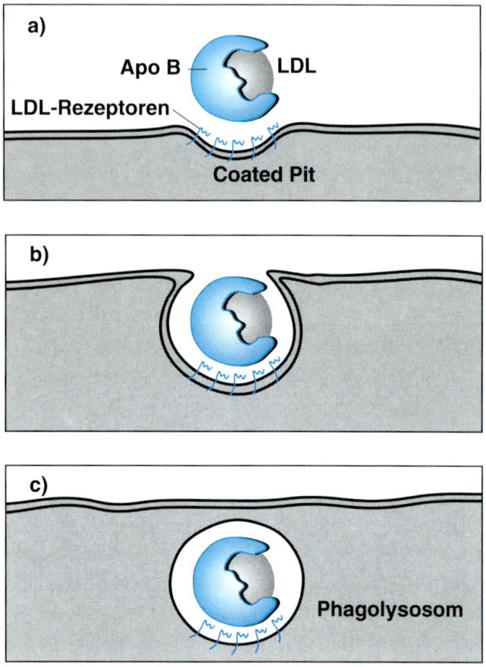

Vorgang der Internalisierung einer LDL-Partikel durch Endozytose. An den LDL-Rezeptoren eines Coated Pit wird ein LDL an seinem Apolipoprotein B gebunden (a). Das Coated Pit stülpt sich in das Zellinnere ein (b) und bildet nach völliger interner Abschnürung ein Phagolysosom, in dem das LDL durch verschiedene Enzyme abgebaut wird (c).

Internalisierungsdefekt, m (internalization defect)

Eine von verschiedenen möglichen Störungen, die einer → *familiären Hypercholesterinämie* zugrunde liegen können. Zwar sind funktionsfähige Rezeptoren in ausreichender Anzahl vorhanden, jedoch können sie gebundene LDL nicht internalisieren (in das Zellinnere befördern), weil sie meist nicht die Fähigkeit besitzen, sich in den Coated Pits anzureichern (Klasse-4-Defekt).

→ *LDL-Rezeptoren*

Intestinum, n (intestine)

Darm, Eingeweide. Das ~ spielt im Fettstoffwechsel eine wichtige Rolle. Im ~ werden emulgierte und durch Enzyme gespaltene Fette resorbiert und dort entweder (bei einer Kettenlänge von weniger als 12 C-Atomen) an Albumin gebunden und durch die Portalvene direkt zur Leber transportiert oder aber erneut zur Triglyzeridsynthese verwandt und in Form von Chylomikronen in die Darmlymphe sezerniert. Neben der Leber ist die intestinale Mukosa der wichtigste Bildungsort für Apolipoproteine AI und AIV. Apolipoprotein B48 wird exklusiv im ~ synthetisiert.

isoelektrische Fokussierung (IEF), f (isoelectric focussing)

Labormethode für die Bestimmung des isoelektrischen Punktes und für die Darstellung der isoelektrischen Heterogenität von Plasmaproteinen. In einem Gel, das ein geeignetes Ampholytgemisch enthält, wird im elektrischen Feld ein definierter pH-Gradient erzeugt. Das zu untersuchende Protein wird aufgetragen und wandert bei Spannungen bis ca. 2000 Volt zu der Position, wo der pH des umgebenden Gelmediums seinem isoelektrischen Punkt entspricht. Da hierbei die Nettoladung des Proteins gleich Null wird, wird es an dieser Stelle immobil und kann durch Anfärbung, Immunfixation oder Immunblot nachgewiesen werden. Die ~ wird angewandt, um Varianten des Hämoglobins, des Alpha-1-Antitrypsins und, im Zusammenhang mit dem Fettstoffwechsel, Varianten der Apolipoproteine, meist des Apolipoproteins E, nachzuweisen.

→ *familiäre Dysbetalipoproteinämie*

Isoformen, fpl (isoforms)

Varianten eines Proteins. Die Unterschiede zwischen ~ können durch verschiedene Molekulargewichte eines Proteins bedingt sein (Beispiel → *Apolipoprotein(a)*) oder durch eine oder mehrere Aminosäuren, die hinzugefügt, entfernt oder ausgetauscht sind. Im Lipoproteinstoffwechsel sind die Apolipoprotein-E-Isoformen das bekannteste Beispiel; sie entstehen durch Aminosäurenaustausch in der rezeptorbindenden Region des Apo E.

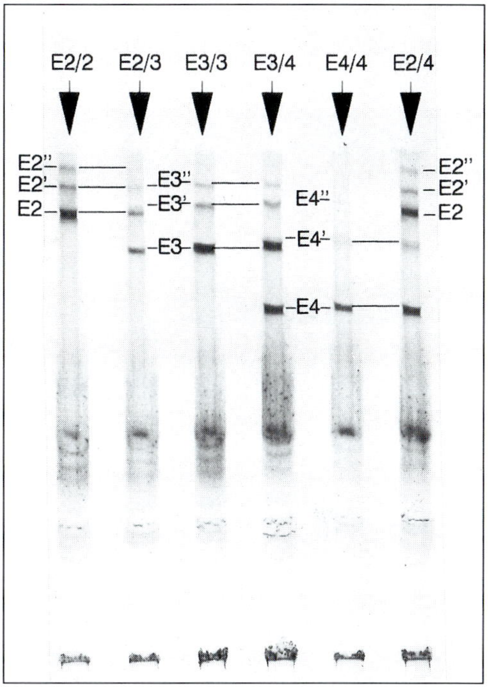

Darstellung der in der Bevölkerung vorhandenen sechs Apolipoprotein-E-Phänotypen in der isoelektrischen Fokussierung. Am unteren Bildrand wurden die Proben aufgetragen. Nach Migration der verschiedenen Apolipoprotein-E-Isoformen zu ihrem jeweiligen isoelektrischen Punkt werden sie durch Immunfixation mit einem Antiserum gegen Apolipoprotein E fixiert und angefärbt. Für den Phänotyp entscheidend ist die Position der stärksten Bande bei Homozygoten oder der beiden stärksten Banden bei Heterozygoten. Die mit ' und '' gekennzeichneten Banden sind Mono- bzw. Disialoformen der jeweiligen dominierenden Isoform.

K

Kaffee, m (coffee)

Die bisher durchgeführten Studien, die sich mit möglichen Zusammenhängen zwischen Kaffeegenuß und Serumlipidspiegeln beschäftigten, haben keine eindeutigen Ergebnisse erbracht. Es gibt jedoch Hinweise, daß aufgebrühter ~ das LDL-Cholesterin erhöht, während dies bei Filterkaffee anscheinend nicht der Fall ist. Aufgebrühter (gekochter) ~ wird vor allem im Nahen Osten, in Skandinavien und in den USA getrunken. Im Papierfilter wird eine Lipidfraktion aus der Kaffeebohne zurückgehalten, die konzentriert verabreicht offenbar für den Anstieg des LDL-Cholesterins verantwortlich ist.

Kalorientabellen, fpl (tables of calories)

Auflistung des Kaloriengehaltes von Nahrungsmitteln. ~ sind in zahlreichen Publikationen enthalten, z.B. in W. WIRTHS, Deutsche Gesellschaft für Ernährung e. V.: „Die kleine Nährwerttabelle" (Frankfurt, 1987); I. ELMADFA u.a.: „Die große Nährwerttabelle" (Gräfe Unzer, 1987); Nestlé-Gruppe Deutschland: „Kalorien mundgerecht" (Frankfurt); H. OBERRITTER: „Die aktuelle Fettabelle" (Falken-Verlag) u.a.m.

Katabolismus, m (catabolism) *Abbaustoffwechsel*

Abbaustoffwechsel (kataballo (griech.): ich werfe hinab). Der Gegenbegriff ist „Anabolismus" (Aufbaustoffwechsel). Unter ~ versteht man das Zerlegen komplexer chemischer Verbindungen in einfachere im Organismus, oft unter Freisetzung von Energie.

Katecholamine, npl (catecholamines)

Die ~ Adrenalin, Noradrenalin und Dopamin werden im Nebennierenmark bzw. in den sympathischen Nervenendigungen gebildet und bewirken zahlreiche Reaktionen des sympathischen und parasympathischen Systems. Im Rahmen des Fettstoffwechsels sind vor allem die ~ im Fettgewebe bedeutsam, wo sie bei Streßreaktionen die „hormonsensitive" Fettgewebslipase via Adenylcyclase aktivieren und zur Ausschüttung von freien Fettsäuren in das Plasma führen. Da die freien Fettsäuren an Albumin gebunden zur Leber transportiert und dort zur Neusynthese von Triglyzeriden verwandt werden, können anhaltend hohe Katecholamin-Spiegel zu Hypertriglyzeridämie führen (→ *Streß*).

Kern, m (core)

Das Innere von Lipoproteinpartikeln, das die apolaren (hydrophoben) Lipide, Triglyzeride und Cholesterinester, enthält. Die Oberfläche der Lipoproteine wird dagegen von den partiell polaren (hydrophilen) Bestandteilen gebildet, z.B. von freiem Cholesterin, Phospholipiden und Apolipoproteinen.

→ *Hülle*

Kern-Remnant, m

→ *Core-Remnant*

Ketonkörper, mpl (ketone bodies)

Die wichtigsten beim Menschen vorkommenden ~ sind die Beta-Hydroxybuttersäure und das Acetoacetat. Beide Substanzen sind Endstufen der Beta-Oxidation von Fettsäuren, die im wesentlichen in der Leber und in der Muskulatur abläuft. Im Hungerzustand, der zu einer Mobilisierung von Fettsäuren aus dem Fettgewebe und zur Verbrennung dieser Fettsäuren in den beiden genannten Organen führt, kommt es daher in der Regel zu einem Anstieg der ~ im Blut. Einfach zu erfassen ist die sogenannte

K

Ketose im Urin, da die ~ im distalen Tubulus der Niere ausgeschieden werden. Hier treten sie bei der tubulären Sekretion in Konkurrenz zu anderen organischen Säureäquivalenten, was bei einer starken Ketose und einer leichten Nierenfunktionsstörung zur gefürchteten Ketoazidose führen kann, die besonders charakteristisch für den entgleisten Diabetes im Sinne eines Coma diabeticum ist. Bei längerem Hungerzustand kann das Gehirn seinen Energiestoffwechsel teilweise auf ~ umstellen.

KHK

Abkürzung für → *koronare Herzkrankheit*

Klassifikation der Hyperlipoproteinämien, f

→ *Einteilung der Hyperlipoproteinämien,*
→ *FREDRICKSON-Einteilung*

Knoblauch, m (garlic)

Lauchartige Gewürzpflanze (Allium sativum). Knoblauch-Dragees werden in der Selbstmedikation häufig zur Vorbeugung gegen Atherosklerose verwandt. ~ gilt seit Jahrtausenden als Naturheilmittel mit verschiedenen Indikationen, unter denen die antimikrobiellen Wirkungen am besten bestätigt wurden. Bezüglich der Atherogenese wurde verschiedentlich über lipidsenkende Effekte (Triglyzeride, Cholesterin und postprandiale Lipämie) des ~ berichtet; bedeutsam könnte auch eine Hemmung der Thrombozytenaggregation sein. Als Wirkstoffe wurden das Allicin und ein Trimethylallylsulfid diskutiert. Diese Effekte konnten jedoch in mehreren kontrollierten Therapiestudien nicht bestätigt werden. Es bleibt offen, ob die gewünschten Effekte statt mit Knoblauch-Dragees nicht doch mit frischen Knoblauch-Extrakten erzielt werden könnten; allerdings wurden die in der Literatur beschriebenen Wirknachweise mit Extrakten erheblicher Knoblauch-Mengen erzielt (z.B. mit der Einmalgabe eines Extraktes aus einer ganzen Knoblauchknolle – nicht Knoblauchzehe!)

Kochbuch, n (cookery book)

Im Handel sind zahlreiche auf cholesterinarme Kost ausgerichtete ~ und Ratgeber erhältlich. Hier eine Auswahl: V. PUDEL: „Was man alles über Cholesterin wissen muß"; G. HÖLZ: „Die Cholesterin-Minus-Kur"; R. UNSORG: „Cholesterinarm kochen und genießen" (alle Falken-Verlag); GRUNDY/WINSTON: „Anti-Cholesterin-Diät"; ROTH/STREICHER: „Risikofaktor Cholesterin" (beide BLV); „The American Heart Association Cookbook", Ballantine Books, New York; u.a.

Kohlenhydrate, npl (carbohydrates)

Substanzklasse, für die als Hauptbausteine Kohlenstoff und Wasser im Verhältnis 1:1 charakteristisch sind. ~ zählen zusammen mit Eiweiß und Fett zu den energieliefernden Nährstoffen. Kohlenhydrathaltige Nahrungsmittel enthalten häufig wichtige Vitamine und Spurenelemente.

Man unterscheidet zwischen hochmolekularen, schwer löslichen ~ , den sog. Polysacchariden (z.B. Stärke), und niedermolekularen, leicht löslichen ~ , den sog. Mono- oder Disacchariden (z.B. Zucker). Außerdem gibt es unverdauliche ~ (z. B. Zellulose), die als → *Ballaststoffe* bezeichnet werden. Empfohlen wird ein Anteil von ~ an der täglichen Energiezufuhr von 50 - 60%, wobei nicht-süße kohlenhydrathaltige Nahrungsmittel (Gemüse, Getreideprodukte u.a.) stark zuckerhaltigen (Kuchen, Süßspeisen, zuckerhaltige Getränke) vorzuziehen sind. Erstere enthalten häufig neben den verdaulichen ~ auch einen hohen Anteil an Ballaststoffen, welche für eine gesunde Ernährungsweise von großer Bedeutung sind.

Bei zu hoher Zufuhr von ~ werden diese vom Körper in Triglyzeride umgewandelt und in Form von Fettdepots gespeichert, zudem kann sich dabei eine Hypertriglyzeridämie entwickeln.

kohlenhydratinduzierbare Hyperlipoproteinämie, f

→ *Hypertriglyzeridämie*

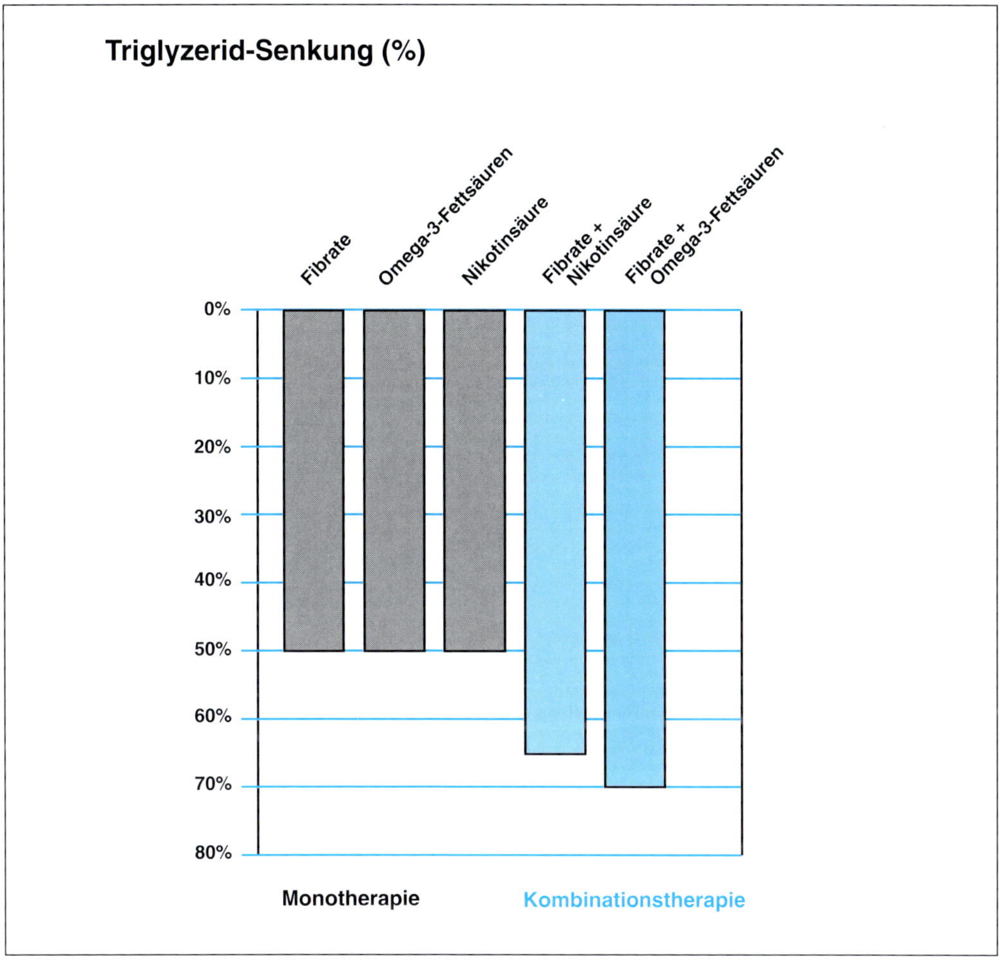

Verbesserte therapeutische Triglyzerid-Senkung durch Kombination von Wirkstoffen

Kombinationstherapie, f (combination therapy)

Eine ~ mit mehreren Lipidsenkern kann vorteilhaft sein, da die Wirkmechanismen der Hauptgruppen der Lipidsenker (Fibrate, Nikotinsäure, Omega-3-Fettsäuren, Anionenaustauscher, Probucol und HMG-CoA-Reduktase-Hemmer) unterschiedlich sind, und ihre Kombination zu einer Wirkungssteigerung führt. Bis auf die HMG-CoA-Reduktase-Hemmer können alle Lipidsenker mit allen kombiniert werden. Die HMG-CoA-Reduktase-Hemmer dagegen sollten mit Fibraten und Nikotinsäure wegen einer möglichen Myolyse bis hin zur schweren Rhabdomyolyse – wenn überhaupt – nur unter engmaschiger Kontrolle der CPK-Werte kombiniert werden.

Bei alleiniger Hypercholesterinämie können folgende Kombinationen sinnvoll sein:

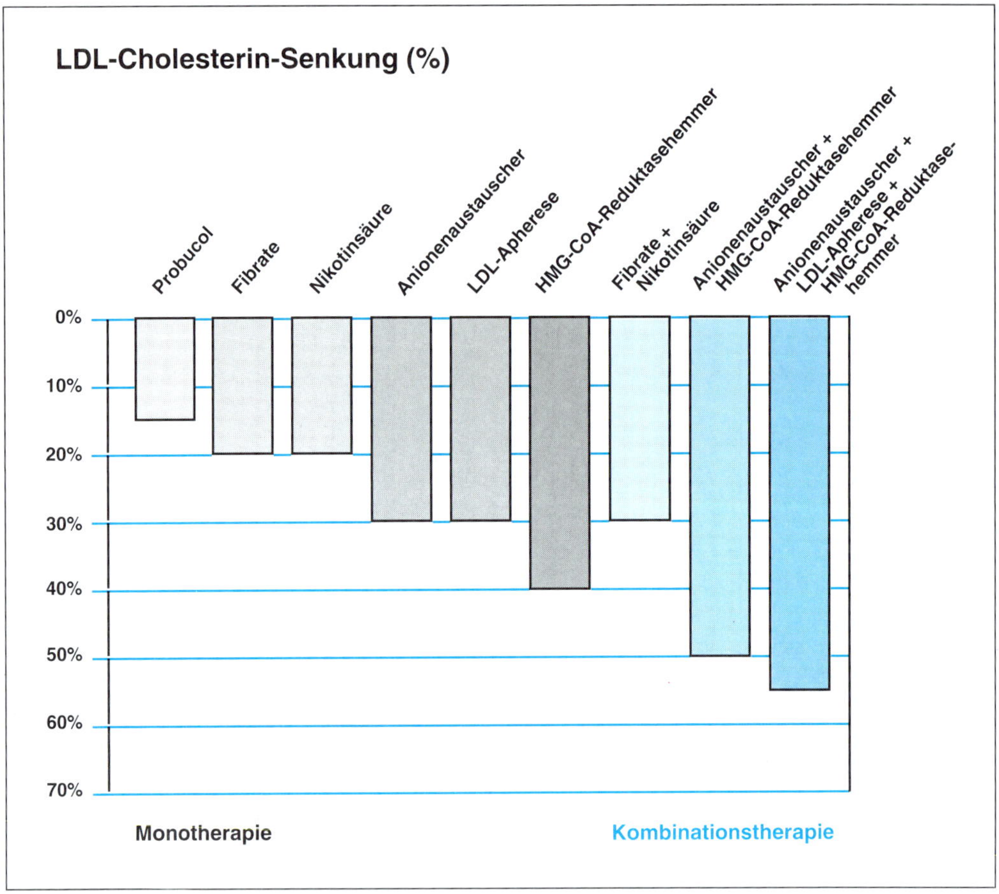

Verbesserte therapeutische LDL-Cholesterin-Senkung durch Kombination von Wirkstoffen

- HMG-CoA-Reduktase-Hemmer + Anionenaustauscher + Probucol
- Fibrate + Nikotinsäure + Anionenaustauscher + Probucol
- LDL-Apherese + HMG-CoA-Reduktase-Hemmer + Anionenaustauscher

Die möglichen LDL-Cholesterin-Senkungen sind in der Grafik oben dargestellt.

Bei alleiniger Hypertriglyzeridämie kann folgende Kombination sinnvoll sein:

- Fibrate + Nikotinsäure + Omega-3-Fettsäuren

Die möglichen Triglyzerid-Senkungen sind in der Grafik auf S. 105 dargestellt.

Bei Hypercholesterinämie in Kombination mit Hypertriglyzeridämie und erniedrigtem HDL-Cholesterin sollte je nach Lipidkonstellation kombiniert werden:

a) Steht die Hypercholesterinämie im Vordergrund:

- HMG-CoA-Reduktase-Hemmer + Omega-3-Fettsäuren
- Anionenaustauscher + Fibrate + Nikotinsäure

– Probucol + Fibrate + Nikotinsäure

b) Stehen Hypertriglyzeridämie und/oder niedriges HDL-Cholesterin im Vordergrund:

– Fibrate + Nikotinsäure + Omega-3-Fettsäuren

kombinierte Hyperlipoproteinämie, f

→ *gemischte Hyperlipoproteinämie*

Kontrazeptiva, npl

→ *hormonelle Kontrazeptiva*

Koronar(athero)sklerose, f (coronary (athero) sclerosis)

Krankheitsprozeß der Herzkranzgefäße, in dessen Verlauf sich das Gefäßlumen verengt, während die Elastizität der Gefäßwände abnimmt. Die ~ kann bei Vorliegen verschiedener Faktoren (z.B. Hyperlipoproteinämie, Bluthochdruck, Nikotin) vorzeitig einsetzen.

→ *Atherogenese*

koronare Herzkrankheit (KHK), f (coronary heart disease, coronary artery disease)

Klinische Manifestation einer primären Koronarinsuffizienz, die durch Einengung oder Verschluß eines oder mehrerer Herzkranzgefäße hervorgerufen wird. Dies führt zu einem Mißverhältnis zwischen Sauerstoffangebot und Sauerstoffbedarf von nachgeschaltetem Myokard, welches sich als ischämischer Schmerz (Angina pectoris) äußert. Bei Totalverschluß kommt es zum Untergang von Muskelgewebe (Herzinfarkt). Varianten der ~ sind klinisch stumme Verläufe oder auch die seltene PRINZMETAL-Angina, die durch Koronarspasmen hervorgerufen wird.

Häufigste Ursache der ~ ist die Atherosklerose der Koronarien mit den Hauptrisikofaktoren Dyslipoproteinämie, Nikotinabusus und Hypertonus. Der Verdacht auf eine ~ wird durch das Belastungs-EKG erhärtet und durch Koronarangiographie bewiesen.

Die konservative Therapie des Risikos zielt auf eine drastische Elimination von Risikofaktoren, wobei in jüngerer Zeit mehrfach belegt wurde, daß hierdurch nicht nur die Atheromprogression angehalten, sondern bei ca. 30% der Patienten auch eine Regression erzielt werden kann (→ *Regressionstudien*). Die koronarchirurgische Therapie besteht aus der mechanischen Dilatation des Koronarlumens mittels perkutaner transluminaler koronarer Angioplastik (PTCA), bei der ein Ballonkatheter den Gefäßdurchmesser erweitert. Außerdem können aortokoronare Venenbypässe gelegt werden.

Kortikosteroide, npl (corticosteroids)

Nebennierenrinden-Hormone: Mineralo- und Glukokortikosteroide. Synthetische Glukokortikosteroide werden therapeutisch vor allem als Immunsuppressiva eingesetzt und können den Kohlenhydrat- und Lipoproteinstoffwechsel pathologisch verändern. Sie verursachen eine Insulinresistenz und eine Glukoneogenese, die sich zunächst als pathologische Glukosetoleranz und später als Diabetes mellitus manifestieren. Parallel ensteht – meist durch eine gesteigerte VLDL-Synthese – eine Hypertriglyzeridämie, die von einer Absenkung des HDL-Cholesterins begleitet ist.

Kühlschranktest, m (refrigeration test)

Einfache Methode zum Nachweis von Chylomikronen. Ein mit Plasma oder Serum gefülltes Reagenzglas wird etwa zwölf Stunden stehengelassen (ein Kühlschrank ist nicht zwingend erforderlich). Enthält das Plasma Chylomikronen, rahmen diese auf; sind die VLDL nicht erhöht, ist der Unterstand klar. Bei erhöhten VLDL ist auch der Unterstand trüb, wobei die aufgerahmte Chylomikronenschicht dennoch erkennbar ist.

L

Läsion, f (lesion)

Verletzung. Atherosklerotische ~ werden unterteilt in:

1. frühe ~ (→ *Fatty Streaks*)
2. fortgeschrittene ~ (fibröse und atherosklerotische Plaques)
3. komplexe ~ (Ulzerationen, Verkalkungen, Blutungen).

langkettige Fettsäuren, fpl (long-chain fatty acids)

Fettsäuren mit einer Kettenlänge von mehr als 14 C-Atomen. Die aus ~ gebildeten Triglyzeride (→ *Long-Chain-Triglycerides*) sind in den wichtigsten tierischen und pflanzlichen Fetten und Ölen enthalten. Eine Übersicht über biologisch wichtige ~ zeigt die Abbildung beim Stichwort → *ungesättigte Fettsäuren* .

LAURELL-Elektrophorese, f

→ *Elektro-Immunoassay*

Laurinsäure, f (lauric acid)

C12:0. Gesättigte Fettsäure, die vor allem im Milchfett, in Palm- und Kokosöl vorkommt. Die ~ kann sowohl über den Lymphweg (Chylomikronen-Bildung) in das Blut gelangen als auch direkt über den Portalkreislauf zur Leber transportiert werden.

LCAT

Abkürzung für → *Lecithin-Cholesterin-Acyltransferase*

LCAT-Defizienz, f

Kurzform für → *Lecithin-Cholesterin-Acyltransferase-Defizienz*

LCT

Abkürzung für → *Long-Chain-Triglycerides*

LDL, npl (LDL(low-density lipoproteins))

Abkürzung für Low-Density-Lipoproteine (Lipoproteine niedriger Dichte). Lipoprotein-Dichteklasse, die in der Ultrazentrifuge im Bereich von 1,006 bis 1,063 g/ml flotiert. Beim Gesunden entspricht sie der Lipoproteinklasse, die in der Elektrophorese mit Beta-Mobilität wandert. ~ können in der Ultrazentrifuge in LDL_1 (Dichte: 1,006 - 1,019 g/ml; identisch mit IDL) und LDL_2 (Dichte: 1,019 - 1,063 g/ml) subfraktioniert werden. Während LDL_1 die Apolipoproteine CIII und E enthält, wird in LDL_2 fast nur Apo B100 gefunden. Weitere Subfraktionierungen in bis zu sechs Subfraktionen sind beschrieben worden; die dichtesten LDL-Subfraktionen gelten als besonders atherogen.

~ werden im Gegensatz zu Chylomikronen und VLDL nicht von Organen produziert und sezerniert, sondern entstehen intraplasmatisch durch lipolytischen Abbau aus VLDL und Umwandlung von IDL. Ihr Plasmaspiegel wird reguliert vom Zustrom und vor allem vom Abstrom, der zu 85% über den LDL-Rezeptor erfolgt und zu 15% über LDL-Rezeptor-unabhängige Abbauwege.

Der Cholesterinanteil der Gesamt-LDL ist klinisch von großer Bedeutung wegen seiner Assoziation mit der vorzeitigen koronaren Herzkrankheit. Daher wird das LDL-Cholesterin routinemäßig gemessen und ist Basis für Diagnostik und Therapie.

→ *LDL-Cholesterin*, → *LDL-Subfraktionen*

LDL-Apherese, f (LDL apheresis)

Verfahren zur selektiven Elimination von LDL aus dem Plasma. Bei dieser Dialyse-ähnlichen

Blutwäsche wird LDL extrakorporal entweder durch Präzipitation (→ *HELP-Verfahren*), Adsorption an Dextransulfat (KANEKA-FUJI) oder Immunadsorption an Antikörper gegen Apolipoprotein B (BAXTER) entfernt. Vorteil des HELP-Verfahrens ist die gleichzeitige Senkung des Fibrinogens um ca. 20%. Gemeinsam ist diesen Verfahren, daß sie wegen des raschen LDL-Wiederanstieges wöchentlich durchgeführt werden müssen und relativ teuer sind (ca. 2000,– DM pro Sitzung). Zwar können die LDL durch eine einzige Behandlung fast völlig eliminiert werden, doch beträgt wegen des raschen Wiederanstieges die mittlere Senkung zwischen zwei Therapieterminen nicht mehr als 30 - 40%. Die Indikation für dieses aufwendige Verfahren ist vor allem gegeben bei Patienten mit einer homozygoten familiären Hypercholesterinämie, oder wenn ein noch junger Patient bereits an einer manifesten koronaren Herzkrankheit leidet, und sein LDL-Cholesterin medikamentös nicht ausreichend gesenkt werden kann. Die extrakorporale LDL-Elimination ist mittlerweile nicht nur in lipidologischen Therapiezentren, sondern in zunehmendem Maße auch in Dialysezentren verfügbar.

Die Kosten für diese vorerst noch experimentelle Therapie werden bei Vorlage von unabhängig erstellten Gutachten von den Krankenkassen vergütet.

LDL-C

Abkürzung für → *LDL-Cholesterin*

LDL-Cholesterin (LDL-C), n (LDL cholesterol)

Beta-Cholesterin

Plasma-Konzentration des in LDL transportierten Cholesterins. Wegen seiner Bedeutung für die Entstehung der vorzeitigen Atherosklerose wird das ~ im klinischen Alltag routinemäßig bestimmt. Die am häufigsten angewandte und preiswerteste Methode zur Ermittlung des ~ ist die Messung des Gesamtcholesterins, der Triglyzeride und des HDL-Cholesterins mit anschließender Berechnung des ~ nach der → *FRIEDEWALD-Formel*.

Referenzbereich für LDL-Cholesterin
bei einem weiteren Risikofaktor*:
< 155 mg/dl
bei zwei oder mehr Risikofaktoren*:
< 135 mg/dl
* weitere Risikofaktoren sind: - Hypertonus - Rauchen - Diabetes mellitus - Familienanamnese - niedriges HDL - männliches Geschlecht

Die so erhaltenen Ergebnisse sind für Diagnose und Therapie ausreichend, sofern beachtet wird, daß die FRIEDEWALD-Formel nur bei Abwesenheit von Chylomikronen und bei Triglyzeridwerten unter 400 mg/dl gültig ist. Alternativ kann das ~ als Beta-Cholesterin in der → *quantitativen Lipoproteinelektrophorese* ermittelt werden, was zwar erheblich teurer ist, aber den Vorteil der Unabhängigkeit von Chylomikronen hat.

Der Referenzbereich für das LDL-Cholesterin ist abhängig von der Gesamtkonstellation der begleitenden Risikofaktoren (siehe oben).

→ *HDL-Cholesterin*

LDL-receptor-related protein (LRP)

LDL-Rezeptor-verwandtes Protein. Membranprotein, das vermutlich als hepatischer Rezeptor für Chylomikronen-Remnants fungiert. Es besteht aus 4525 Aminosäuren und ist somit das größte bisher beschriebene Membranprotein. Insgesamt enthält das ~ 32 Domänen, von denen einige eine große Ähnlichkeit mit dem LDL-Rezeptor haben, wodurch das ~ seinen Namen erhielt.

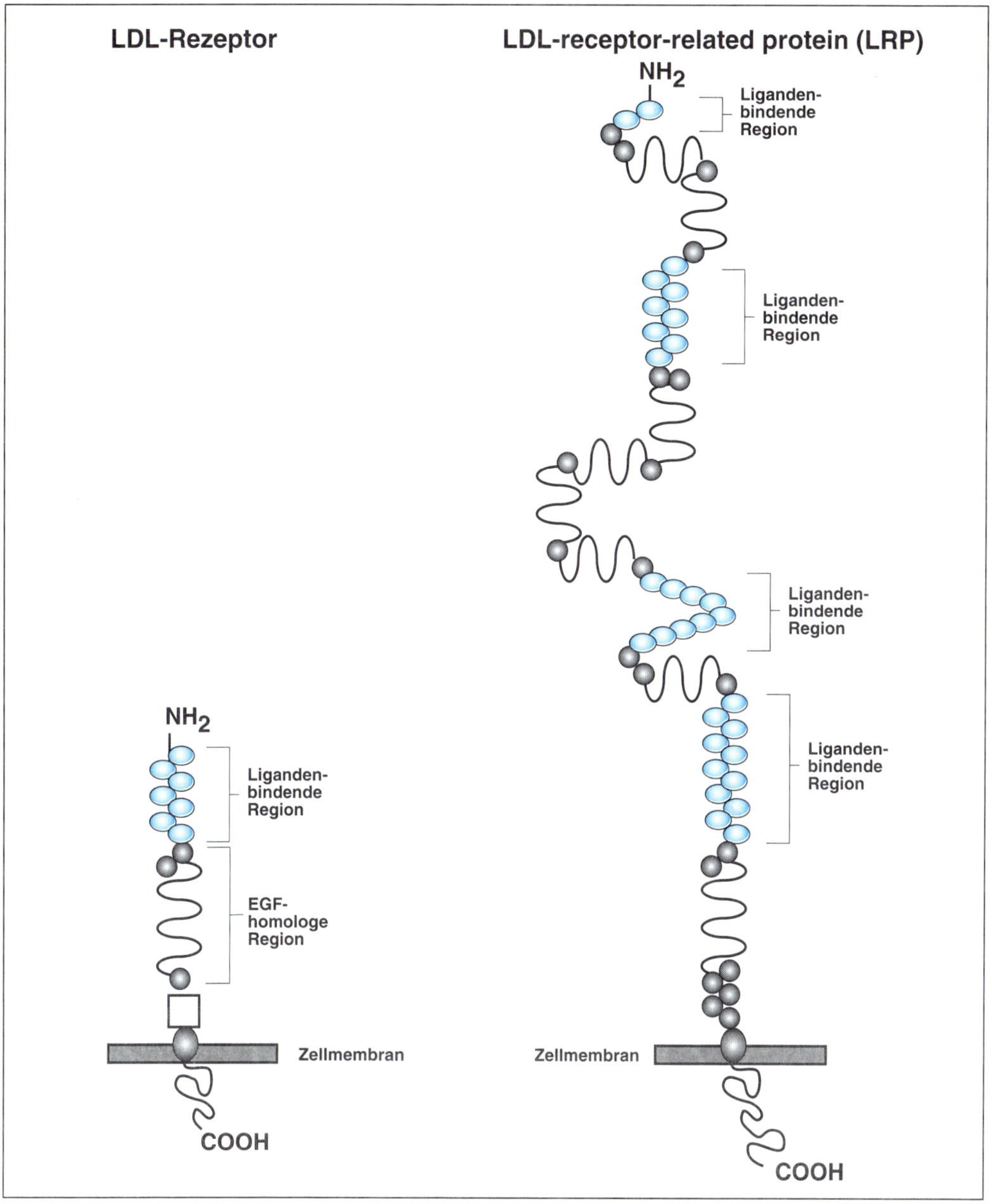

Schematische Darstellung des LDL-receptor-related protein (LRP) auf der rechten Seite. Der links zum Vergleich gezeigte LDL-Rezeptor läßt die beträchtliche Ähnlichkeit zwischen beiden Proteinen erkennen.

An das ~ binden mit hoher Affinität Chylomikronen-Remnants und Beta-VLDL, weswegen man annimmt, daß es den gesuchten Chylomikronen-Remnant-Rezeptor darstellt. Diese Bindung mit Internalisierung und Degradation findet jedoch nur statt, wenn die Partikel zuvor in vitro mit Apo E angereichert wurden. In vivo, so wird spekuliert, könnte eine solche Anreicherung im DISSE'schen Raum stattfinden mit Hilfe von hepatisch sezerniertem Apo E; oder es könnte die Bindung begünstigt werden durch Befreiung der Chylomikronen-Remnants von den inhibierenden C-Apolipoproteinen durch die hepatische Triglyzeridlipase.

Interessanterweise bindet das ~ nicht nur Chylomikronen-Remnants, sondern auch Alpha-2-Makroglobulin, ein großes Protein, das im Plasma vor allem Proteinasen (z.B. Thrombin) inaktiviert. Es handelt sich daher beim ~ offenbar um einen multifunktionellen Rezeptor.

LDL-Rezeptor, m (LDL receptor) *Apo-B/E-Rezeptor*

Zellrezeptor, der eine zentrale Rolle für den LDL-Katabolismus und damit bei der Elimination von Cholesterin aus dem Plasma spielt. Der ~ ist ein kettenförmiges Protein, das aus 839 Aminosäuren besteht und in 5 Domänen unterteilt ist: Liganden-bindende, Epidermal-Growth-Factor-(EGF-)homologe, zuckerhaltige, membrandurchquerende und zytoplasmatische Domäne. Die Liganden-bindende Domäne besteht aus 7 Sequenzen, die mit Cystein angereichert sind und mittels elektrostatischer Kräfte die Arginin- und Lysin-reichen Abschnitte des Apo B100 binden.

Zellen tragen etwa 40 000 ~ auf ihrer Oberfläche in clathrinbeschichteten Grübchen (→ *Coated Pits*). Zellen, die Cholesterin zur Synthese von Gallensäuren bzw. Hormonen (Leber bzw. Nebennieren, Gonaden) benötigen, sind dichter mit ~ besetzt.

Hauptaufgabe der ~ ist, eine konstante Zulieferung von Cholesterin an die Zellen zu gewährleisten. ~ binden LDL und internalisieren sie, die entstandenen Vesikel bilden intrazelluläre Endophagosomen. Bei einem pH-Wert von 5 werden LDL von den ~ abgelöst, die zur erneuten Verwendung wieder zur Zelloberfläche transportiert werden. Die LDL in den Phagolysosomen werden abgebaut, die darin enthaltenen Cholesterinester werden zu freiem Cholesterin hydrolysiert, und die Proteine der LDL zu Aminosäuren metabolisiert.

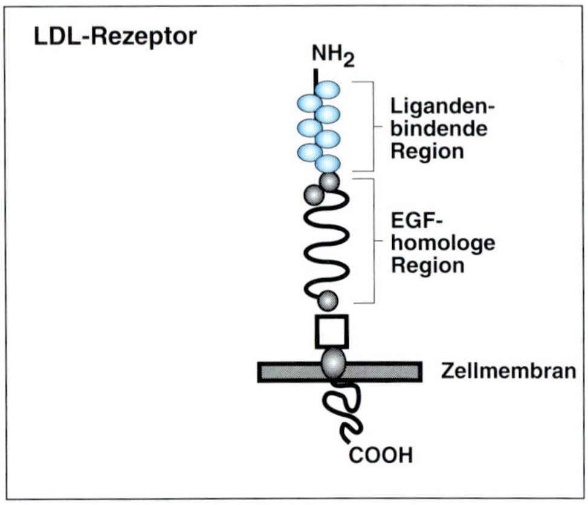

Struktur des LDL-Rezeptors

Das freie Cholesterin regelt die intrazelluläre Cholesterinhomöostase vorwiegend mittels dreier Mechanismen:

1. Unterdrückung der zelleigenen Cholesterinsynthese durch Inhibierung der HMG-CoA-Reduktase
2. Verminderung der LDL-Rezeptor-Synthese
3. gesteigerte Wiederveresterung von freiem Cholesterin mit Oleat durch das Enzym → *Acyl-CoA-Cholesterin-Acyltransferase (ACAT).*

Defekte des ~ können zu verminderter Bindung und Internalisierung von Plasma-LDL führen und sind Ursache der verschiedenen Formen der → *familiären Hypercholesterinämie.* Kommen die Defekte heterozygot vor, haben die Betroffenen nur ca. 50% funktionsfähige ~; das Gesamtcholesterin liegt dann zwischen 200 bis ca. 500 mg/dl. Bei homozygoten LDL-Rezeptor-

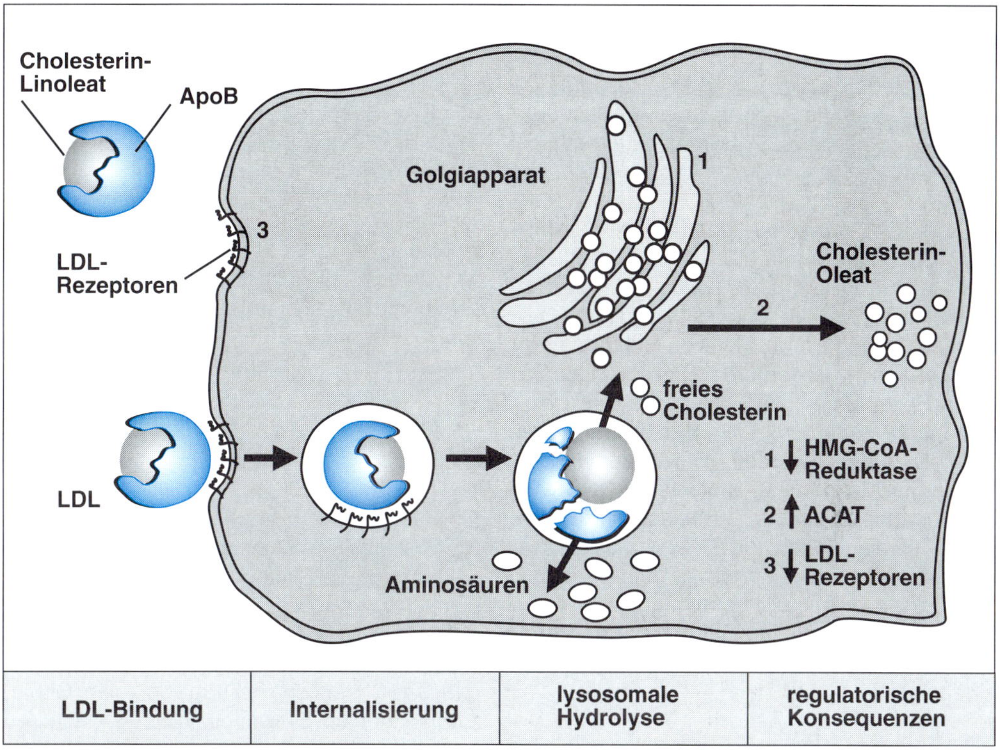

Regulationsmechanismen des intrazellulären Cholesterinspiegels. Das via LDL-Rezeptor in die Zelle eingeschleuste Cholesterin wird zu freiem Cholesterin metabolisiert, das nun die zelleigene Synthese drosselt (1), die Speicherung in Vakuolen steigert (2) und - als wichtigstes - die Ausbildung der LDL-Rezeptoren auf der Zelloberfläche vermindert (3).

Defekten kann das Gesamtcholesterin über 1000 mg/dl betragen.

Bis jetzt sind mehr als 100 LDL-Rezeptor-Defekte bekannt. Betroffen sind eine oder mehrere Eigenschaften des Rezeptors, wie Rezeptorsynthese (Klasse 1), Transport und Stoffwechsel von Vorläuferproteinen (Klasse 2), Ligandenbindung (Klasse 3), Rezeptorgruppierung und Internalisierung (Klasse 4) und Rezeptor-"Recycling" und -Degradation (Klasse 5).

Die Häufigkeit der heterozygoten Defekte beträgt in den bisher untersuchten Populationen 1:500. Sollte die familiäre Hypercholesterinämie mit der gleichen Frequenz auch in weiteren Regionen der Erde vorkommen, dürfte es sich hierbei um die häufigste, durch eine einzige Genmutation verursachte Erkrankung des Menschen handeln.

Die Entdeckung des ~ und die Erforschung seiner Bedeutung für den Cholesterinmetabolismus führten zur Verleihung des Nobelpreises an MICHAEL S. BROWN und JOSEPH GOLDSTEIN im Jahre 1985.

LDL-Rezeptor-System, n

→ *LDL-Rezeptor-Weg*

LDL-Rezeptor-unabhängiger Abbauweg, m (scavenger pathway) *Scavenger-Pathway*

Abbauweg, bei dem LDL nicht über Rezeptoren, sondern z.B. durch Phagozytose in Zellen des Retikuloendothelialen Systems aufgenommen werden. Der ~ ist – im Gegensatz zu einem rezeptorabhängigen – nicht saturierbar, sondern durch die LDL-Konzentrationen im Blut determiniert. Der ~ spielt vermutlich eine wesentliche Rolle bei der Atherogenese. Cholesterinreiche Lipoproteine, wie alterierte (z.B. oxidierte) LDL, IDL und Beta-VLDL, werden von Makrophagen über spezifische Rezeptoren aufgenommen. Da diese Rezeptoren – im Gegensatz zum LDL-Rezeptor – nicht durch den Cholesteringehalt der Zelle geregelt werden, können auf diesem Weg große Mengen von Cholesterin in die Zelle gelangen, wo sie als Cholesterinester in zahlreichen Vakuolen abgelagert werden und zur Umwandlung des Makrophagen in eine Schaumzelle führen. Akkumulierte Schaumzellen stellen im subendothelialen Raum eine Frühform der atherosklerotischen Läsion dar (→ *Fatty Streak*).

LDL-Rezeptor-Weg, m (LDL receptor pathway) *BROWN-GOLDSTEIN-Pathway, LDL-Rezeptor-System*

Stoffwechselweg des LDL-Abbaus, der durch LDL-Rezeptoren determiniert ist. Etwa 85% der Plasma-LDL werden über den ~ verstoffwechselt. Der Rest wird über den → *LDL-Rezeptor-unabhängigen Abbauweg* (Scavenger-Pathway) eliminiert, der überwiegend aus Makrophagen und Histiozyten des Retikuloendothelialen Systems besteht. Während der ~ die physiologische Abbauroute für LDL darstellt, wird angenommen, daß ihr Abbau über den LDL-Rezeptor-unabhängigen Weg die Entstehung der Atherosklerose begünstigt.

LDL-Subfraktionen, fpl (LDL subfractions)

Durch Ultrazentrifugation in Dichtegradienten sind LDL in bis zu 6 Subfraktionen aufgetrennt worden. Die weniger dichten und großen ~ sind reich an Triglyzeriden und Apo E, die dichten und kleinen dagegen reich an Apo B mit relativ wenig Cholesterinestern. Das Spektrum der ~ ist bei Hypertriglyzeridämien zu den dichten hin verschoben. Diese sollen dadurch entstehen, daß durch Einwirkung des → *Cholesterinester-Transfer-Proteins (CETP)* Cholesterinester auf triglyzeridreiche Lipoproteine transferiert werden, wodurch die LDL cholesterinesterarm und somit klein und dicht werden. Kleine, dichte LDL sollen besonders atherogen sein. Möglicherweise beruht die Atherogenität mancher Hypertriglyzeridämien, z.B. bei der familiär kombinierten Hyperlipoproteinämie, auf dem relativ hohen Anteil der kleinen und dichten ~.

Leber, f (liver)

Die ~ ist im Lipidstoffwechsel von zentraler Bedeutung für die Synthese und Elimination von Lipoproteinen sowie für die Synthese von Enzymen, die den intraplasmatischen Lipoproteinmetabolismus steuern. Die ~ ist das einzige Organ, das Cholesterin in Form von freiem Cholesterin oder nach Umwandlung zu Gallensäuren zusammen mit Phospholipiden (Lecithin) in der Galle ausscheiden kann. In der ~ werden Triglyzeride, Phospholipide, Cholesterin und Apolipoproteine synthetisiert und als VLDL in das Plasma sezerniert. Auch → *Lipoprotein (a)* und Vorstufen von HDL werden von der ~ produziert. Schließlich werden in der ~ die → *Lecithin-Cholesterin-Acyltransferase (LCAT)*, das → *Cholesterinester-Transfer-Protein (CETP)* sowie die hepatische Lipase synthetisiert. Aufgrund der zentralen Rolle der ~ im Lipoproteinmetabolismus liegt es nahe, daß Lebererkrankungen mit verschiedenen und komplexen Störungen des Fettstoffwechsels einhergehen.

→ *akute Hepatitis*, → *Cholestase*, → *chronische Hepatitis*, → *Fettleber*

Leberlipase, f

→ *hepatische Triglyzeridlipase*

Lecithin, n (lecithin) *Phosphatidylcholin*

Häufigstes extrazelluläres Phospholipid im Blut, das besonders in HDL und in den Blutzellmembranen vorkommt. Die im Säugetierorganismus existierenden Lecithin-Spezies enthalten in Position 2 vor allem ungesättigte Fettsäuren (Linol- bzw. Arachidonsäure). Diese ungesättigten Fettsäuren werden durch die → *Lecithin-Cholesterin-Acyltransferase* (LCAT) auf das freie Cholesterin unter Bildung von Cholesterinestern und Lysolecithin übertragen. Die ungesättigten Fettsäuren aus Position 2 des ~ werden auch von einer membranständigen Phospholipase A2 intrazellulär freigesetzt und in den Prostanoidstoffwechsel eingeschleust. Die Phospholipase A2 des Pankreas hydrolysiert die gleiche Position des ~ aus der Galle. Das entstehende

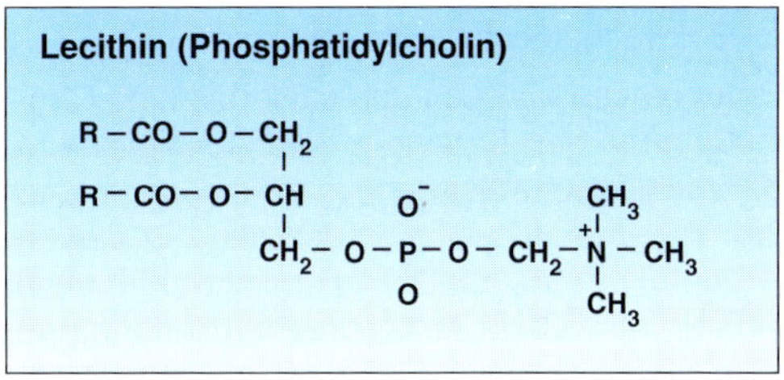

Strukturformel des häufigsten Phospholipids im Plasma, des Lecithins (Phosphatidylcholin)

Lysolecithin wird zusammen mit der entstandenen freien Fettsäure in Form einer Mizelle vom Dünndarm resorbiert und in der Mukosa wieder zu ~ aufgebaut.

Lecithin-Cholesterin-Acyltransferase (LCAT), f (lecithin:cholesterol acyltransferase)

In der Leber gebildetes, ca. 55 000 Dalton grosses Enzym, das im Plasma die Übertragung der Fettsäure (meist Linolsäure) aus der SN2-Position des Lecithins auf freies Cholesterin katalysiert. Es entstehen Cholesterinester und Lysolecithin (an Albumin gebunden). In vitro wird die Aktivität der ~ durch Anwesenheit der Apolipoproteine AI, AIV und CI gesteigert, durch

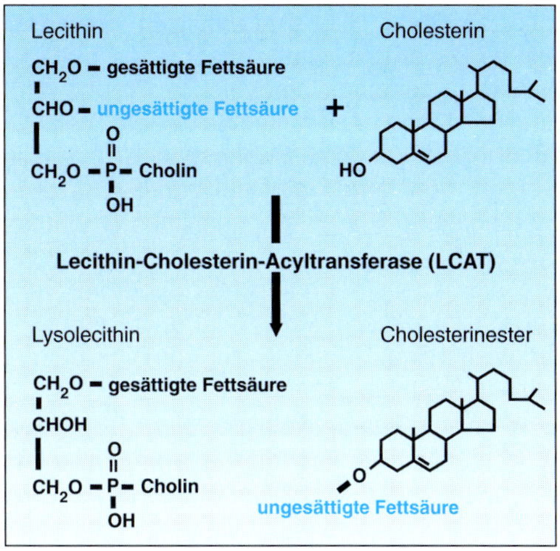

Wirkungsweise der Lecithin-Cholesterin-Acyltransferase, die eine ungesättigte Fettsäure aus der Position 2 des Lecithins mit der 3-ständigen OH-Gruppe des freien Cholesterins verestert. Es entstehen ein Cholesterinester und Lysolecithin.

Apolipoprotein D stabilisiert. Bevorzugtes Substrat der ~ sind HDL_3, da diese große Mengen an Phospholipiden enthalten. Aus HDL_3 entstehen durch ~ größere und weniger dichte HDL_2, die den gebildeten Cholesterinester entweder direkt zur Leber transportieren oder aber via Cholesterinester-Transfer-Protein (CETP) an VLDL und LDL abgeben. Auch das freie Cholesterin in VLDL und LDL wird von der ~ umgesetzt.

Lecithin-Cholesterin-Acyltransferase-Defizienz, f (lecithin:cholesterol acyltransferase deficiency)

Eine ~ kann entweder familiär vorkommen oder sekundär bei einer Proteinsynthesestörung der Leber.

Bei der sehr seltenen familiären ~ sind alle Lipoproteine abnorm, vor allem reich an freiem und arm an verestertem Cholesterin (weniger als 20% des Gesamtcholesterins verestert; normal mehr als 70%). HDL sind drastisch erniedrigt, und VLDL erhöht, was zunächst als mäßige Hypertriglyzeridämie erscheint. Im Plasma wird häufig → *Lipoprotein X* nachgewiesen. Die LDL können bei ~ in drei Subfraktionen unterteilt werden, von denen die triglyzeridreiche aufgrund eines unklaren Mechanismus erhöht ist und für die häufig komplizierenden Nierenfunktionsstörungen (nephrotisches Syndrom) verantwortlich gemacht wird. Weitere klinische Auffälligkeiten sind: Trübungen der Hornhaut, hämolytische Anämien, Proteinurie.

Eine kausale Therapie existiert nicht. Eine Senkung vor allem der hochmolekularen LDL sollte durch eine fettarme Diät versucht werden. Die Prognose der ~ wird durch die renalen Komplikationen bestimmt.

Leiden Intervention Trial

Unkontrollierte Diät-Interventionsstudie bei 39 Patienten mit positiver Koronarangiographie. Die Patienten erhielten 2 Jahre lang eine vegetarische Diät mit weniger als 100 mg Cholesterin/Tag und einem → *P/S-Quotienten* > 2. Bei der anschließenden Reangiographie zeigten 46% keine Progression der Koronarsklerose. Die beobachteten Progressionen der Koronarsklerose korrelierten hochsignifikant mit dem Quotienten Gesamtcholesterin/HDL-Cholesterin.

Leukotriene, npl (leukotrienes)

Untergruppe der Prostanoide, die unter Einwirkung der 5-Lipoxygenase als Schlüsselenzym aus Arachidonsäure (C20:4; Omega-6) oder aus Eikosapentaensäure (C20:5; Omega-3) gebildet werden. ~ sind wirksame Aktivatoren (Mediatoren) der Entzündungsreaktion. Leukotrien-B4 (LTB-4), das aus Arachidonsäure entsteht, ist die potenteste Substanz dieser Gruppe. Leukotrien-B5 (LTB-5) wird aus Eikosapentaensäure (Omega-3-Fettsäure) gebildet und hat eine wesentlich geringere biologische Aktivität. Hierauf beruht ein Teil der entzündungshemmenden Aktivität der Omega-3-Fettsäuren (→ *Fischöl).* ~ werden besonders von Granulozyten, Makrophagen, Monozyten und Lymphozyten gebildet.

Lifestyle Heart Trial

Kontrollierte Therapiestudie, bei der untersucht wurde, ob eine rigide Änderung der Lebensweise den koronarangiographischen Befund beeinflussen kann. 22 Patienten mit Koronarsklerose veränderten 1 Jahr lang ihre Lebensweise folgendermaßen:

1. Diät (10% der Kalorien stammten aus Fett, 10-20% aus Eiweiß, 70-75% aus Kohlenhydraten, Cholesterin < 5 mg/Tag),
2. Streß-Management
3. Nikotinverzicht
4. mehr als 3 Stunden Sport pro Woche
5. 2 x wöchentlich Gruppentherapie.

Unter diesen Maßnahmen sank das LDL-Cholesterin bei den Patienten durchschnittlich um 37%, in der Kontrollgruppe (n = 23) dagegen nur um 5%; das HDL-Cholesterin stieg in beiden Gruppen um 3% an. Die Reangiographie nach einem Jahr zeigte in der Interventionsgruppe eine Regression um 2,2% und in der Kontrollgruppe eine Progression um 3,4%; der Unterschied war statistisch signifikant (p < 0,001). Bei Stenosen mit Einengungen von mehr als 50% war der Unterschied noch ausgeprägter: –5,3% gegenüber 2,7%.

Ligand, m (ligand)

Im Rahmen des Lipoproteinmetabolismus ein Protein – meist ein Apolipoprotein –, das von spezifischen Zellrezeptoren gebunden wird, z.B Apo B100 vom LDL-Rezeptor oder Apo E vom → *LDL-receptor-related protein (LRP)* und vom LDL-Rezeptor.

Lipaemia retinalis, f (lipemia retinalis) *Lipämie der Netzhautgefäße, retinale Lipämie*

Retinopathie, die durch exzessiv hohe Triglyzeridspiegel verursacht wird. Erkennbar ist am

Augenhintergrund eine rosa Verfärbung der Gefäße infolge einer Chylomikronämie (Plasmatriglyzeridwerte über 2000 mg/dl). Die ~ kann bei Typ-I- und Typ-V-Hyperlipoproteinämie beobachtet werden, hat aber keine diagnostische oder prognostische Relevanz.

Lipämie, f (lipemia) *Hyperlipämie, Lipidämie*

Serum- oder Plasmatrübung, die durch eine Konzentrationserhöhung der triglyzeridreichen Lipoproteine verursacht wird. Bei Chylomikronämie ist eine ~ bereits ab Triglyzeridwerten von 150 mg/dl zu beobachten, bei Erhöhung der VLDL erst ab ca. 300 mg/dl. Die Bezeichnung beschreibt den Aspekt des Plasmas und ist keine Diagnose.

→ *Hyperlipoproteinämie*

Lipämie der Netzhautgefäße, f

→ *Lipaemia retinalis*

lipämische Polyneuropathie, f

→ *hyperlipämische Neuropathie*

Lipase, f (lipase)

Enzym, das Triglyzeride an den Esterbindungen hydrolysiert. Für den Fettstoffwechsel sind bedeutsam: die → *periphere Lipoproteinlipase,* → *hepatische Triglyzeridlipase,* → *Fettgewebslipase,* Pankreaslipase, Carboxylesterase des Pankreas („unspezifische Lipase“).

Lipid, n (lipid) *Fett*

Oberbegriff für Fette und fettähnliche Substanzen. ~ besitzen zahlreiche lipophile Gruppen (überwiegend aliphatische Bestandteile), sind in organischen Lösungsmitteln, nicht aber in Wasser löslich und als Nahrungsmittel hochkalorisch. Im Bereich des Fettstoffwechsels (Lipidmetabolismus) werden die Bezeichnungen „Fett“ und „Lipid“ weitgehend synonym verwendet.

Lipidämie, f

→ *Hyperlipoproteinämie,* → *Lipämie*

Lipidanalyse, f (lipid analysis)

Untersuchung des Blutes eines Probanden hinsichtlich der Parameter Triglyzeride und Gesamtcholesterin. Bei Erhöhung des Gesamtcholesterins über 200 mg/dl ist eine Lipoproteinanalyse, d.h. die Ermittlung des LDL- und HDL-Cholesterins, erforderlich.

Lipidbeladung, f (lipid load)

Relative Menge eines Lipids (Triglyzeride, Cholesterin), bezogen auf den Proteinanteil eines Lipoproteins. In der Stoffwechselforschung kann diese Angabe bei VLDL und LDL sinnvoll sein, da diese ein Molekül Apo B pro Lipoproteinpartikel enthalten, und somit angegeben werden kann, wieviel Lipidmoleküle im Lipoproteinpartikel transportiert werden. Auch bei HDL kann diese Angabe sinnvoll sein, da diese proteinreichen Partikel mit unterschiedlichen Lipidmengen beladen sein können.

Für die Diagnose und Therapie von Fettstoffwechselstörungen im medizinischen Alltag ist die Angabe der ~ vorerst irrelevant.

Lipidelektrophorese, f (lipid electrophoresis)

Kurzform für → *Lipoproteinelektrophorese.* Die Lipide selbst können elektrophoretisch nicht aufgetrennt werden.

Lipidhypothese, f (lipid hypothesis) *Lipidtheorie*

Postulat, das aufgrund epidemiologischer, klinischer und experimenteller Befunde formuliert wurde und eine kausale Beziehung zwischen Fettstoffwechselstörungen und koronarer Herzkrankheit herstellt. Als gesichert gilt, daß eine Erhöhung des Serumcholesterins ein erhöhtes Atheroskleroserisiko mit sich bringt. Unklar blieb jedoch mehrere Jahrzehnte lang die Umkehrung dieses Zusammenhanges, wonach eine therapeutische Senkung des Cholesterins auch eine

Senkung der KHK-Inzidenz bewirken müßte. Nach zwei Therapiestudien zur primären Prävention gilt die ~ nun als gesichert. Sowohl die Studie des → *Lipid Research Clinics Program* als auch die → *Helsinki-Herz-Studie* belegten, daß das Auftreten tödlicher und nichttödlicher Manifestationen der koronaren Herzkrankheit in den Gruppen mit therapeutischer Cholesterinsenkung statistisch signifikant vermindert werden konnte.

Lipidkonstellation, f

→ *Lipidstatus*

Lipid-Liga, f

Kurzform für Deutsche Gesellschaft zur Bekämpfung von Fettstoffwechselstörungen und ihren Folgeerkrankungen (DGFF). Unabhängige Fachgesellschaft auf dem Gebiet des Fettstoffwechsels und der Atherosklerose. Ihre Aufgaben sieht die ~ in der

- aktuellen Informationsverbreitung über die Bedeutung des Atheroskleroserisikos in der Gesamtbevölkerung
- aktiven Zusammenarbeit mit allen anderen Organisationen, die auf dem Feld der Atheroskleroserisiken tätig sind
- der Unterstützung und Koordination von bevölkerungsweitem Cholesterin-Screening und dem Umgang mit den Ergebnissen
- der Durchführung von Fortbildungsveranstaltungen sowie der Unterstützung der Medienarbeit für Ärzte, Apotheker, Ernährungsberaterinnen, Journalisten, Gesundheitsbehörden, weitere interessierte Berufsgruppen und Patienten.

Die ~ veröffentlicht das Mitteilungsblatt „Der Lipid-Report". Geschäftsstelle der ~: Belfortstraße 8, 81667 München, Tel. 089/4802881, Fax 089/4471161.

Lipidmuster, n

→ *Lipidstatus*

Lipidperoxidation, f (lipid peroxidation)

Umwandlung von Lipiden durch Reaktion mit Sauerstoff. Die ~ beginnt meist mit einer Radikalbildung an einer Doppelbindung des Fettsäuremoleküls, die Aktivierungsenergie dafür nimmt mit der Zahl der Doppelbindungen ab. Die ~ kann durch Wärme, UV-Licht, Schwermetallionen, NO_2 oder Ozon initiiert werden, wobei an einem C-Atom, das einer Doppelbindung benachbart ist, entweder ein C-Radikal oder ein Peroxyl-Radikal entsteht. Der Prozeß läuft in einer Kettenreaktion weiter, bis er durch einen Radikalfänger (→ *Antioxidans*) unterbrochen wird, und produziert Fettsäurenhydroxyperoxide.

$R\bullet + O_2 \rightarrow ROO\bullet$

$ROO\bullet + RH \rightarrow ROOH + R\bullet$

RH = Fettsäure

R• = Fettsäureradikal

ROO• = Peroxylradikal

ROOH = Hydroxyperoxid

Fettsäurenhydroxyperoxide werden zu verschiedenen Zwischenprodukten abgebaut; am Ende der Umwandlung zu Sekundärprodukten stehen Pentan, Äthan und Malondialdehyd, deren Vorkommen häufig als Hinweis auf eine abgelaufene ~ interpretiert wird.

Die ~ im Organismus ist in vielerlei Hinsicht toxisch. Lipidperoxide in den Membranen beeinträchtigen deren Funktion erheblich, Zwischenprodukte können Enzyme, Kohlenhydrate, Proteine und Nukleinsäuren angreifen und zerstören. Lipoproteine können durch ~ so alteriert werden, daß sie in Makrophagen massiv angereichert werden (→ *Atherogenese*). In jüngerer Zeit mehren sich die Hinweise, daß fettlösliche → *Antioxidantien* (vor allem Vitamin E) auch in vivo vor ~ schützen und somit atheroprotektiv wirken.

Lipidprofil, n

→ *Lipidstatus*

Lipid Research Clinics (LRC) Program

Das ~ wurde im Jahre 1971 vom National Institute of Health (NIH) der USA ins Leben gerufen, um die Bedeutung der Hyperlipidämie als Risikofaktor der Atherosklerose auf breiter Basis zu untersuchen. Zu diesem Zweck wurden an 12 verschiedenen Orten in den USA, gleichmäßig verteilt auf die Ostküste, die Mitte und die Westküste, eine Kette von Forschungszentren auf diesem Gebiet etabliert, die eine einheitliche lipidanalytische Methode im Labor anwendeten. In der zunächst durchgeführten „Prevalence Study" wurde die Verteilung der Lipid- und Lipoproteinwerte in der amerikanischen Bevölkerung untersucht. Die „Family Study" beschäftigte sich dann mit der Frage der Vererbbarkeit gewisser Lipid- und Lipoproteinstörungen. Die wichtigste und bedeutsamste Studie schließlich, das → *Coronary Primary Prevention Trial (CPPT)*, bewies, daß eine lipidsenkende Therapie mit Cholestyramin, einem Ionenaustauscherharz, das koronare Risiko der behandelten Gruppe im Vergleich zur Kontrollgruppe deutlich senken konnte. Nach Beendigung dieser Studie im Jahre 1984 lief das Gesamtprogramm aus. Das gesamte ~ hatte großen Einfluß auf die lipidanalytische Methodik im allgemeinen, auf die Etablierung allgemein akzeptierter Grenzwerte für Lipid- und Lipoproteinfraktionen sowie auf die breite Akzeptanz der → *Lipidhypothese* (Fettstoffwechselstörungen als wesentliche Teilursache der Atherosklerose).

Lipidsenker, mpl (lipid-lowering drugs)

Wirkstoffe zur Senkung erhöhter Blutfettspiegel. Zur Therapie der verschiedenen Hyperlipoproteinämien existieren als wichtigste lipidsenkende Substanzklassen:

→ *Clofibrate* und Clofibratderivate
→ *Nikotinsäure* und Nikotinsäureanaloga
→ *Anionenaustauscherharze* (Abb. S. 121)
→ *HMG-CoA-Reduktase-Inhibitoren* (S. 121)
→ *Probucol*
→ *Fischöl* (Omega-3-Fettsäuren)

Die Abbildungen auf S. 120 und 121 zeigen Effekte und Wirkmechanismen der ~. Die Tabelle auf S. 122 zeigt Wirkmechanismen und unerwünschte Begleiterscheinungen der ~.

Lipidspeicherkrankheit, f (lipid storage disease) *Lipidose, Lipoidose*

Fettstoffwechselstörung, gekennzeichnet durch die Einlagerung eines bestimmten Lipids in ein oder mehrere Körpergewebe. ~ können z.B. durch einen Enzym-Mangel verursacht sein. Beispiele: → *REFSUM-Syndrom*, → *WOLMAN-Krankheit.*

Lipidstatus, m (lipid profile) *Lipidkonstellation, Lipidmuster, Lipidprofil*

Untersuchungsergebnis, das die Serum/Plasma-Konzentrationen für das Gesamtcholesterin, die Gesamttriglyzeride, das LDL-Cholesterin und das HDL-Cholesterin enthält. Ein kompletter ~ sollte immer erstellt werden, wenn Gesamtcholesterin und/oder Gesamttriglyzeride über 200 mg/dl sind. Aufgrund eines ~ kann, zusammen mit der Angabe, ob Chylomikronen vorhanden sind, die → *FREDRICKSON-Einteilung* (mit Ausnahme des Typs III) erfolgen.

Lipidstoffwechsel, m

→ *Fettstoffwechsel*

Lipidstoffwechselkrankheit, f

→ *Fettstoffwechselstörung*, → *Lipoproteinstoffwechselstörung*

Lipidtheorie, f

→ *Lipidhypothese*

Lipid-Transfer-Protein (LTP), n (lipid transfer protein)

Identisch mit dem → *Cholesterinester-Transfer-Protein (CETP)*. Das hepatogene Protein transferiert Cholesterinester aus HDL auf VLDL und LDL. Umgekehrt werden Triglyzeride von den

L

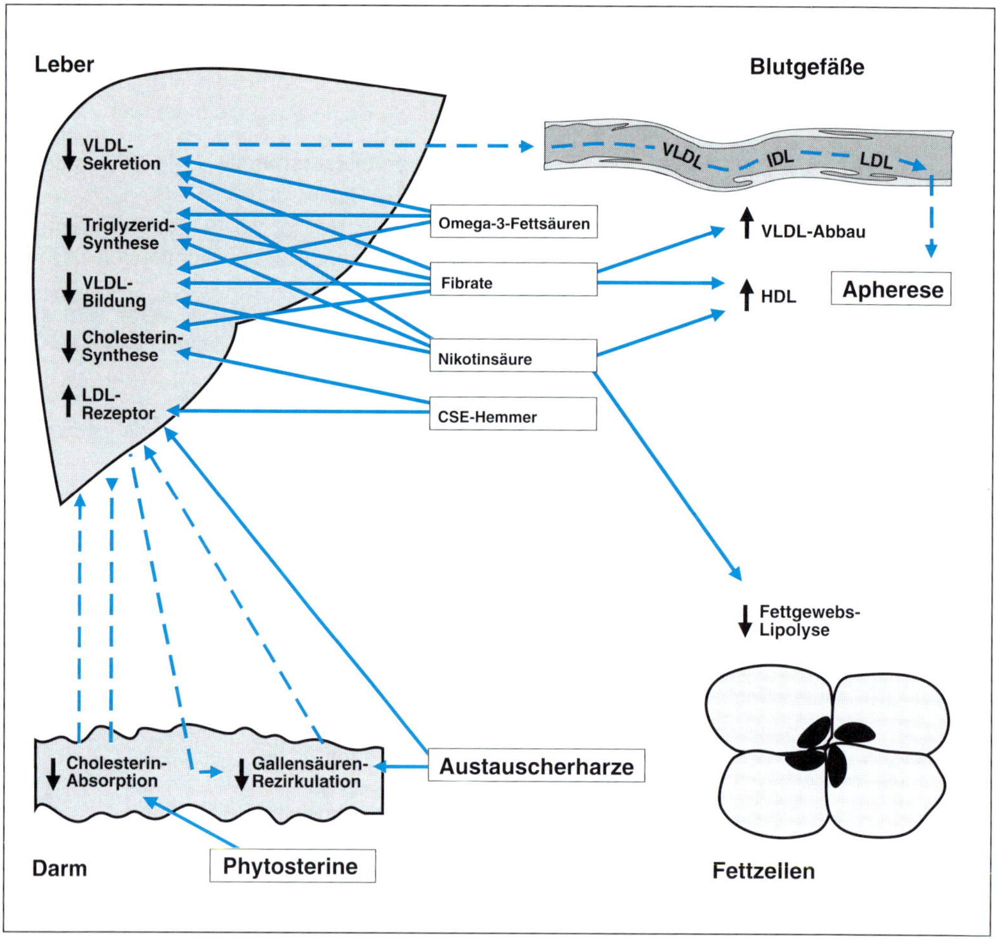

Effekte der geläufigsten Lipidsenker auf den Lipoproteinstoffwechsel

triglyzeridreichen Lipoproteinen auf HDL übertragen. Die Aktivität des ~ ist durch triglyzeridreiche Lipoproteine und freie Fettsäuren stimulierbar. Der inverse Zusammenhang zwischen HDL-Cholesterin und Triglyzeriden dürfte überwiegend auf die Aktivität des ~ zurückzuführen sein.

~ ist nicht bei allen Spezies gleichermaßen vorhanden. Nager haben praktisch keine Aktivität des ~ und zeichnen sich daher durch sehr hohe HDL-Cholesterinspiegel bei niedrigen LDL-Cholesterinspiegeln aus. Kaninchen dagegen haben eine sehr hohe LTP-Aktivität; der Mensch liegt etwa dazwischen.

Da mit der speziesspezifischen LTP-Aktivität offenbar die Möglichkeit assoziiert ist, durch Cholesterinfütterung eine Atherosklerose zu induzieren, wird spekuliert, daß eine hohe Aktivität des ~ die Atherogenese induziert, indem es Cholesterin von den atheroprotektiven HDL auf atherogene VLDL und LDL überträgt.

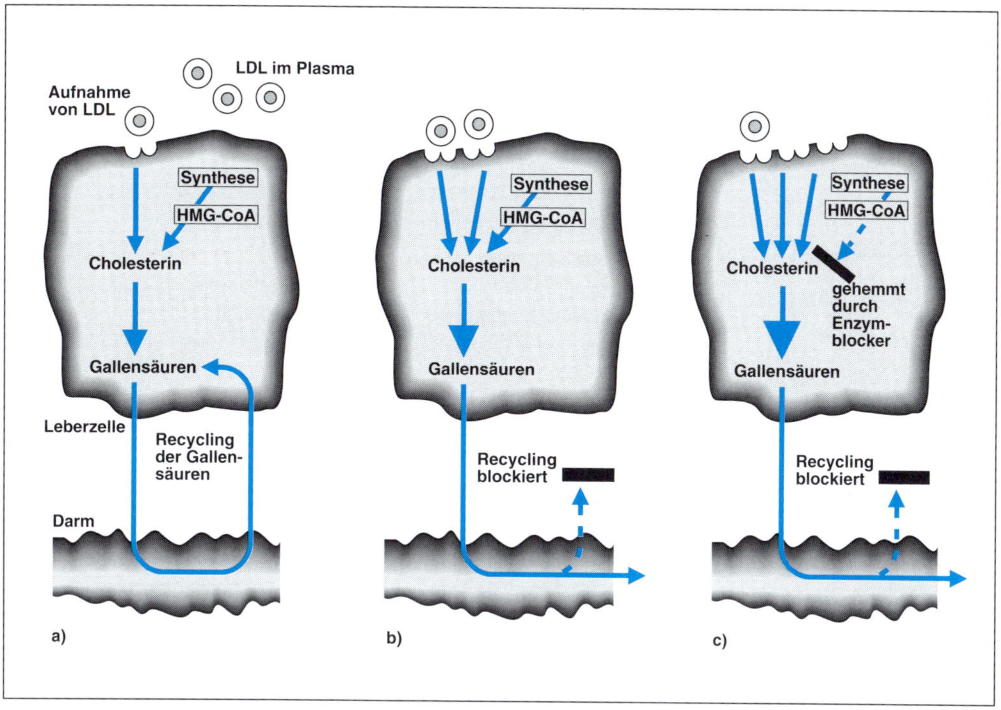

Wirkmechanismen der Anionenaustauscher und der HMG-CoA-Reduktase-Inhibitoren. Die Anionenaustauscher blockieren die Rückresorption der Gallensäuren, die nun von der Leber verstärkt synthetisiert werden müssen. Da dies aus Cholesterin geschieht, aktiviert die Leberzelle ihre LDL-Rezeptoren und entzieht dem Plasma LDL (b). Den gleichen Effekt haben HMG-CoA-Reduktase-Inhibitoren, die die leberzelleigene Cholesterinsynthese drosseln (c). Der unterschiedliche Angriffspunkt beider Wirkstoffe erlaubt eine Kombination mit Wirkungsaddition (c).

Eine Bestätigung findet diese Annahme bei der → *familiären Cholesterinester-Transfer-Protein-Defizienz*, die durch ungewöhnlich hohe HDL-Cholesterin-Spiegel charakterisiert ist (bis zu 200 mg/dl bei Homozygoten), und bei der (bisher bei allerdings noch relativ jungen Patienten) keine Atherosklerose gefunden werden konnte.

Lipidurie, f (lipiduria)

Ausscheidung großer Fettmengen im Urin, vor allem von triglyzeridreichen Lipoproteinen bei extremer Hypertriglyzeridämie. Eine solche ~ wurde bei Plasmatriglyzeridwerten von über 10 000 mg/dl beschrieben. Obwohl genaue Erkenntnisse nicht vorliegen, ist anzunehmen, daß unter diesen Umständen eine glomeruläre Passage von Chylomikronen möglich ist.

Lipodystrophie, f (lipodystrophy)

Familiäre Erkrankung, die durch begrenztes Einschmelzen des Fettgewebes in verschiedenen Körperregionen charakterisiert ist. Die betroffenen Areale folgen bisweilen der Dermatom-Einteilung. Meist ist diese Störung mit einer ausgeprägten Hypertriglyzeridämie und einem Diabetes mellitus assoziiert.

Wichtigste Lipidsenker, Wirkmechanismen und unerwünschte Begleiterscheinungen

Wirkstoffgruppe	Hauptwirkmechanismus	unerwünschte Begleiterscheinungen
Clofibratderivate	– Steigerung der intraplasmatischen Lipolyse – Senkung der VLDL-Produktion	– unspezifische gastrointestinale Beschwerden
Nikotinsäure (analoga)	– Senkung der Fettgewebslipolyse; die vermindert zur Leber strömenden freien Fettsäuren führen zur Verminderung der VLDL-Produktion	– Flush – Bei Nikotinsäure: Glukose- und Harnsäureanstieg
Anionenaustauscher	– Reduktion der Gallensäuren-Resorption; dadurch gesteigerte Gallensäureproduktion auf Kosten des Plasma-LDL	– gastrointestinale Beschwerden; vor allem Obstipation
HMG-CoA-Reduktase-Inhibitoren	– Senkung der zellulären Cholesterinsynthese; dadurch vermehrte Cholesterinaufnahme aus dem Plasma	– unspezifische gastrointestinale Beschwerden – cave Muskelschmerzen (CK-Anstieg!)
Probucol	– Steigerung des rezeptorunabhängigen LDL-Abbaus	– unspezifische gastrointestinale Beschwerden
Omega-3-Fettsäuren	– Senkung der hepatischen VLDL-Produktion	– Fischgeschmack beim Aufstoßen

Die Ursache ist ungeklärt. Möglich ist eine nervale Regulationsstörung der Adipozyten, da gesunde Fettzellen, die in den betroffenen Bereich transplantiert wurden, dystrophisch werden, dystrophische Fettzellen aber nach Transplantation in nichtbetroffene Körperareale normal Triglyzeride speichern. Bei den dystrophischen Adipozyten besteht eine maximale Triglyzeridentspeicherung, die zu sehr hohen Spiegeln an freien Fettsäuren führt. Diese dürften Ursache für die meist begleitende Insulinresistenz mit therapierefraktärem Diabetes mellitus sein. Außerdem führen die hohen Spiegel der freien Fettsäuren zu einer gesteigerten hepatischen Neusynthese von triglyzeridreichen VLDL, die als Hypertriglyzeridämie auffallen. Auch die Lipoproteinlipase-Spiegel sind meist verringert.

Zur Therapie muß versucht werden, die Bildung freier Fettsäuren und die Synthese triglyzeridreicher Lipoproteine durch diätetische Fettvermeidung und durch den Ersatz der Nahrungsfette durch mittelkettige Fettsäuren (Margarine und Öle der Fa. CERES, Hamburg) zu unterdrücken.Darüber hinaus können Fibrate und Nikotinsäureanaloga indiziert sein.

Lipogenese, f (lipogenesis)
Bildung von Fetten. Meist wird unter ~ speziell die Bildung von Fettsäuren hauptsächlich aus

Kohlenhydraten verstanden. Als Intermediärprodukt des Glukoseabbaus entstehen C2-Einheiten, die über intermediäre Stoffwechselwege in die Fettsäuresynthese eingeschleust werden. Beim Menschen und bei den meisten anderen Säugern läuft dieser Prozeß der ~ hauptsächlich in der Leber ab. In geringem Maße kann auch das Fettgewebe Fettsäuren aus Glukose herstellen. Die ~ ist der Hauptweg, auf dem Nahrungskohlenhydrate in Fette umgewandelt werden, die dann als Energiereserve im Fettgewebe abgelagert werden. Insulin ist das wichtigste Hormon, das diesen Prozeß der Fettsäurebildung in der Leber induziert. Daher kommt es beim Hyperinsulinismus in der Regel zu einer deutlichen Steigerung dieses Stoffwechselweges.

Lipoidose, f

→ *Fettstoffwechselstörungen,* → *Lipidspeicherkrankheit,* → *Lipoproteinstoffwechselstörung*

Lipolyse, f (lipolysis)

Hydrolytische Spaltung von Triglyzeriden in Glyzerin und freie Fettsäuren im Fettgewebe und im Plasma. Die Enzyme für die ~ im Plasma sind die periphere → *Lipoproteinlipase* und die → *hepatische Triglyzeridlipase*. Individuen mit einer trainierten intraplasmatischen ~ haben in der Regel hohe HDL-Spiegel. Es wird angenommen, daß diese hohen HDL-Spiegel die Folge eines anhaltend starken Zuflusses von → *Oberflächen-Remnants* sind, die bei der ~ der triglyzeridreichen Lipoproteine entstehen.

Lipoprotein (LP bzw. **Lp), n** (lipoprotein) *Fetteiweißpartikel*

Komplexes Makromolekül, das sich aus Lipiden (Phospholipiden, Triglyzeriden, freiem Cholesterin und Cholesterinestern) und Apoliproteinen zusammensetzt (Abb. S. 124). ~ dienen dem Transport der wasserunlöslichen Lipide im wäßrigen Plasmamilieu. Die ~ werden nach physikalischen Kriterien eingeteilt, wobei die Einteilung nach → *Dichtebereichen* die bekannteste ist. Es sind zur Einteilung jedoch auch andere Kriterien herangezogen worden: die elektrophoretische Mobilität, die von der Dichte abhängige Flotationsrate und die Größe (Tabelle). Die nach den verschiedenen Kriterien eingeteilten ~ sind teilweise identisch, was bei pathologischen, veränderten ~ nicht zwangsläufig der Fall ist (v.a. bei Leber- und Nierenerkrankungen).

Eine weitere Einteilung der ~ wurde von ALAUPOVIC vorgeschlagen und bezieht sich auf deren Apolipoprotein-Komposition. Diese Einteilung wurde → *Familienkonzept* genannt, ist aber bisher nicht allgemein akzeptiert.

Lipoprotein (a) (Lp(a)), n (lipoprotein (a)) *Sinking-Präbeta-Lipoprotein*

Sprich: „Lipoprotein klein A“, wobei „(a)“ für „Antigen“ steht. Die Bezeichnung entstand 1963 nach der Entdeckung, daß das LDL einiger

Physikalische Kenngrößen der wichtigsten Lipoproteine

Bezeichnung	hydratisierte Dichte (g/ml)	Flotationsraten (S_f-Raten)	elektrophoretische Mobilität	Größe (nm)
Chylomikronen	< 0,95	< 400 (<1000)	keine Mobilität	100 – 1000
VLDL	< 1,006	20 – 400	präbeta	30 – 80
LDL_1 (IDL) + LDL_2	1,006 – 1,063	12 – 20	beta	22 – 27
HDL	1,063 – 1,21	0 – 9	alpha	6,5 – 9,5

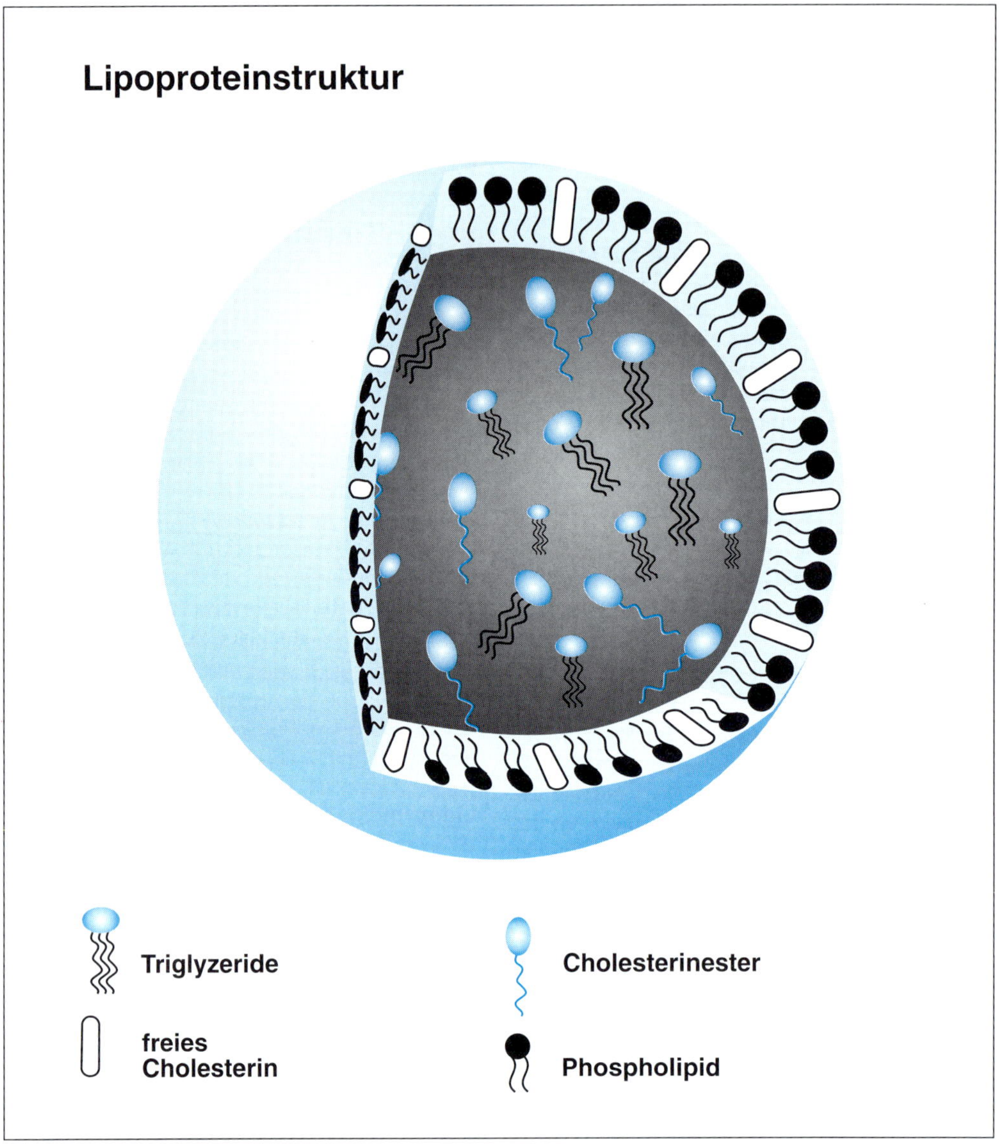

Illustration der Lipidverteilung in den Lipoproteinen. In der Oberfläche befinden sich die begrenzt wasserlöslichen Lipide, wie freies Cholesterin und Phospholipide. Im Kern werden die völlig apolaren Lipide, wie Triglyzeride und Cholesterinester, transportiert.

Plasmaproben ein Antigen enthält, das in anderen nicht vorhanden ist. ~ ist ein Lipoprotein mit einer Dichte zwischen 1,051 und 1,082 g/ml und einer etwas größeren elektrophoretischen Mobilität als LDL (Präbeta-1-Mobilität). ~ besteht aus einem LDL-Partikel, an dessen Apo-B100-Molekül das → *Apolipoprotein-(a)*-Molekül über eine Disulfidbrücke gebunden ist. Aufgrund dieses zusätzlichen Proteins ist die Dichte höher als die von LDL. Früher wurde es aufgrund seines Dichte- und Migrationsverhaltens auch als „sinking prebeta lipoprotein" bezeichnet. Vermutlich besteht ein reziproker Zusammenhang zwischen dem Molekulargewicht des → *Apolipoproteins (a)* und der Lp(a)-Plasmakonzentration, d.h. bei Individuen mit niedrigen Lp(a)-Spiegeln liegen hohe Apo(a)-Molekulargewichte vor und bei Trägern hoher Lp(a)-Spiegel niedrige Apo(a)-Molekulargewichte.

~ wird in der Leber gebildet; sein Abbauweg ist bisher nicht bekannt. ~ ist klinisch von Interesse, da zahlreiche epidemiologische Studien eine Assoziation erhöhter Blutspiegel mit einem gesteigerten Atheroskleroserisiko nachwiesen. Seine individuellen Blutspiegel sind therapeutisch praktisch nicht beeinflußbar. Lediglich für Nikotinsäure und Neomycin wurde eine Senkung des ~ berichtet; entsprechende Therapieempfehlungen wurden jedoch nicht ausgesprochen. Der Nutzen der Messung von ~ liegt vorerst in der besseren Einschätzung individueller Risikoprofile.

Seine Bestimmung ist bisher methodisch nicht einheitlich und teilweise problematisch. Die früher am meisten angewandte Methode der → *Radialen Immundiffusion* ist weder empfindlich noch präzise. Die für die Automation geeignete → *Nephelometrie* ist ebenfalls nicht sehr sensitiv und zudem störanfällig für Probentrübungen. Geeignet sind dagegen ein kommerziell erhältlicher → *Radioimmunoassay* und ein → *Enzyme Linked Immuno Sorbent Assay (ELISA)*, die aber relativ arbeitsaufwendig sind. Diese immunologischen Verfahren können, sogar bei Verwendung monoklonaler Antikörper, durch Kreuzreaktionen mit Plasminogen gestört werden, da ein großer Teil des Apo(a)-Moleküls identisch mit der 4. Schleife („Kringle") des Plasminogenmoleküls ist. Problematisch ist auch die Standardisierung dieser Methoden, da ~ und Apo(a)-Kalibratoren nur schwer konserviert werden können. Dennoch wurde für ~ ein Referenzbereich von < 30 mg/dl etabliert; dieser Grenzwert entspricht 450 U/l, wie sie mit dem Radioimmunoassay gemessen werden. Verschiedene Autoren schlugen niedrigere Grenzwerte vor.

Lipoproteindiagnostik, f (lipoprotein diagnostics)

Messung und Beurteilung der für den medizinischen Alltag relevanten Lipoproteine: Chylomikronen, VLDL, LDL und HDL, seltener des Lp(a) und des LpX.

Die am häufigsten angewandten Methoden sind die Messung des Gesamtcholesterins, der Triglyzeride und des HDL-Cholesterins nach Präzipitation von LDL und VLDL, gekoppelt mit der Berechnung des LDL-Cholesterins nach der → *FRIEDEWALD-Formel*.

Eine → *quantitative Lipoproteinelektrophorese* ist indiziert, wenn Chylomikronen vorhanden sind, oder wenn die Triglyzeridkonzentration > 400 mg/dl liegt.

Die Messung der Apolipoproteine AI oder B kann notwendig sein, um eine → *Tangier-Krankheit* respektive eine → *Abetalipoproteinämie* zu diagnostizieren, ist in der Routinediagnostik aber vorerst entbehrlich.

Die Bestimmung des Lp(a) erlaubt eine verbesserte Einschätzung individueller Atherosklerose-Risikoprofile.

Lipoproteine hoher Dichte, npl

→ *HDL*

Lipoproteine intermediärer Dichte, npl

→ *Intermediate-Density-Lipoproteine*

Lipoproteinelektrophorese, f (lipoprotein electrophoresis)

Elektrophoretische Auftrennung der Lipoproteine in Chylomikronen, Präbeta-Lipoproteine (entsprechen weitgehend VLDL), Beta-Lipoproteine (entsprechen weitgehend LDL) und Alpha-Lipoproteine (entsprechen weitgehend HDL). Die ~ ist mit der üblichen Eiweißelektrophorese vergleichbar, wobei aber nicht die getrennten Proteinbanden angefärbt werden, sondern nur die Lipidanteile der aufgetrennten Lipoproteine durch spezielle Lipidfarbstoffe, wie Sudanschwarz, Ölrot-O oder Nilblau. Da die Färbekoeffizienten dieser Fettfarbstoffe nur über sehr begrenzte Konzentrationsbereiche konstant sind, ist die ~ bisher nur ein halbquantitatives Verfahren.

Erst die → *quantitative Lipoproteinelektrophorese* erlaubt eine korrekte Konzentrationsangabe der aufgetrennten Lipoproteine. Hierzu werden die in Agar getrennten Lipoproteine durch Inkubation in einem polyanionischen Präzipitationsreagenz ausgefällt. Anschließend werden die trüben Banden im Agar densitometrisch ausgemessen. Da diese Trübung zur jeweiligen Lipoproteinmasse proportional ist, kann diese bzw. ihr Cholesterinanteil errechnet werden.

Lipoprotein-Elektrophoresemuster, n (electrophoretic pattern) *Elektrophoresemuster, Lipoproteinmuster, Lipoproteinprofil*

Ergebnis der Lipoproteinelektrophorese. Das ~ der einfachen Lipoproteinelektrophorese erlaubt eine qualitative Abschätzung des Verhältnisses der verschiedenen Lipoproteinfraktionen zueinander. In der → *quantitativen Lipoproteinelektrophorese* werden die Cholesteringehalte der Lipoproteine indirekt ermittelt.

→ *Lipoproteinphänotyp*

Lipoproteinelektrophorese-Typ, m

→ *FREDRICKSON-Einteilung*, → *Lipoproteinphänotyp*

Lipoproteinfamilie, f (lipoprotein family)

Klassifizierung des Lipoproteinsystems gemäß der Apolipoprotein-Zusammensetzung einzelner Lipoproteinspezies. So werden nach ALAUPOVIC alle Lipoproteine, die Apo B enthalten, als Apo-B-haltige Familie bezeichnet: Lp-B, Lp-B:E, Lp-B:AII, Lp-B:CIII:E etc.

→ *Familienkonzept*

lipoproteinfreies Serum, n (lipoprotein-deficient serum)

Serum, aus dem alle Lipoproteine durch Ultrazentrifugation bei einer Dichte von 1,25 g/ml entfernt worden sind. ~ kann allerdings freie Apolipoproteine enthalten, die entweder ohne assoziierte Lipide physiologisch vorkommen, z.B. Apo AIV, oder bei der Ultrazentrifugation artifiziell abgelöst wurden, z.B. Apo E. ~ enthält darüber hinaus einen großen Teil der Enzyme, die mit Lipoproteinen interagieren, z.B. die Lipasen nach Heparingabe (→*Heparintest*), →*Lecithin-Cholesterin-Acyltransferase (LCAT)* und → *Cholesterinester-Transfer-Protein (CETP)*.

Lipoproteinlipase (LPL), f (lipoprotein lipase) *Fettgewebslipase, Gewebslipase, periphere Lipoproteinlipase*

Enzym, das in Muskel- und Fettzellen gebildet wird und die Triglyzeride der Chylomikronen und VLDL hydrolysiert. Zur Unterscheidung von der → *hepatischen Triglyzeridlipase* wird die ~ auch periphere ~ genannt. Das Enzym ist unter normalen Bedingungen nicht Bestandteil des fließenden Plasmas, sondern elektrostatisch an Glykosaminoglykane der Gefäßwände gebunden. Um die Aktivität der ~ messen zu können, muß sie daher erst durch i.v.-Heparin-Injektion aus dieser Bindung befreit werden (→ *Heparintest*).

Im Gegensatz zur hepatischen Triglyzeridlipase benötigt die ~ Apo CII als Kofaktor und ist durch Protaminsulfat oder erhöhte Natriumchloridkonzentrationen hemmbar. Hereditäre Defekte dieses Enzyms oder seines Kofaktors können Ursache der familiären Hyperchylomikronämie sein (Hyperlipoproteinämie → *Typ I nach FREDRICKSON*).

→ *postheparinlipolytische Aktivität*

Lipoproteinmetabolismus, m

→ *Lipoproteinstoffwechsel*

Lipoproteinmuster, n

→ *Lipoprotein-Elektrophoresemuster*, → *Lipoproteinprofil*

Lipoproteinphänotyp, m (lipoprotein phenotype) *Lipoprotein-Elektrophorese-Typ*

Lipoprotein-Elektrophoresemuster von Gesunden und Patienten mit Hyperlipoproteinämien, auf welchen die → *FREDRICKSON-Einteilung* ursprünglich basierte. Die Festlegung des ~ nach FREDRICKSON kann heute mit Ausnahme von Typ III auf der Basis des mit anderen Methoden erstellten → *Lipidstatus* erfolgen.

→ *FREDRICKSON-Einteilung*

Lipoproteinprofil, n (lipoprotein profile) *Lipoproteinmuster*

Untersuchungsergebnis, das sich auf die Konzentration der verschiedenen Plasmalipoproteine bezieht. Ein ~ kann mit Hilfe verschiedener Methoden (Präzipitation, Elektrophorese, Ultrazentrifugierung) erstellt werden. Für Diagnosen und Therapien des medizinischen Alltags reicht die Erstellung eines → *Lipidstatus* aus, bei dem die Konzentrationen von Gesamtcholesterin, Triglyzeriden, LDL-Cholesterin und HDL-Cholesterin ermittelt werden.

Lipoproteinstoffwechsel, m (lipoprotein metabolism) *Lipoproteinmetabolismus*

Gesamtheit von Synthese, Metabolismus und Katabolismus der Lipoproteine. Die Stoffwechselwege und ihre physiologische bzw. pathophysiologische Bedeutung sind für → *Chylomikronen*, → *VLDL*, → *LDL*, → *HDL*, → *HDL_2* und → *HDL_3* beschrieben. Siehe auch Abb. S. 128.

Lipoproteinstoffwechselstörung, f (disorder of lipoprotein metabolism)

Die zahlreichen primären und sekundären Störungen des Lipoproteinstoffwechsels des Menschen sind detailliert beschrieben unter den Stichwörtern:

→ *Abeta-Lipoproteinämie*
→ *akute Hepatitis*
→ *Alkoholismus*
→ *Androgene*
→ *Anorexia nervosa*
→ *Apo-CII-Mangel*
→ *Apo-E-Mangel*
→ *Apo-H-Mangel*
→ *Apolipoprotein-CIII-Mangel*
→ *BASSEN-KORNZWEIG-Syndrom*
→ *Beta-Rezeptorenblocker*
→ *BÜRGER-GRÜTZ-Syndrom*
→ *Cholesterinester-Speicherkrankheit*
→ *Cholesterinester-Transfer-Protein-Defizienz*
→ *chronische Hepatitis*
→ *chronische Niereninsuffizienz*
→ *Chylomikronämie*
→ *Chylomikronämie-Syndrom*
→ *Diabetes mellitus*
→ *Diuretika*
→ *Einteilung der Hyperlipoproteinämien*
→ *endogene Hyperlipoproteinämie*
→ *endogene Hypertriglyzeridämie*
→ *exogene Hypertriglyzeridämie*
→ *familiäre Dysbetalipoproteinämie*
→ *familiäre Hypercholesterinämie*
→ *familiäre Hypertriglyzeridämie*
→ *familiäre kombinierte Hyperlipoproteinämie*
→ *familiäre Typ-III-Hyperlipoproteinämie*
→ *familiärer LCAT-Mangel*
→ *familiärer Lipoproteinlipase-Inhibitor*
→ *familiärer Lipoproteinlipase-Mangel*
→ *Fischaugen-Krankheit*
→ *gemischte Hyperlipoproteinämie*
→ *Glykogenspeicherkrankheiten*
→ *hormonelle Kontrazeptiva*
→ *Hyperapobetalipoproteinämie*
→ *Hypercholesterinämie*

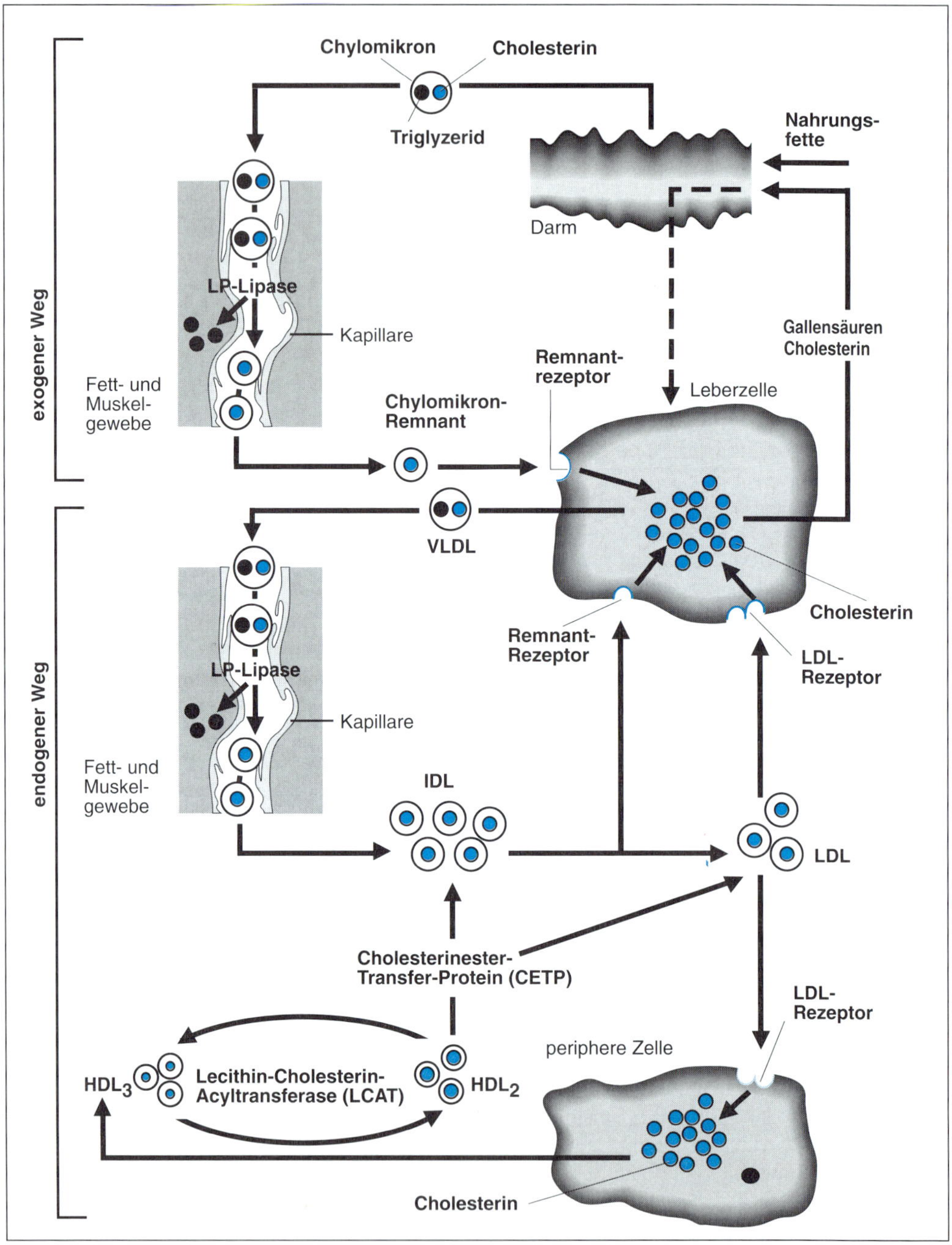

exogener Weg
endogener Weg
Chylomikron
Cholesterin
Triglyzerid
Nahrungs-
fette
Darm
LP-Lipase
Kapillare
Fett- und
Muskel-
gewebe
Gallensäuren
Cholesterin
Remnant-
rezeptor
Leberzelle
Chylomikron-
Remnant
VLDL
Cholesterin
Remnant-
Rezeptor
LDL-
Rezeptor
LP-Lipase
Kapillare
Fett- und
Muskel-
gewebe
IDL
LDL
Cholesterinester-
Transfer-Protein (CETP)
LDL-
Rezeptor
periphere Zelle
HDL3
Lecithin-Cholesterin-
Acyltransferase (LCAT)
HDL2
Cholesterin

→ *Hyperchylomikronämie*
→ *hyperlipämische Neuropathie*
→ *Hyperlipoproteinämie*
→ *Hyperthyreose*
→ *Hypertriglyzeridämie*
→ *Hyperurikämie*
→ *Hypolipidämie*
→ *Hypolipoproteinämie*
→ *Internalisierungsdefekt*
→ *Lecithin-Cholesterin-Acyltransferase-Defizienz*
→ *Lipodystrophie*
→ *Lipoprotein X*
→ *Lipoprotein Y*
→ *nephrotisches Syndrom*
→ *Nierenerkrankungen*
→ *Nierentransplantation*
→ *normolipämische Dysbetalipoproteinämie*
→ *Nüchternchylomikronämie*
→ *Pankreatitis*
→ *polygene Hypercholesterinämie*
→ *primäre biliäre Zirrhose*
→ *REFSUM-Syndrom*
→ *Schwangerschaft*
→ *sekundäre Hyperlipoproteinämien*
→ *Speicherkrankheiten*
→ *Streß*
→ *Tangier-Krankheit*
→ *threoninarmes Protein*
→ *tuberöses Xanthom*
→ *Typ I bis Typ V nach FREDRICKSON*
→ *WOLMAN-Krankheit*
→ *ZIEVE-Syndrom*

Lipoprotein-Subfraktionen, fpl (lipoprotein subfractions)

Unterfraktionen der Lipoproteine, die durch Anwendung verfeinerter Methoden isoliert werden können. Solche Methoden sind die Ultrazentrifugierung in → *Dichtegradienten*, die Auftrennung nach Größe in der → *Gelgradienten-Elektrophorese*, die Auftrennung nach der Apolipoprotein-Zusammensetzung mittels → *Immunadsorption* und die → *isoelektrische Fokussierung*. ~ wurden für VLDL, LDL (→ *LDL-Subfraktionen*) und HDL (→ *HDL-Subfraktionen*) beschrieben.

Lipoprotein X (LpX), n (lipoprotein X)

~ ist ein pathologisches Lipoprotein, das bei → *Cholestase* (cholestatischem Ikterus, primär biliärer Zirrhose) und bei → *Lecithin-Cholesterin-Acyltransferase-(LCAT)-Defizienz* gefunden wird. Es entsteht bei zu hohen Spiegeln an freiem Cholesterin, im Falle der LCAT-Defizienz durch den Ausfall des cholesterinveresternden Enzyms und im Falle der Cholestase durch Regurgitation der Galle in das Plasma, wobei der hohe Cholesterin-Gehalt der Gallenflüssigkeit die Veresterungskapazität der LCAT übersteigt. ~ enthält Phospholipide, freies Cholesterin, Gallensäuren, Albumin und die Apolipoproteine AI, C, D und E. ~ kann in LpX_1, LpX_2 und LpX_3 subfraktioniert werden, wobei sich die beiden letzteren vom LpX_1 durch ihren Anteil an Apolipoprotein E und Apolipoprotein AI unterscheiden.

Schematische Darstellung der Stoffwechselwege der wichtigsten Lipoproteine. Die triglyzeridreichen Lipoproteine (Chylomikronen bzw. VLDL) werden vom Darm bzw. der Leber sezerniert. Im Kapillarbett dienen ihre Triglyzeride nach Hydrolyse durch die Lipoproteinlipase (LP-Lipase) der Energieanlieferung. Die verbleibenden Abbauprodukte (Chylomikronen-Remnants bzw. IDL) werden von spezifischen Remnant-Rezeptoren der Leber eliminiert; ein Teil der IDL wird weiter zu LDL abgebaut, die Cholesterin an periphere Zellen und an die Leber liefern. In der Peripherie kann freies Cholesterin auf HDL_3 übertragen werden; durch die Veresterung dieses Cholesterins durch die Lecithin-Cholesterin-Acyltransferase (LCAT) entstehen Cholesterinester, die durch das Cholesterinester-Transfer-Protein (CETP) auf VLDL, IDL und LDL übertragen werden.

Diagnostisch kann ~ in der Lipoproteinelektrophorese nachgewiesen werden, wo es, im Gegensatz zu allen übrigen Lipoproteinen, in Kathodenrichtung migriert. Seine Messung ist klinisch nur noch im Säuglingsalter von Bedeutung, da die Diagnose einer Cholestase bzw. der sehr seltenen Lecithin-Cholesterin-Acyltransferase-Defizienz beim Erwachsenen mit anderen Methoden einfacher bzw. spezifischer erfolgen kann.

Da ~ cholesterinreich ist, kann es zu erheblichen Erhöhungen des Gesamtcholesterins führen mit Ausbildung dermaler Xanthome und einer xanthomatösen Neuropathie.

Lipoprotein Y (LpY), n (lipoprotein Y)

Abnormes Lipoprotein, das wie → *Lipoprotein X* bei → *Cholestase* und bei parenchymatösen Lebererkrankungen entsteht und ebenfalls im Dichtebereich der LDL gefunden wird. Im Gegensatz zu Lipoprotein X ist es triglyzeridreich und enthält Apo B. Es handelt sich wahrscheinlich um eine Remnant-Partikel, die normalerweise von der hepatischen Lipase abgebaut wird.

Long-Chain-Triglycerides (LCT)

International gebräuchliche Bezeichnung für die in Fettemulsionen verwendeten Triglyzeride. Darunter versteht man Fette mit einer Kettenlänge von mehr als 16 C-Atomen. In jüngster Zeit werden auch Mischungen aus Long-Chain- und → *Medium-Chain-Triglycerides*-(MCT-) Fetten (C8 und C14) für die parenterale Fettapplikation verwendet. Der Vorteil dieser Mischung ist, daß die MCT-Fettsäuren vorwiegend zur raschen Energiegewinnung in der Leber herangezogen werden (schnelle Oxidationsrate). Die LCT-Fettsäuren dagegen werden langsamer oxidiert und eher in lipidhaltige Zellstrukturen (z.B. Zellmembranen) eingebaut.

Lovastatin, n (lovastatin)

Lipidsenker aus der Gruppe der → *HMG-CoA-Reduktase-Inhibitoren* ([1,2,3,7,8,8a-Hexahydro-8-[2(tetrahydro-4-hydroxy-6-oxo-2-pyranyl)ethyl]-3,7-dimethyl-1-naphthyl]-2-methylbutyrat).

~ bewirkt intrazellulär eine kompetitive Inhibition der → *HMG-CoA-Reduktase,* wodurch weniger HMG-CoA zu Mevalonsäure umgesetzt wird, mit der Folge, daß intrazellulär weniger Cholesterin synthetisiert wird. Da vor allem die Leber Cholesterin zur Gallensäurensynthese benötigt, müssen die Hepatozyten vermehrt Cholesterin aus dem Plasma aufnehmen. Hierzu aktivieren sie ihre LDL-Rezeptoren, die dem Plasma LDL entziehen und somit, abhängig von der Dosis des ~, das Plasmacholesterin senken.

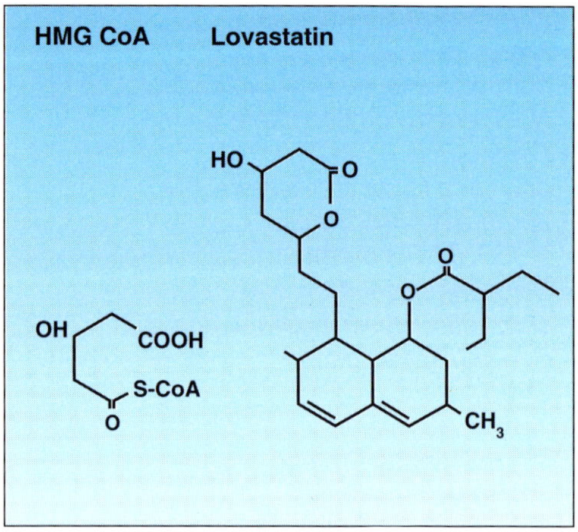

Strukturformel von Lovastatin

Wie zu erwarten, wirkt ~ kaum bei der homozygoten familiären Hypercholesterinämie (wo funktionsfähige LDL-Rezeptoren fehlen), wohl aber bei heterozygoten Patienten, die nur eine partielle Defizienz haben. ~ wird erst nach Leberpassage, bei der es zu offenen Hydroxysäuren metabolisiert wird, aktiv.

In einer Tagesdosierung von 20 bis 80 mg kann vor allem das LDL-Cholesterin sowohl bei der → *familiären Hypercholesterinämie* als auch bei der → *polygenen Hypercholesterinämie* bis zu 30 - 40% gesenkt werden. Der Einfluß von ~ auf

Triglyzeride und das HDL-Cholesterin ist relativ gering.

~ ist gut verträglich. Wichtigste unerwünschte Begleiterscheinung ist in seltenen Fällen ein CPK-Anstieg, der auf eine reversible Myositis zurückzuführen ist. Besonders bei Kombination mit anderen Medikamenten, die eine Myositis auslösen können, kann dieser Effekt zu schweren Rhabdomyolysen führen. Deshalb sollten folgende Medikamente nicht mit ~ kombiniert werden: Ciclosporin, Fibrate, Nikotinsäure und Erythromycin. Transaminasenerhöhungen bis zum Dreifachen der Norm können beobachtet werden, sind jedoch meist spontan rückläufig. Die Sorge erwies sich als unbegründet, daß Katarakte vermehrt aufträten, wie sie beim Hund unter extrem hohen Dosen beobachtet wurden.

Low-Density-Lipoproteine, npl

→ *LDL*

LP bzw. **Lp**

Abkürzung für → *Lipoprotein*

Lp(a)

Abkürzung für → *Lipoprotein (a)*

LPL

Abkürzung für → *Lipoproteinlipase*

LRC-Program

Kurzform für → *Lipid Research Clinics Program*

LRP

Abkürzung für → *LDL-receptor-related protein*

LTP

Abkürzung für → *Lipid-Transfer-Protein*

Lymphe, f (lymph)

Diese im interzellulären bzw. interstitiellen Raum vorkommende Flüssigkeit besteht hauptsächlich aus modifiziertem Blutplasma sowie aus Lymphozyten. Erythrozyten, die dem Blut die rote Farbe geben, fehlen in der ~. Die ~ wird von peripheren Geweben aus über Lymphgänge und Lymphknoten, schließlich über den Ductus thoracicus in das obere Hohlvenensystem transportiert und vereinigt sich dort mit dem venösen Blut. Funktion der ~ ist der nichtvaskuläre Abtransport verschiedener Stoffwechselprodukte sowie die Abwehr von Gewebsentzündungen.

Im Lipidstoffwechsel hat die ~ eine besondere Funktion im Bereich des Dünndarms. In die intestinale ~ werden Chylomikronen und andere Lipoproteine abgegeben, die von der Dünndarmmukosa im postprandialen bzw. im nüchternen Zustand produziert werden. Mit der intestinalen ~ werden diese Partikel über die Cysterna chyli und den Ductus thoracicus in den Venenwinkel transportiert, wo sie in den venösen großen Kreislauf einmünden. Diesen über die intestinale ~ führenden Chylomikronenweg gehen allerdings nur die langkettigen Fettsäuren; mittelkettige Fettsäuren gelangen über das Portalblut direkt zur Leber.

L

Lysolecithin, n (lysolecithin)

Abbauprodukt des → *Lecithins* (Phosphatidylcholin), das als häufigstes natürlich vorkommendes Phospholipid sowohl im Säugetierorganismus als auch im Pflanzenreich gefunden wird. ~ entsteht durch Abspaltung der in Alpha- oder Beta-Stellung (SN1-, SN2-Stellung) des Lecithins befindlichen Fettsäure. Die hierfür verantwortlichen Enzyme sind Phospholipase A1 bzw. Phospholipase A2. Sie kommen sowohl im Pankreassaft als auch intrazellulär vor. Im menschlichen Plasma entsteht ~ vor allem durch die Einwirkung der → *Lecithin-Cholesterin-Acyltransferase* (LCAT), die die beta-ständige Fettsäure des Lecithins unter Bildung eines freien Cholesterinesters auf das freie Cholesterin überträgt. Als zweites Endprodukt dieser Reaktion entsteht Beta-Lysolecithin. Intrazellulär, d.h. in Leberzellen, in Darm-Mukosazellen sowie in den peripheren Zellen, wird aus ~ wieder Lecithin aufgebaut. ~ ist auch die Resorptionsform des Gallen- und Nahrungslecithins, da es wesentlich wasserlöslicher als Lecithin ist und deswegen in Form der Mizelle gut in die Dünndarmmukosa aufgenommen werden kann.

Lysophosphatide, npl (lysophosphatidates)
Abbauprodukte der Phosphatide bzw. Phospholipide, die durch Abspaltung einer oder mehrerer Fettsäuren durch Phospholipasen entstehen. Häufigstes Beispiel im Stoffwechsel ist das Entstehen des → *Lysolecithins* aus Lecithin. Weitere Beispiele sind Lysophosphatidyläthanolamin, sowie Lysophosphatidylserin. Diese Substanzen sind hämolytisch wirksam, d.h. sie zerstören die Oberfläche der Erythrozyten und auch Membranen anderer Zellen. Hierin besteht die Toxizität mancher Bakterien, die stark wirksame Phospholipasen freisetzen.

M

Magnesium-Pyridoxal-5´-phosphatglutamat, n (magnesium-pyridoxal-5´-phosphate-glutamate)

Lipidsenker, der keiner der übrigen Wirkstoffgruppen zugeordnet werden kann. Der Wirkmechanismus ist unklar und könnte die Cholesterinsynthese der Leber betreffen. Auch die Effekte auf Cholesterin und Triglyzeride unter der bislang empfohlenen Dosierung von bis zu 150 mg/Tag werden kontrovers diskutiert. Es wird derzeit diskutiert, ob klinisch relevante Wirkungen unter deutlich höherer Dosierung erzielt werden können.

Makrophagen, mpl (macrophages)

Mononukleäre Zellen des Monozyten-Makrophagensystems, die fähig sind, Mikroorganismen, Fremdkörper, Zelltrümmer u.a. durch Phagozytose und Pinozytose aufzunehmen, abzubauen und über das Retikuloendotheliale System zu eliminieren. ~ nehmen über verschiedene Rezeptoren *(→ Scavenger-Rezeptor)* auch verschiedene cholesterinhaltige Lipoproteine auf, wie Beta-VLDL, IDL und alterierte LDL, wobei die Aktivität des bindenden Rezeptors nicht regulatorisch gedrosselt wird. Dies kann zur Überladung der ~ mit Cholesterin und zu ihrer Umwandlung in → *Schaumzellen* führen. Subendotheliale Schaumzellenaggregationen stellen eine Frühform der atherosklerotischen Läsion dar und spielen daher eine Schlüsselrolle in der → *Atherogenese.*

→ *Fatty Streaks*

Mangel an essentiellen Fettsäuren, m (essential fatty acid deficiency)

Durch Mangel an Linolsäure (C18:2; Omega-6-Fettsäure) in der Nahrung ausgelöstes Krankheitsbild, zuerst von BURR und BURR 1929 beschrieben. Charakteristisch sind Defekte der Haut und Hautanhangsgebilde (Ausschläge, struppiges Haar, brüchige Nägel), Anämie, Gonadendysfunktion, Infektanfälligkeit. Ein ~ tritt beim Erwachsenen nach mehrwöchiger parenteraler, fettfreier Ernährung auf. Bei fettfrei ernährten Säuglingen sind klinisch faßbare Mangelerscheinungen früher erkennbar, da in ihrem Fettgewebe kein Linolsäurevorrat existiert. Die chemischen Zeichen eines ~ sind neben einer starken Verminderung der Linolsäure und der Arachidonsäure (C20:4; Omega-6-Fettsäure) das vermehrte Auftreten von Palmitoleinsäure (C16:1; Omega-9-Fettsäure) sowie das Auftreten einer pathologischen Fettsäure (C20:3; Omega-9-Fettsäure), die vermehrt aus Ölsäure gebildet wird.

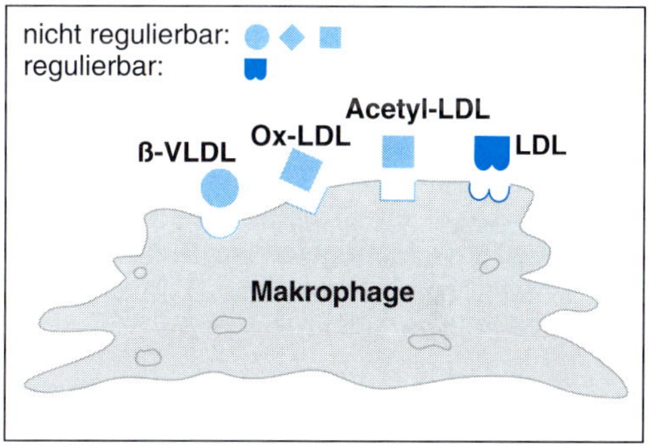

Schematische Darstellung der Rezeptorenvielfalt, mit der von Makrophagen LDL und alterierte LDL aufgenommen werden. Der Rezeptor für physiologische LDL ist regulierbar und kann somit die Zelle vor Aufnahme einer schädlichen Cholesterindosis schützen. Entscheidend für die Atherogenese ist aber der Umstand, daß dies nicht für die Rezeptoren gilt, die alterierte (vor allem oxidierte) LDL internalisieren: Diese bewirken die krankhafte Umwandlung der Makrophagen zu Schaumzellen.

MCT
Abkürzung für →*Medium-Chain-Triglycerides*

Medikamente, npl (drugs)

Die Einnahme verschiedener ~ kann zur Auslösung iatrogener Hyperlipoproteinämien führen (z. B. Anabolika, → *Androgene*, → *Antihypertensiva*, → *hormonelle Kontrazeptiva*, → *Kortikosteroide*, → *Phenytoin*, → *Retinoide*).

Medium-Chain-Triglycerides (MCT)

Als ~ werden Triglyzeride bezeichnet, die mittelkettige Fettsäuren enthalten. Zu den mittelkettigen Fettsäuren werden vier Fettsäuren gezählt: Caprylsäure (Oktansäure, C8:0), Caprinsäure (Dekansäure, C10:0), Laurinsäure (Dodekansäure, C12:0), Myristinsäure (Tetradekansäure, C14:0). Die genannten Fettsäuren sind in größeren Mengen vor allem im Kokosöl enthalten, wo sie 80% des Fettsäurespektrums ausmachen. Zum Butterfett tragen die mittelkettigen Fettsäuren zu etwa 25% bei. Mittelkettige Fettsäuren haben die Eigenschaft, daß sie noch gering wasserlöslich sind und daher aus der Darmmukosa nicht unbedingt über den Chylomikronenweg geschleust werden müssen, sondern den Darm direkt über die Pfortader als Fettsäuren bzw. Monoglyzeride verlassen können. In der Leber werden die MCT-Fette bevorzugt oxidiert, zum Teil auch kettenverlängert.

mehrfach ungesättigte Fettsäuren (MUF), fpl (polyunsaturated fatty acids) *Polyensäuren*

Fettsäuren mit mehreren Doppelbindungen. Einige ~ (z. B. Linolsäure, Linolensäure, Eikosapentaensäure) sind für den Körper essentiell, da er sie – anders als gesättigte und einfach ungesättigte Fettsäuren – kaum selbst synthetisieren kann. ~, die vor allem in pflanzlichen Ölen vorkommen, sollten nach Ansicht einiger Autoren einen möglichst hohen Anteil am Nahrungsfett haben, da sie zur Senkung erhöhter Blutcholesterinspiegel beitragen können: 2 g ~ reduzieren den Blutcholesterinwert um soviel, wie er durch 1 g gesättigte Fettsäuren erhöht wird. Andere Autoren raten von übermäßiger Zufuhr der ~ in der Nahrung aus mehreren Überlegungen ab: 1. Im Tierversuch wurde unter sehr hohen Dosen vereinzelt ein gehäuftes Auftreten von Malignomen gezeigt. 2. ~ senken nicht nur, wie gewünscht, das LDL-Cholesterin, sondern auch das HDL-Cholesterin, im Gegensatz zur einfach ungesättigten Ölsäure (im Olivenöl), die nur das LDL-Cholesterin senkt. 3. Die hohe Zahl ungesättigter Bindungen in ~ kann die Ausbildung von Lipidperoxiden fördern, die toxisch sind, da sie Lipoproteine oxidieren, Zellwände und sogar Chromosomen schädigen können.

Der Mechanismus der Cholesterinsenkung durch ~ ist nicht im Detail aufgeklärt. Es wird vermutet, daß die ~ verstärkt intrahepatisch durch Beta-Oxidation abgebaut werden und weniger als gesättigte Fettsäuren zur Neusynthese von VLDL verwandt werden. Da VLDL stets auch Cholesterin enthalten, aus dem zum Teil LDL-Cholesterin entsteht, wird auf diese Weise das LDL-Cholesterin gesenkt.

→*P/S-Quotient*

metabolisches Syndrom,n (metabolic syndrome) *plurimetabolisches Syndrom, Syndrom X*

Symptomenkomplex, der zuerst von HANEFELD (Dresden) beschrieben wurde und später, davon unabhängig, von REAVEN, der das ~ „Syndrom X“ nannte. Hauptsymptome des ~ sind die androide Adipositas (siehe Abbildung), ein gestörter Kohlenhydratstoffwechsel (Insulinresistenz oder pathologischer oraler Glukosebelastungstest oder Diabetes mellitus), eine Hypertriglyzeridämie und der arterielle Hypertonus. Die freien Fettsäuren sind stets erhöht; häufig ist zusätzlich das HDL-Cholesterin erniedrigt und die Harnsäure erhöht. Wegen der hohen Atherogenität des ~ wurden die vier erstgenannten Symptome als „deadly quartett“ (tödliches Quartett) bezeichnet.

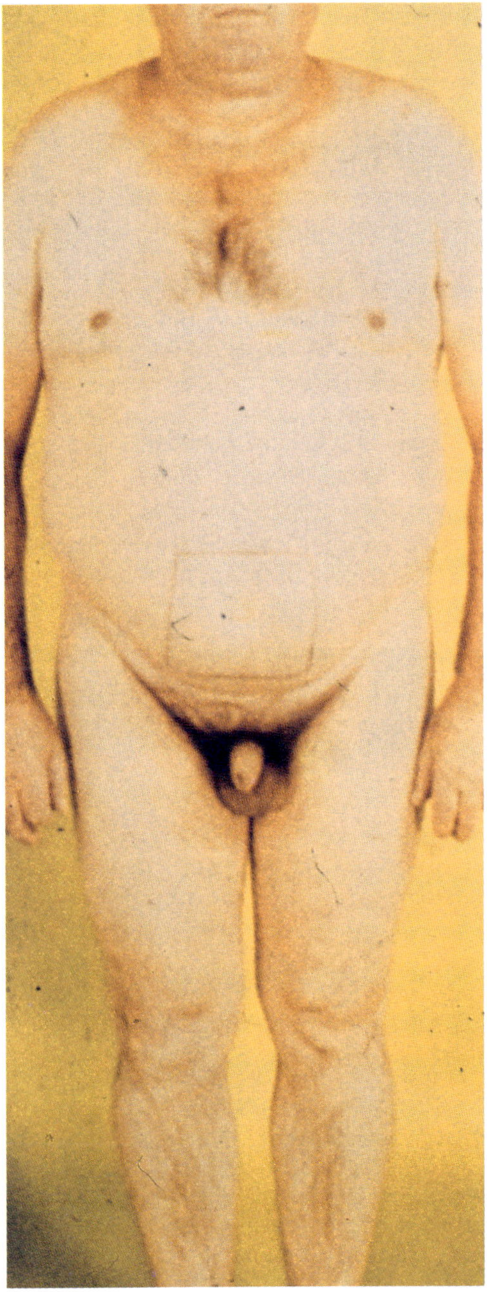

Ätiologisch läßt sich das ~ auf eine inadäquat hohe Energiezufuhr bei inaktiver Lebensweise zurückführen. Metabolisches Bindeglied der komplexen Stoffwechselstörungen dürften die freien Fettsäuren sein, die vermehrt aus dem stetigen Umsatz des Fettgewebes auf die Leber einströmen. Dies führt zur Inhibition der Lipoproteinlipase und in der Leber zu einer vermehrten Glukoneogenese und zu einer gesteigerten Triglyzeridsynthese mit erhöhter VLDL-Sekretion. Die begleitende Erniedrigung des HDL-Cholesterins resultiert aus einer stimulierten Aktivität des → *Cholesterinester-Transfer-Proteins (CETP),* die durch hohe Triglyzeride und freie Fettsäuren unterhalten wird. Die häufige Erhöhung der Harnsäure könnte durch eine renale Ausscheidungskompetition mit Ketonkörpern bedingt sein.

Das ~ kann sehr erfolgreich therapiert werden, wenn es gelingt, die Energiebilanz durch verminderte Energiezufuhr und vermehrte körperliche Aktivität auszugleichen. Anderenfalls müssen die Symptome einzeln und gezielt behandelt werden.

Monoensäure, f (monounsaturated fatty acids)
einfach ungesättigte Fettsäure

Einfach ungesättigte Fettsäure mit einer einzigen Doppelbindung. Häufigste ~ in tierischen und pflanzlichen Fetten und Ölen sind die Ölsäure (C18:1) und die Palmitoleinsäure (C16:1). Ausgehend von einer Kost, die reich an gesättigten Fettsäuren ist, führt die Umstellung auf ~ zu einem deutlichen Abfall des LDL-Cholesterins, während das HDL-Cholesterin unverändert bleibt.

Männliche (androide) Adipositas, bei der sich der größte Teil des Fettgewebes typischerweise oberhalb des Bauchnabels befindet. Häufig sind mit der androiden Adipositas weitere Symptome assoziiert (Hypertriglyzeridämie, Insulinresistenz, Hypertonus) die als metabolisches Syndrom zusammengefaßt werden.

(Die Abbildung wurde freundlicherweise von Herrn Prof. DITSCHUNEIT, Ulm, zur Verfügung gestellt.)

M

monogene Hyperlipoproteinämie, f
(monogenic hyperlipoproteinemia)

Hyperlipoproteinämie, die durch Mutation eines einzigen Gens bedingt ist, z.B. die → *familiäre Hypercholesterinämie.*

monoklonale Antikörper, mpl
(monoclonal antibodies)

Immunglobuline, die von *einem* Plasmazell-Klon gebildet werden und einheitlich gegen ein einziges Epitop eines Antigens gerichtet sind. Polyklonale Antikörper dagegen, die von mehreren Plasmazellen gebildet werden, erkennen mehrere Epitope des Antigens. ~ spielen in der Diagnostik und zunehmend in der Therapie eine große Rolle, da sie hochspezifisch und aus Hybridomen praktisch unbegrenzt verfügbar sind. Im Unterschied zu polyklonalen Antikörpern bilden sie keine großmolekularen Präzipitate, d.h. ihre Antigen-Antikörperkomplexe verursachen keine Trübungen und sind daher für Trübungsmethoden, wie Turbidimetrie und Nephelometrie, nicht geeignet.

Monozyt, m (monocyte)

Diese im Blut zirkulierende Zellart gehört zu den Leukozyten; sie ist die Vorläuferzelle der → *Makrophagen.* Durch über Botenstoffe vermittelte Reize, die teils aus der Gefäßwand und teils aus anderen Gewebsbereichen sowie von anderen Zellen stammen können, wird der ~ in einen Makrophagen umgewandelt. Beim Prozeß der Atherogenese dringen Makrophagen in die Gefäßwand, d.h. in den subendothelialen Raum, ein. ~ lassen sich durch Gradientenzentrifugation von anderen Blutzellen abtrennen. Sie können in Kurzzeitkulturen gehalten sowie bezüglich Oberflächenmarker in vitro charakterisiert werden.

MRFIT

Abkürzung für → *Multiple Risk Factor Intervention Trial*

Multiple Risk Factor Intervention Trial (MRFIT)

Prospektive Kohortenstudie in den USA, bei der Cholesterin, Blutdruck und Rauchgewohnheiten von 356 222 Männern im Alter von 35 bis 57 Jahren erfaßt wurden. Nach 6 Jahren waren mehr als 2400 an den Folgen der koronaren Herzkrankheit (KHK) gestorben. Die Auswertung ergab für die Risikofaktoren:

- Das Gesamtcholesterin war der stärkste einzelne KHK-Risikofaktor (46% aller KHK-Todesfälle wurden darauf zurückgeführt).
- Es gab beim KHK-Risiko keinen Schwellenwert für das Cholesterin; allerdings stieg das Risiko mit höherem Cholesterin steiler an.
- Andere Risikofaktoren hatten einen multiplikativen Effekt auf das KHK-Risiko.
- Im Alter wurde die Assoziation zwischen KHK und Cholesterin schwächer, blieb aber erhalten.

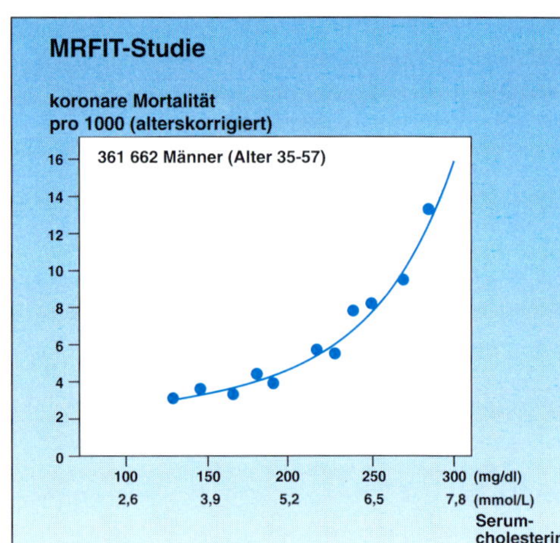

Zusammenhang zwischen Gesamtcholesterin und KHK-Mortalität in der MRFIT-Studie. Es ist ersichtlich, daß sich das KHK-Risiko zwischen dem derzeitigen Referenzwert für das Cholesterin von 200 mg/dl und der früher verbreiteten Normwertgrenze von 250 mg/dl verdoppelt.

Der Interventionseffekt (Lipidsenkung, Blutdrucksenkung und Nikotinabstinenz) in einer Hochrisiko-Gruppe (n = 12 866) war überraschend gering: 7,5% (nicht signifikant) weniger KHK-Todesfälle im Vergleich zur „usual-care"-Gruppe. Dieses Ergebnis war jedoch vor allem darauf zurückzuführen, daß sich das Risikoprofil in der Gruppe ohne Intervention im gleichen Zeitraum ebenfalls deutlich verbesserte, was ein steigendes (im Studiendesign nicht antizipiertes) Gesundheitsbewußtsein in der Bevölkerung reflektierte.

Eine Nachuntersuchung nach 10,5 Jahren ergab jedoch einen deutlichen Vorteil in der Interventionsgruppe. Die Koronarmortalität bzw. die Gesamtmortalität lagen jetzt um 15% respektive 10% niedriger als in der „usual-care"-Gruppe. In Untergruppen mit höherem Risiko, z.B. diastolischer Hypertonie, war der Unterschied noch ausgeprägter und statistisch signifikant.

Myristinsäure, f (myristic acid)

Die Tetradekansäure (C14:0) wird auch ~ genannt. Sie kann ihrem Stoffwechselverhalten nach sowohl zu den langkettigen als auch den mittelkettigen Fettsäuren gezählt werden, da sie sowohl über den Chylomikronenweg als auch direkt über den Portalkreislauf aufgenommen werden kann. Die ~ findet sich vor allem im Kokosöl (20% der Kokosöl-Fettsäuren) sowie in der Butter (15% der Butter-Fettsäuren). In tierischem Fett sind nur wenige Prozent dieser Fettsäure enthalten. Zusammen mit der Palmitinsäure gilt die ~ als relativ atherogen, da myristinsäurereiche Öle den Cholesterinstoffwechsel negativ beeinflussen.

M

N

naszierende Lipoproteine, npl (nascent lipoproteins)

Frühformen (nascere (lat.): geboren werden) von Lipoproteinen sofort nach ihrer Sekretion ins Plasma. Da Lipoproteine dort sehr rasch durch Enzyme (Lipasen, Lecithin-Cholesterin-Acyltransferase, Cholesterinester-Transfer-Protein) verändert werden, bestehen nur ungesicherte Vorstellungen über die Natur der menschlichen ~. Modelle, in denen ~ hergestellt und analysiert werden können, sind die perfundierte Tierleber und Kulturen von Zellen, die Lipoproteine sezernieren (Leberzellen, Mukosazellen u.a.).

National Heart Lung and Blood Institute (NHLBI) Type II Trial

Kontrollierte Interventionsstudie des National Heart Lung and Blood Institute der amerikanischen Gesundheitsbehörde (National Institute of Health = NIH) mit dem Ziel, den Einfluß einer LDL-Cholesterin-Senkung durch Cholestyramin auf die Koronararterien von Patienten mit koronarer Herzkrankheit zu untersuchen. Die Therapie bestand 5 Jahre lang aus cholesterinsenkender Diät und 6 Beuteln Cholestyramin pro Tag, die Kontrollgruppe erhielt Placebo. Das LDL-Cholesterin wurde in der Placebogruppe (n = 57) um 5% und in der Therapiegruppe (n = 59) um 26% gesenkt; das HDL-Cholesterin stieg um 2% respektive 8%, und die Triglyzeride stiegen um 26% respektive 28% an. Nach Reangiographie wurde in der Placebogruppe eine Progression bei 49% der Patienten festgestellt, in der Therapiegruppe bei 32%. Im Gesamtkollektiv ergab sich ein signifikanter Zusammenhang zwischen der Progression und dem Quotienten aus Gesamt-Cholesterin/HDL-Cholesterin.

NEFA

Abkürzung für (engl.) nonesterified fatty acids (→ *freie Fettsäuren*)

Nephelometrie, f (nephelometry)

Immunologisches Verfahren zur Messung von Proteinkonzentrationen. Das Prinzip besteht in der Messung des Streulichts, das durch Probentrübung entsteht. Diese Trübung wird verursacht von Antigen-Antikörperkomplexen, die nach Zugabe eines spezifischen polyklonalen Antiserums zur Probe enstehen. Vorteil des Verfahrens ist seine einfache Automatisierbarkeit; Nachteile sind ein relativ hoher Antiserumverbrauch und, im Zusammenhang mit Lipoproteinen, eine Interferenz durch Probeneigentrübung, die durch Zusatz spezieller Klärungsreagenzien eliminiert werden muß.

nephrotisches Syndrom, n (nephrotic syndrome)

Nierenfunktionsstörung, die durch chronischen renalen Proteinverlust charakterisiert ist. Das ~ verursacht bei 80% der Patienten eine sekundäre Hyperlipoproteinämie, wobei die Hypercholesterinämien vom Typ IIa und IIb überwiegen. Die Pathomechanismen sind nicht aufgeklärt. Entscheidend scheint das Ausmaß der entstandenen Hypalbuminämie zu sein, die vermutlich einen gesteigerten Rückfluß von freien Fettsäuren zur Leber verursacht, der seinerseits eine vermehrte Lipoproteinsynthese bewirkt. Das Plasmacholesterin ist invers mit dem Plasmaalbumin korreliert; nach Albumininfusion sinkt das Cholesterin passager ab.

Parallel zur Albuminsynthese ist auch die Lipoproteinsynthese in der Leber vermehrt.

Therapie: cholesterinsenkende Diät. Unter den möglichen Lipidsenkern zeigen Fibrate zwar eine gute Wirksamkeit, sind aber wegen der Gefahr toxischer Nebenwirkungen und der damit verbundenen Myolyse problematisch. Die Toxizität beruht nicht auf zu hohen Wirkstoffspiegeln wie bei der eingeschränkten Nierenfunktion, sondern auf einem gesteigerten Anteil der freien Wirksubstanz bei verminderter Bindung an Albumin. Eine Alternative könnten HMG-CoA-Reduktase-Hemmer sein, die jedoch erst wenig erprobt sind. Eine lipidsenkende Therapie wird als notwendig angesehen, da die Atheroskleroseinzidenz bei Patienten mit ~ sehr hoch ist: Nach dem Nierenversagen ist der Herzinfarkt die zweithäufigste Todesursache bei Patienten mit einem ~.

n-3-Fettsäuren, fpl

→ *Omega-3-Fettsäuren*

n-6-Fettsäuren, fpl

→ *Omega-6-Fettsäuren*

NHLBI Type II Trial

Kurzform für → *National Heart Lung and Blood Institute (NHLBI) Type II Trial*

nichtwanderndes Lipoprotein, n
(non-migrating lipoprotein)

Chylomikronen sind in der Elektrophorese das einzige ~, sie bleiben an der Auftragstelle liegen. Ursache ist neben ihrer Größe ihre relative Proteinarmut.

Nierenerkrankungen, fpl (renal diseases)

Bei schweren ~ treten sehr häufig sekundäre Hyperlipoproteinämien auf, mit denen ein deutlich erhöhtes Atheroskleroserisiko assoziiert ist.

→ *chronische Niereninsuffizienz*, → *Dialyse*, → *nephrotisches Syndrom*, → *Nierentransplantation*

Nierentransplantation, f (renal transplantation)

Nach ~ treten bei 90% aller Patienten sekundäre Hyperlipoproteinämien auf. Im Gegensatz zur chronischen Niereninsuffizienz überwiegen die Hypercholesterinämien vom Typ IIa und IIb, wobei vermutet wird, daß es sich hierbei teilweise um iatrogene Hyperlipoproteinämien handelt, die z.B. durch Behandlung mit → *Kortikosteroiden* und Ciclosporin entstehen. Obwohl von diesen sekundären Hyperlipoproteinämien ein hohes Atheroskleroserisiko ausgeht, sind ein Absetzen dieser Medikation oder Dosisreduzierungen nicht möglich.

Eine medikamentöse Lipidsenkung kann erforderlich werden, ist aber wegen toxischer Wechselwirkungen häufig problematisch. Unter diesen Umständen sollten Erhöhungen des LDL-Cholesterins mit Anionenaustauschern behandelt werden. Hypertriglyzeridämien werden am besten mit Omega-3-Fettsäuren korrigiert. HMG-CoA-Reduktase-Hemmer und Fibrate sind wegen der Myolysegefahr unter gleichzeitiger Gabe von Ciclosporin nicht indiziert.

Nikotinsäure, f (nicotinic acid)

Stammsubstanz einer Gruppe von Lipidsenkern (Niacin). Als reine Substanz in Deutschland nicht mehr im Handel, sondern nur in Form der Nikotinsäureanaloga → *Acipimox*, Beta-Pyridylcarbinol, Inositolnicotinat und Xantinolnicotinat.

~ ist ein Vitamin der B-Reihe, dessen Fehlen Pellagra verursacht.

~ wirkt im Fettgewebe, wo sie die Adenylcyclase hemmt. Da somit die Hydrolyse des Speicherfettes unterdrückt wird, werden weniger freie Fettsäuren in das Plasma sezerniert, wodurch der Leber Substrat für die Synthese von VLDL entzogen wird. Da LDL intraplasmatisch aus VLDL entstehen, werden auch mittelbar weniger LDL gebildet. Auch die Cholesterinsynthese der Leber wird etwas gehemmt. Das HDL-Cholesterin steigt an, vermutlich durch eine indirekte Verminderung der Aktivität des Cholesterinester-Transfer-Proteins (CETP), da einerseits weniger VLDL als Cholesterinakzeptor zur Ver-

Nikotinsäure

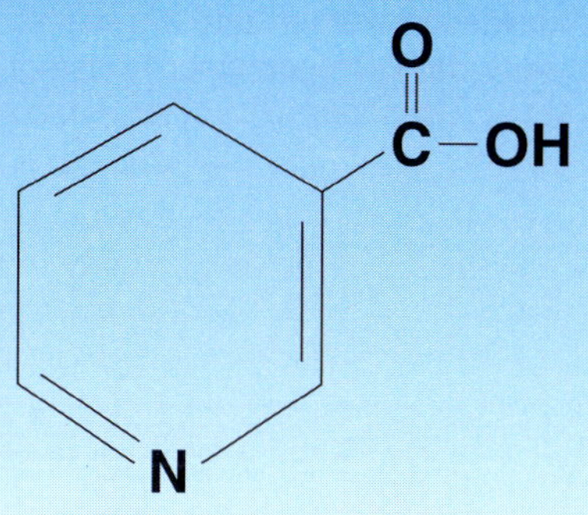

Strukturformel der Nikotinsäure

fügung stehen, und andererseits die freien Fettsäuren erniedrigt sind, die sonst die Aktivität des CETP steigern würden.

Unter einer Dosierung von 3 bis 7 g/Tag werden die Triglyzeride um 40 bis 50% und das LDL-Cholesterin um 10 bis 20% gesenkt. Das HDL-Cholesterin wird um 10 bis 30% angehoben.

Unerwünschte Begleiterscheinung ist der → *Flush*, der bei ca. 15% aller Patienten auftritt, jedoch nach kurzer Therapiedauer nachläßt. Er kann durch einschleichende Therapie oder gleichzeitige Gabe von Acetylsalicylsäure kupiert werden. Im Coronary Drug Project wurden Verschlechterungen des Kohlenhydratstoffwechsels (pathologischer oraler Glukosebelastungstest, Glukoseanstieg) und ein Anstieg der Harnsäure bis hin zu vermehrten Gichtanfällen beschrieben. Ein neueres Analogon der ~, das → *Acipimox*, scheint diese unerwünschten Begleiterscheinungen nicht aufzuweisen.

Während die ~ in den USA als Lipidsenker erster Wahl für die meisten Hyperlipoproteinämien gilt, wird sie in Deutschland kaum eingesetzt, vor allem wegen des Flushs. Dies ist bedauerlich, da es sich bei der ~ um eine relativ sichere und preiswerte Substanz handelt, die alle Lipoproteine günstig beeinflußt.

Normalgewicht, n (normal body weight)

Normwert für das Körpergewicht eines Menschen. Das ~ kann nach verschiedenen Indizes aus Körpergröße und Gewicht (unter Berücksichtigung des Geschlechts) errechnet werden:

→ *BROCA-Index* = (kg x 100) / (Größe [cm] – 100)

→ *Body Mass Index* = Gewicht [kg]/(Körpergröße [m])^2

normolipämische Dysbetalipoproteinämie, f (normolipemic dysbetalipoproteinemia)

Eine ~ ist durch das Vorhandensein eines Apolipoprotein-E2/E2-Phänotyps bei normalen Blutfettwerten charakterisiert. Anders als der Begriff suggeriert, hat diese Konstellation keinen Krankheitswert. Im Gegenteil weisen die betroffenen Individuen ein besonders niedriges LDL-Cholesterin auf und haben eher ein geringeres Risiko, eine Atherosklerose zu entwickeln. Allerdings treten → *Xanthelasmen* etwas häufiger auf. Bei Zusammentreffen dieses genetischen Merkmals mit Ursachen, die zu sekundären Hyperlipoproteinämien führen können (z.B. Diabetes mellitus, Nierenerkrankungen), kann es jedoch zum Vollbild einer familiären Dysbetalipoproteinämie kommen, die dann mit einem sehr hohen Atheroskleroserisiko verknüpft ist.

→ *familiäre Dysbetalipoproteinämie*, → *familiäre Typ-III-Hyperlipoproteinämie*

Normolipidämie, f (normolipidemia)

Vorliegen von Lipid- und Lipoproteinwerten im Referenzbereich: Gesamtcholesterin und Triglyzeride jeweils unter 200 mg/dl, LDL-Cholesterin unter 155 mg/dl (falls weniger als zwei weitere Risikofaktoren vorliegen) und HDL-Cholesterin über 39 mg/dl.

Normolipidämiker, m (normolipidemic (subject))

→*Normolipidämie*

N

NORUM-Krankheit, f

→ *familiärer LCAT-Mangel*

Nüchternchylomikronämie, f (fasting chylomicronemia)

Vorhandensein von Chylomikronen im Nüchternplasma. ~ kann durch den → *Kühlschranktest* nachgewiesen werden und hat immer Krankheitswert. Bei Vorliegen einer ~ besteht entweder ein → *Typ I* oder ein → *Typ V nach FREDRICKSON*.

O

Oberflächen-Remnant, m (surface remnant) *Surface-Remnant*
Eines der beiden Abbauprodukte von Chylomikronen, das bei der Hydrolyse der Chylomikronentriglyzeride im Plasma ensteht. ~ enthalten vor allem Bestandteile des Chylomikronen-Oberflächenmaterials, also freies Cholesterin, Phospholipide und die Apolipoproteine CII, CIII und E, möglicherweise aber auch einen kleinen Anteil apolare Lipide (Cholesterinester und Triglyzeride). Ihre Dichte liegt im Bereich der HDL_3, weswegen sie bei ablaufender Lipolyse

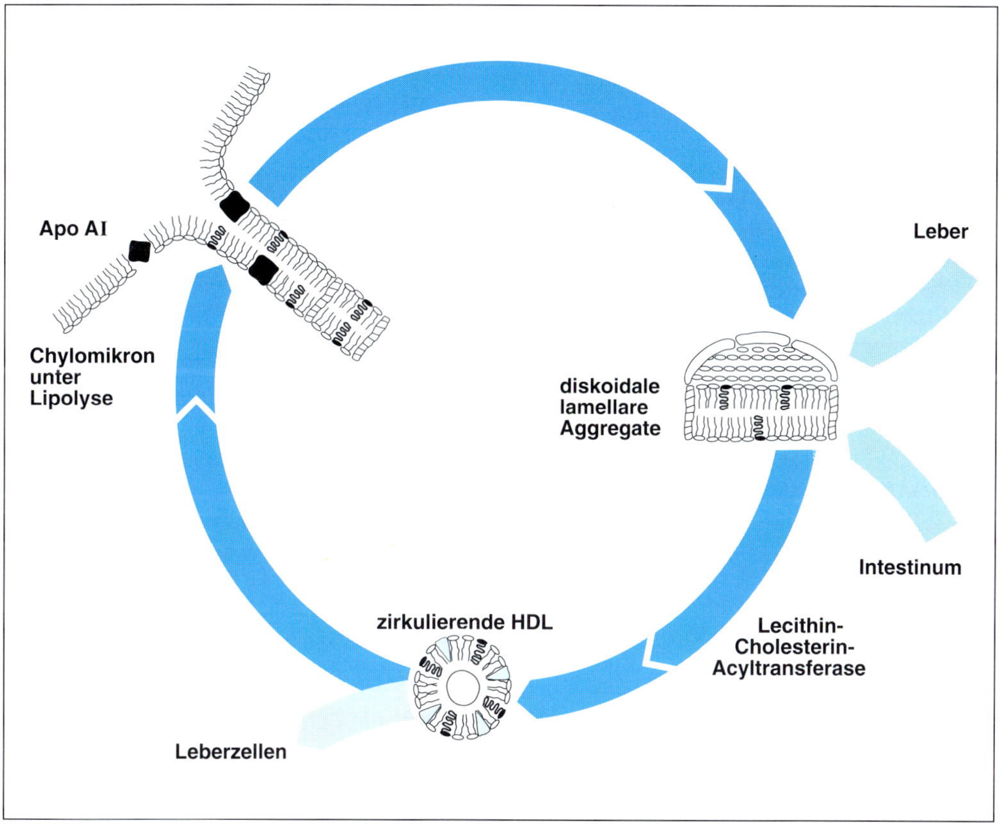

Der lipolytische Abbau der Chylomikronen führt zu Ausstülpungen des reichlich vorhandenen Oberflächenmaterials (links oben). Es entstehen Bruchstücke in Form von Doppelmembranen (Bilayer), die eine Dichte wie HDL_3 haben; ähnliche Bilayer werden von der Leber sezerniert (rechts). Die LCAT wandelt das freie Cholesterin dieser Doppelmembranen zu Cholesterinestern um, die im Innern der jetzt kugelförmigen Strukturen als HDL_2 gespeichert werden (unten).

den HDL_3-Pool auffüllen. Es wird angenommen, daß ~ aufgrund ihres Gehaltes an freiem Cholesterin ein gutes Substrat für die Lecithin-Cholesterin-Acyltransferase sind, die das freie Cholesterin verestert, dadurch den Lipidgehalt der ~ erhöht und sie somit zu HDL_2 umwandelt.

→ *Core-Remnant*

Ölsäure, f (oleic acid)

Die ~ (C18:1; Omega-9-Fettsäure) ist Hauptvertreterin der Klasse der einfach ungesättigten Fettsäuren. Sie kommt in sehr hoher Konzentration im Olivenöl vor (75% der Olivenöl-Fettsäuren). Weniger gebräuchliche Ölsorten mit relativ hohem Gehalt an ~ sind das Avocado-, das Haselnuß-, das Pekannuß- sowie das Erdnußöl. Auch das Sonnenblumen-, das Sojabohnen- und das Distelöl enthalten relativ viel ~. In den klassischen Untersuchungen von KEYS und Mitarbeitern zum Einfluß der einzelnen Fettsäureklassen auf den Plasmacholesterinspiegel wurde die ~ als wirkungsneutral angesehen. Neuere Untersuchungen ergaben jedoch, daß die Zufuhr hoher Anteile an ~ im Vergleich zu gesättigten Fettsäuren einen senkenden Effekt auf die Gesamtcholesterin- und LDL-Cholesterin-Konzentration hat. Dies erklärt unter anderem, warum Bevölkerungen mit hohem Verbrauch an Olivenöl, wie die Anrainerstaaten des Mittelmeeres, einen relativ niedrigen LDL-Cholesterinwert aufweisen. Die ~ ist keine essentielle Fettsäure und kann vom Organismus synthetisiert werden. Bei einem Mangel an essentiellen Fettsäuren wird aus ihr im Organismus die Eikosatriensäure (C20:3; Omega-5, -8 und -11) gebildet, die als Indikator für einen Mangelzustand an essentiellen Fettsäuren des Omega-6-Typs bestimmt werden kann.

Östrogene, npl (estrogens)

Sekundäre Hyperlipoproteinämien sind bei Einnahme höherdosierter ~ (meist in oralen Kontrazeptiva) möglich. Es entsteht eine mäßige Hypertriglyzeridämie, begleitet von einer Erhöhung des HDL-Cholesterins und einer Verminderung der LDL. Ursache dürfte eine gesteigerte VLDL-Produktion sein, eine Induktion der LDL-Rezeptoren sowie eine gleichzeitige Hemmung der hepatischen Triglyzeridlipase, deren Substrat unter anderem HDL sind. Bei niedrigen Dosierungen (Mikropille) wird diese unerwünschte Begleiterscheinung nur selten beobachtet. Vor einer Östrogen-Behandlung sollte ein → *Lipidstatus* erhoben werden, da bestehende Hypertriglyzeridämien aggraviert werden können.

Olivenöl, n (olive oil)

Das aus Oliven gewonne Öl ist das typische Speiseöl der Anrainerstaaten des Mittelmeeres. ~ enthält vor allem Ölsäure (C18:1), die nach dieser Herkunft benannt wurde. Länder mit hohem Verbrauch an ~ und gleichzeitig geringem Verbrauch an gesättigten Fettsäuren haben eine niedrige Herzinfarktrate, was vor allem auf den LDL-senkenden Effekt des ~ zurückzuführen ist.

Omega-3-Fettsäuren, fpl (omega-3 fatty acids)
n-3-Fettsäuren

Die ~ gehören zur sogenannten Linolensäurefamilie. Die Linolensäure (C18:3; Omega-3-Fettsäure) ist die Ausgangsfettsäure für längerkettige Fettsäuren. Die biologisch wichtigsten Vertreter dieser Familie sind neben der Linolensäure die Eikosapentaensäure (C20:5; Omega-3) und die Dokosahexaensäure (C22:6; Omega-3). Die Benennung der ~ beruht auf dem Umstand, daß die erste Doppelbindung am dritten C-Atom vom Carbonylende aus gerechnet vorkommt. Die Omega-3-Familie wird nach einer anderen chemischen Nomenklatur auch als n-3-Familie bezeichnet.

Die Linolensäure kommt in Pflanzen nur selten vor. Die → *Eikosapentaensäure* und die → *Dokosahexaensäure* sind relativ reichlich im Fett mancher Seefische zu finden. Diese synthetisieren die ~ allerdings nicht selbst, sondern nehmen sie mit der Nahrung auf, die im wesentlichen aus Kleinstlebewesen bzw. aus Plankton besteht. Das → *Fischöl* wird meist durch Auspressen des Fetts aus dem Fisch gewonnen. Relativ hohe Omega-3-Fettsäurekonzentrationen finden sich in Lachs, Hering oder Makrele sowie in Kleinfischen, wie der Sardine oder Anchovis.

Neben einem triglyzeridsenkenden Effekt, der durch eine Hemmung der Triglyzeridsynthese der Leber zu erklären ist, ist vor allem die Wirkung der ~ auf die Prostanoidsynthese von biologischer Bedeutung. Die aus Eikosapentaensäure entstehenden Prostanoide sind biologisch relativ wenig aktiv. Gleichzeitig wird durch die Synthese von Omega-3-Prostanoiden die Synthese der wesentlich stärker wirksamen Omega-6-Prostanoide gehemmt. Durch diesen Effekt gelingt es, vor allem chronische Entzündungsprozesse (z.B. M. Crohn, Psoriasis) günstig zu beeinflussen.

Omega-6-Fettsäuren, fpl (omega-6 fatty acids)
n-6-Fettsäuren

Hauptvertreter der ~ stammen aus der Linolsäurefamilie, die aus 8 natürlich vorkommenden ungesättigten Fettsäuren besteht, von denen jedoch nur die Linolsäure selbst (C18:2; Omega-6) sowie die → *Arachidonsäure* (C20:4; Omega-6) eine wesentliche biologische Bedeutung haben. Die Benennung der ~ beruht auf dem Umstand, daß die erste Doppelbindung am sechsten C-Atom vom Carbonylende aus gerechnet vorkommt. Die ~ sind → *essentielle Fettsäuren*, ihr Fehlen oder Mangel in der Nahrung führt zum essentiellen Fettsäuremangelsyndrom. Ein täglicher Mindestbedarf von 2-3 g wurde errechnet. Die Linolsäure, die im Körper zu den längerkettigen ~ aufgebaut werden kann, kommt in vielen Pflanzenölen vor. Die wichtigsten sind das Sonnenblumen-, das Maiskeim-, das Soja- und das Distelöl. Hinreichende Konzentrationen zur Verhinderung eines Mangels an essentiellen Fettsäuren finden sich auch in tierischem Fett. Allerdings überwiegen dort die gesättigten und einfach ungesättigten Fettsäuren. Eine reichliche Zufuhr von ~ hat einen lipidsenkenden Effekt, vor allem sinken die LDL-Cholesterinwerte. Deshalb ist eine hohe Zufuhr von ~ eine der Hauptkomponenten einer lipidsenkenden Diät.

Die Arachidonsäure ist Ausgangspunkt der Prostanoidsynthese, die in die → *Leukotriene* (Entzündungsmediatoren) sowie die → *Prostaglandine* (lokale Gewebshormone) mündet.

Ein → *Mangel an essentiellen Fettsäuren* führt zu einer Unterversorgung beider Syntheserichtungen mit entsprechenden Folgen für den Organismus.

Oslo Primary Prevention Trial

Das ~ war die erste multifaktorielle Therapiestudie zur primären Prävention, in der überprüft wurde, ob eine cholesterinsenkende Diät und

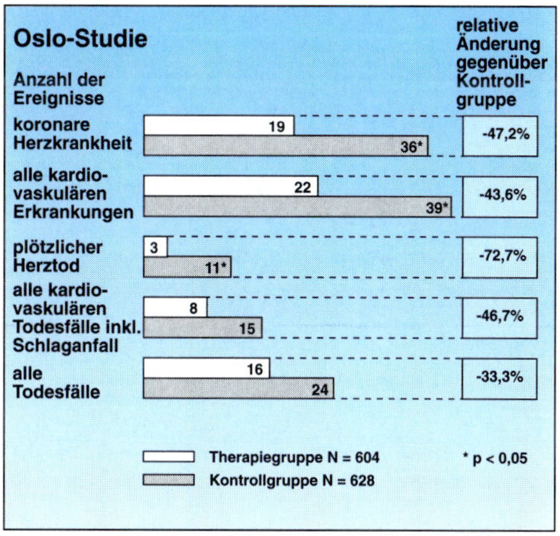

Effekte einer präventiven cholesterinsenkenden Diät plus Nikotinverzicht auf die Inzidenz der KHK. In der Oslo-Studie waren die kardiovaskulären Erkrankungen in der Therapiegruppe signifikant seltener als in der Kontrollgruppe. Auch die Mortalität war niedriger, allerdings nicht statistisch signifikant.

Nikotinverzicht die Inzidenz der KHK vermindern können. Aus 16 202 Männern wurden 1232 im Alter zwischen 40 und 49 Jahren selektiert, die ein erhöhtes Serumcholesterin aufwiesen (290 - 380 mg/dl); 80% davon waren Raucher. 604 von ihnen wurde eine cholesterinsenkende Diät verordnet, die Raucher in dieser Gruppe wurden bezüglich Nikotinverzichts beraten. Während der 5 Therapiejahre lag das Cholesterin in der Interventionsgruppe um 13% niedriger als in der Kontrollgruppe; das Rauchen hatten 25% aufgegeben gegenüber 17%. Die koronaren Ereignisse (tödlich und nichttödlich) waren in der Interventionsgruppe um eindrucksvolle 47% seltener. Die Gesamtmortalität war mit 79 vs. 94 Todesfällen niedriger als in der Kontrollgruppe (statistisch aber nicht signifikant).

→ *Multiple Risk Factor Intervention Trial*

Oslo-Studie, f

Kurzform für → *Oslo Primary Prevention Trial*

oxidierte LDL, npl (oxidated LDL)

LDL, die durch Oxidation alteriert wurden, spielen möglicherweise eine zentrale Rolle in der Atherogenese, da sie, anders als native LDL, von Monozyten/Makrophagen über den Acetyl-LDL-Rezeptor massiv und unreguliert aufgenommen werden und somit die Umwandlung dieser Zellen in Schaumzellen einleiten.

Die LDL-Oxidation betrifft vor allem ungesättigte Fettsäuren der Phospholipide auf der Partikeloberfläche, aber auch Apolipoprotein B. Eine solche Oxidation wird in vitro rasch durch Anwesenheit von Metallionen (Eisen, Kupfer) bewerkstelligt, dürfte im Plasma aber wegen der stets wirksamen Antioxidantien nicht vorkommen. Dagegen ist eine oxidative Alterierung von LDL sehr wohl möglich durch Kontakt mit Endothelzellen oder durch aktivierte Makrophagen im subendothelialen Raum. Ein Schutz der LDL vor Oxidation ist durch fettlösliche Antioxidantien (Vitamine A und E, → *Probucol)* möglich. Eine klinische Bedeutung dieser attraktiven Hypothese zur Atherogenese durch ~ ist bislang noch nicht sicher erwiesen.

→ *Antioxidans*

P

palmares Xanthom, n (palmar xanthoma) *Palmarstreifen, Palmarxanthom, Xanthoma striata palmaris*

Seltenes Xanthom auf der Handinnenfläche. Für die Hyperlipoproteinämie vom → *Typ III nach FREDRICKSON* (→ *familiäre Dysbetalipoproteinämie*) gilt ein ~ als pathognomonisch. Es zeichnet sich durch kissenartige Cholesterineinlagerungen entlang der oder in den Handlinien aus. Auch bei der familiären Hypercholesterinämie können Cholesterinablagerungen der Handinnenfläche beobachtet werden, jedoch nie in den Handlinien.

Palmarstreifen, m

→ *palmares Xanthom*

Palmarxanthom, n

→ *palmares Xanthom*

Palmitinsäure, f (palmitic acid)

Die Hexadekansäure (C16:0) wird auch ~ genannt und kommt, wie ihr Name andeutet, vor allem im Palmfett vor (50% der Palmfett-Fettsäuren). Auch in Kakaobutter, im Fett von Rind, Schwein und Huhn sowie im Butterfett hat sie einen relativ hohen Anteil (zwischen 20 und 30% der Fettsäuren). Fette mit einem hohen Anteil an ~ haben einen relativ ausgeprägten cholesterinsteigernden Effekt bei Fütterungsversuchen. Im Gegensatz zu anderen Pflanzenfetten ist daher das Palmöl für den Fettstoffwechsel nicht als günstig anzusehen.

Palmitoleinsäure, f (palmitoleic acid)

Beim Menschen in geringer Serumkonzentration vorkommende einfach ungesättigte Fettsäure der Omega-9-Reihe (C 16:1). Die ~ wird vermehrt gebildet beim → *Mangel an essentiellen Fettsäuren* und kann als Indikatorfettsäure für einen solchen Mangel bestimmt werden.

Pankreatitis, f pl. Pankreatitiden (pancreatitis)

Entzündliche Erkrankung der Bauchspeicheldrüse, die sehr schwere, auch letale Verläufe nehmen kann. Man unterscheidet akute von chronisch rezidivierenden und chronischen ~. Akute und chronisch rezidivierende ~ sind häufig mit massiven Hypertriglyzeridämien assoziiert (Typ V nach FREDRICKSON). Die Ätiologie dieses Zusammenhanges ist nicht aufgeklärt. Möglicherweise spielt eine durch massive → *Chylomikronämie* verminderte Sauerstoffdiffusion eine Rolle. Möglich ist auch, daß eine im Pankreas erhöhte Pankreas-Lipase-Konzentration auf die drastisch erhöhten Chylomikronentriglyzeride trifft und diese hydrolysiert; lokale Erhöhungen der freien Fettsäuren könnten zur Thrombozytenaggregation führen und umschriebene Gewebsuntergänge im Pankreas auslösen.

Eine ~ bei Chylomikronämie erfordert daher eine sofortige und wirksame Lipidsenkung. Neben völligem Fett- und Alkoholverzicht muß sofort mit einer Fibrattherapie begonnen werden, am besten in Kombination mit einem Nikotinsäureanalogon. Die Triglyzeride können unter dieser Therapie erstaunlich schnell absinken, während das gleichzeitig erhöhte Cholesterin (Chylomikronencholesterin, nicht LDL-Cholesterin!) nur verzögert eliminiert wird.

Paraproteinämien, fpl (paraproteinemias)

Synonym für monoklonale Gammopathien. Dazu gehören z.B. der systemische Lupus erythematodes und Myelome. Sie sind eine mögliche Ursache für eine sekundäre Hypertriglyzeridämie. Die Ätiologie beruht vermutlich auf einer Komplexbildung zwischen Lipoproteinen und Autoantikörpern gegen Lipoproteine oder Enzyme (z.B. Lipoproteinlipase), die zu einer Verlängerung der Halbwertszeit der betroffenen Lipoproteine führt.

partielle Ileum-Bypass-Operation, f

→ *partieller ilealer Bypass*

partieller ilealer Bypass (PIB), m (partial ileal bypass (operation)) *partielle Ileum-Bypass-Operation*

Inzwischen obsolete operative Maßnahme zur Cholesterinsenkung. Durch End-zu-Seit-Anastomose auf das Colon ascendens werden die distalen 200 cm des Ileums überbrückt. Durch diese funktionelle Ausschaltung des terminalen Ileums, welches als Blindsack beibehalten wird, wird die Resorption der Gallensäuren, aber auch des Vitamin B_{12} eingeschränkt. Mittelbarer Haupteffekt ist eine auf das Vierfache gesteigerte Gallensäurenproduktion in der Leber, welche die Hepatozyten durch verstärkte Abschöpfung des LDL-Cholesterins aus dem Plasma leisten. Das LDL-Cholesterin wird so um ca. 40% gesenkt. Häufigste Nebenwirkung des ~ ist das Auftreten von Diarrhöen, die in Einzelfällen eine operative Rückverlegung des Ileums notwendig machen. Die POSCH-Studie (→ *Program on the Surgical Control of the Hyperlipidemias*) zeigte, daß durch ~ nicht nur eine beträchtliche Cholesterinsenkung, sondern auch eine deutliche Minderung des koronaren Risikos erreicht werden kann.

Durch die Möglichkeiten der modernen Pharmakotherapie sowie der LDL-Apherese ist diese Methode inzwischen obsolet geworden.

Partikelgröße, f (particle size)

Größe von Lipoproteinen.

Die ~ kann als Separationskriterium für Lipoproteine in der Gelfiltration (z. B. Sepharose®, Superose®) benutzt werden.

Durchmesser der wichtigsten Lipoproteine

Bezeichnung	Größe (nm)
Chylomikronen	100 – 1000
VLDL	30 – 80
LDL	22 – 27
HDL	6,5 – 9,5

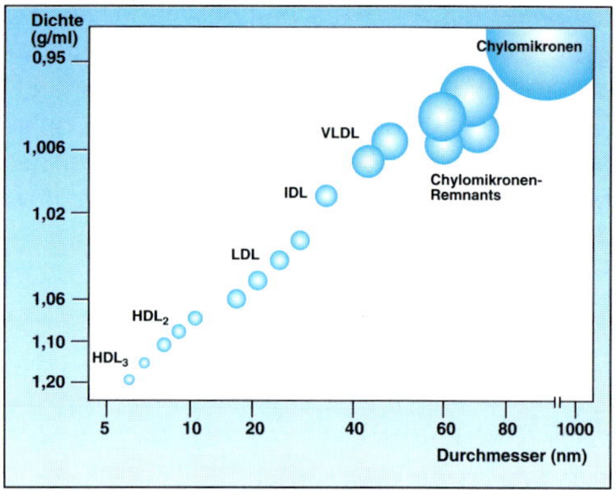

Darstellung der Partikelgröße der Lipoproteine

PDGF

Abkürzung für → *Platelet Derived Growth Factor*

Pektin, n (pectin)

~ gehört zu den löslichen → *Ballaststoffen*, die unter Wassereinwirkung aufquellen und ein Hydrokolloid bilden. Diese Quelleigenschaft hat im wesentlichen drei Konsequenzen: Zum einen können lösliche Ballaststoffe wie ~ die Stuhlbeschaffenheit verändern. Zum anderen werden an ~ und andere lösliche Ballaststoffe Gallensäuren angelagert, so daß ein Gallensäuren-Eliminationseffekt mit dem Stuhl erzielt wird, ähnlich dem, der durch Anionenaustauscher herbeigeführt wird. Außerdem wird durch die Anwesenheit von ~ und anderen löslichen Ballaststoffen die Resorption von Glukose und anderen Zuckern deutlich verzögert, weshalb diese Stoffe auch therapeutisch bei Diabetes mellitus eingesetzt werden.

periphere Lipoproteinlipase, f

→ *Lipoproteinlipase*

phänotypischer Homozygoter, m (phenotypic homozygote, compound heterozygote)

Patient, der das Krankheitsbild eines Homozygoten entwickelt, obgleich er nicht homozygot für *eine* Mutation ist, sondern heterozygot für zwei verschiedene Defekte. So ist beispielsweise ein Patient ein ~ für die familiäre Hypercholesterinämie, wenn er heterozygot ist sowohl für einen Rezeptorenmangel als auch für einen Internalisierungsdefekt.

Phänotypisierung, f (phenotyping)

Zuordnung des Lipoproteinprofils eines Patienten zu einem bestimmten Lipoproteinphänotyp. Die Typisierung nach dem Schema von FREDRICKSON erfolgte ursprünglich anhand der nur halbquantitativ auswertbaren Lipidelektrophorese. Sie kann jedoch auch auf der Basis der mit üblichen Routinemethoden ermittelten Lipidwerte erfolgen (Tabelle).

→ *FREDRICKSON-Einteilung*

Phenytoin, n (phenytoin)

Auch als Diphenylhydantoin bezeichnetes, häufig verwendetes Antiepileptikum mit antikonvulsiver und schwach narkotischer Wirkung. Bei einer Routineuntersuchung der Lipid- und Lipoproteinwerte damit behandelter Personen fiel auf, daß das HDL-Cholesterin deutlich anstieg. Vermutlich kommt es unter ~ zu einer unspezifischen Steigerung der Apo-AI-Synthese in der Leber, die wohl als toxische Reaktion anzusehen ist. Auch andere Parameter der Leberfunktion zeigen bei hoher Dosierung von ~ eine toxische Reaktion.

PHLA

Abkürzung für → *postheparinlipolytische Aktivität*

Phosphatid, n

→ *Phospholipid*

FREDRICKSON-Klassifizierung anhand routinemäßig erhältlicher Laborparameter

Typ nach FREDRICKSON	LDL-Cholesterin (mg/dl)	Triglyzeride (mg/dl)	Chylomikronen
I*	normal	> 1000	+++
IIa	> 155	normal	–
IIb	> 155	> 200	–
Verdacht auf Typ III	TC > 350	> 350	(+)
IV	normal	> 200	–
V*	normal	> 1000	+++

* Die Unterscheidung von Typ I und Typ V erfolgt beim Betrachten des Serums nach dem Kühlschranktest: Chylomikronen sind in beiden Fällen aufgerahmt; bei Typ V ist das unter der Chylomikronenschicht sichtbare Serum ebenfalls trüb, bei Typ I erscheint es meist klar.

P

Phosphatidylcholin, n
→ *Lecithin*

Phospholipid (PL), n (phospholipid) *Phosphatid*
Große Klasse von Lipiden, denen gemeinsam ist, daß verschiedene organische Komponenten über Phosphorsäure miteinander verbunden sind. Die häufigsten ~ des Plasmas sind → *Lecithin* und → *Sphingomyelin.* ~ werden in vielen Organen gebildet, die ~ des Plasmas stammen aber vorwiegend aus der Leber. Die über das Intestinum in den Kreislauf gelangenden ~ stammen entweder aus der Nahrung oder sind rückresorbierte ~ der Gallenflüssigkeit.

Aufgrund ihrer amphipatischen Eigenschaften spielen ~ eine wesentliche Rolle an Grenzflächen zwischen hydrophilen und lipophilen Medien. Sie stellen daher einen Hauptbaustein aller Membranen dar, sind aber auch Löslichkeitsvermittler für unpolare Lipide, wie Triglyzeride und Cholesterinester. Im Zusammenhang mit Fettstoffwechselstörungen spielen ~ eine eher untergeordnete Rolle.

PIB
Abkürzung für → *partieller ilealer Bypass*

PL
Abkürzung für → *Phospholipid*

Plasma, n (plasma)
Blutbestandteil, der ca. 55% des Gesamtblutes ausmacht und der Eiweißkörper (u.a. Fibrinogen), Lipoproteine, Wasser und anorganische Salze enthält. Man gewinnt ~ durch Abzentrifugieren der Blutzellen. Vorher muß das Blut durch Zugabe von Antikoagulantien (Heparin, Zitrat, EDTA) ungerinnbar gemacht worden sein. → *Serum* unterscheidet sich von ~ vor allem durch das Fehlen des Fibrinogens, jedoch sind noch weitere Blutbestandteile gegenüber ~ verändert, besonders durch Inhaltsstoffe der Blutzellen, die beim Gerinnungsvorgang austreten (Kalium, saure Phosphatase u.a.). In der Lipoproteinforschung wird EDTA-Plasma bevorzugt, da EDTA einige Enzyme inhibiert (z.B. Thrombin, das Apo E spalten kann). Für die routinemäßige Bestimmung des Gesamtcholesterins, der Triglyzeride und des HDL-Cholesterins ist die Art der verwandten Blutfüssigkeit irrelevant.

Plasmapherese, f (plasmapheresis)
Behandlungsmethode, bei der entweder Plasma eines Patienten gegen Spenderplasma ausgetauscht wird, oder bestimmte Bestandteile des Plasmas, z.B. LDL oder Plasminogen, mit Hilfe von Membranfiltern (sog. Kapillarseparatoren) entfernt werden; der Patient erhält seine Blutzellen zurückinfundiert. Eine mögliche Indikation zur ~ ist die schwere familiäre Hypercholesterinämie. Die Behandlung ist in Abständen von 7 - 10 Tagen zu wiederholen und muß bei heterozygoten Patienten durch zusätzliche Gabe von Lipidsenkern (HMG-CoA-Reduktase-Inhibitoren, Anionenaustauscherharze) unterstützt werden. Die Wirkung der ~ auf das LDL-Cholesterin ist abhängig vom Volumen des ausgetauschten Plasmas. Zur Behandlung der familiären Hypercholesterinämie wurde das Verfahren jedoch durch die spezifischere → *LDL-Apherese* ersetzt.

Platelet Derived Growth Factor (PDGF)
Ca. 30 000 Dalton großes Protein, das einen chemotaktischen Effekt auf Makrophagen ausübt und eine Proliferation glatter Muskelzellen induzieren kann. Wie der Name sagt, wird der ~ von Thrombozyten (engl.: platelets) gebildet, kann aber, wie kürzlich gezeigt, auch von Endothelzellen und Makrophagen produziert werden. ~ wird als bedeutsam für die Atherogenese diskutiert, da initiale Vorgänge, wie Endothelzellenverletzung, Aktivierung von Makrophagen oder Thrombenbildung auf der verletzten Intima, durch Freisetzung von ~ die Proliferation der Lamina muscularis einleiten und unterhalten können.

plurimetabolisches Syndrom, n

→ *metabolisches Syndrom*

Polyacrylamidgel-Elektrophorese, f
(polyacrylamide gel electrophoresis)

Elektrophorese, bei der als Trägermatrix ein Polyacrylamidgel verwendet wird. Alternativ können Agar oder Agarosen eingesetzt werden, die den Vorteil haben, ungiftig zu sein, während die Ausgangsmaterialien für Polyacrylamidgele (Acrylamid und Bisacrylamid) neurotoxisch sind. Zudem sind die Poren in Agar und Agarose viel größer als in Polyacrylamidgelen und erlauben eine ungehinderte Migration auch von sehr großen Molekülen oder Antikörpern für immunologische Nachweise. Vorteil der Polyacrylamidgele dagegen ist die gleichbleibende Qualität der sehr reproduzierbaren Gele, während die Eigenschaften von Agar und Agarose als Materialien natürlicher Herkunft chargenabhängig sind.

Polyensäuren, fpl

→ *mehrfach ungesättigte Fettsäuren*

polygene Hypercholesterinämie, f
(polygenic hypercholesterolemia)

Hypercholesterinämie, deren Auftreten vom Zusammenwirken mehrerer unabhängiger genetischer Faktoren verursacht wird. Solche Faktoren sind das Apo-E4-Allel, das Apo-B3500-Allel und weitere, nicht bekannte Faktoren. Die Effekte dieser Faktoren sind schwer zu trennen von zusätzlichen Einflüssen durch Lebens- und Ernährungsgewohnheiten, die sich ebenfalls familiär häufen können. Die ~ kommt als → *Typ IIa* oder *Typ IIb nach FREDRICKSON* vor; das koronare Risiko ist erhöht. Die Häufigkeit der Diagnosestellung einer ~ ist von den gültigen Referenzbereichen abhängig. BROWN und GOLDSTEIN fanden unter Herzinfarkt-Überlebenden bei einem Grenzwert für das Gesamtcholesterin von 285 mg/dl eine Häufigkeit der ~ von 14%.

Die Therapie unterscheidet sich nicht von der Therapie einer familiären Hypercholesterinämie und besteht aus der Umstellung der Ernährung auf fettarme Kost unter Erhöhung des Anteils mehrfach ungesättigter Fettsäuren. Indiziert sind eventuell Anionenaustauscher und/oder Fibrate und/oder Nikotinsäureanaloga bzw. Anionenaustauscher und/oder HMG-CoA-Reduktase-Hemmer.

portocavaler Shunt, m (portocaval shunt)

In den sechziger Jahren wurde in einigen Fällen ein ~ zur Therapie der schweren familiären Hypercholesterinämie eingesetzt. Das therapeutische Konzept diese Operation, die sonst zur Verminderung der portalen Hypertension des Leberzirrhotikers angewandt wird, bestand darin, daß eine Umleitung des portalen Blutes an der gesunden Leber vorbei deren Syntheseleistung auf allen Gebieten, besonders jedoch auf dem Gebiet der Lipoproteinsynthese, vermindert. Im Tierexperiment kam es beim ~ des gesunden Tieres zu einer deutlichen Verminderung der VLDL-Synthese. Auch bei operierten Patienten konnte ein gewisser Abfall der LDL-Konzentration nachgewiesen werden. Ebenso wie der → *partielle ileale Bypass* zählt diese Operation jedoch heute zu den obsoleten Maßnahmen zur Therapie der Hypercholesterinämie.

POSCH

Abkürzung für → *Program on the Surgical Control of the Hyperlipidemias*

postheparinlipolytische Aktivität (PHLA), f
(post-heparin lipolytic activity)

Plasmaaktivität der triglyzeridhydrolysierenden Lipasen nach i.v.-Gabe von 50 -100 I.E. → *Heparin* pro kg Körpergewicht. Die Lipasen sind normalerweise gefäßwandständig fixiert, weswegen sie ohne Heparinintervention nicht meßbar sind. Erst das Polyanion Heparin löst die Lipasen aus ihrer elektrostatischen Bindung an das Endothel der peripheren Gefäße und der

P

Lebersinusoide, so daß sie 20 Minuten nach Heparingabe gemessen werden können. Die ~ ist eine summarische Aktivität, welche die Aktivität der peripheren Lipoproteinlipase und der hepatischen Triglyzeridlipase zusammenfaßt. Da die periphere Lipoproteinlipase durch Protaminsulfat oder Natriumchlorid gehemmt werden kann, ist es möglich, die Einzelaktivitäten der Lipasen zu bestimmen. Die Bestimmung der ~ ist indiziert, wenn ein Verdacht auf Typ-I-Hyperlipoproteinämie erhärtet werden soll.

Präbeta-Lipoprotein, n (prebeta-lipoprotein)

Lipoprotein, das in der Elektrophorese in die Präbeta-Position migriert. ~ ist weitgehend mit den VLDL der Ultrazentrifuge identisch. In die Präbeta-Position migriert allerdings auch Lipoprotein (a) (→ *Sinking-Präbeta-Lipoprotein*), das in der Routinediagnostik allerdings nicht meßbar stört.

Pravastatin, n (pravastatin)

Lipidsenker aus der Gruppe der → *HMG-CoA-Reduktase-Inhibitoren* ((3R,5R)-7-[(1S,2S,6S, 8S,8aR)1,2,6,8,8a-Hexahydro-6-hydroxy-2-methyl-8-[(S)-2-methylbutyryloxyl]-1-naphthyl]-3,5-dihydroxyheptansäure).

~ bewirkt intrazellulär eine kompetitive Inhibition der HMG-CoA-Reduktase, wodurch weniger HMG-CoA zu Mevalonsäure umgesetzt wird, mit der Folge, daß intrazellulär weniger Cholesterin synthetisiert wird. Da vor allem die Leber Cholesterin zur Gallensäurensynthese benötigt, müssen die Hepatozyten vermehrt Cholesterin aus dem Plasma aufnehmen. Hierzu aktivieren sie ihre LDL-Rezeptoren, die dem Plasma LDL entziehen und somit, abhängig von der Dosis des ~, das Plasmacholesterin senken. Wie zu erwarten, wirkt ~ kaum bei der homozygoten familiären Hypercholesterinämie (wo funktionsfähige LDL-Rezeptoren fehlen), wohl aber bei heterozygoten Patienten, die nur eine partielle Defizienz aufweisen. Anders als Lovastatin und Simvastatin muß ~ nicht erst in der

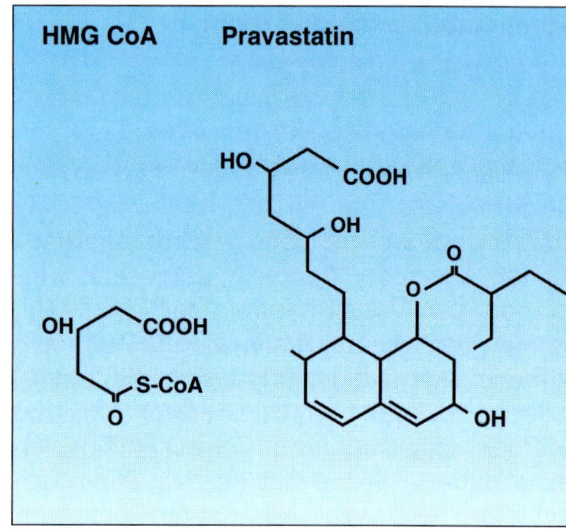

Strukturformel von Pravastatin

Leber in die funktionelle Hydroxysäure umgewandelt werden. Es gibt Vermutungen, daß dieser Unterschied mit einer besseren Verträglichkeit assoziiert sein kann.

In einer Tagesdosis von 10 bis 40 mg kann vor allem das LDL-Cholesterin sowohl bei der familiären Hypercholesterinämie als auch bei der polygenen Hypercholesterinämie bis zu 30 - 40% gesenkt werden. Der Einfluß von ~ auf Triglyzeride und das HDL-Cholesterin ist relativ gering.

~ ist gut verträglich. Wichtigste unerwünschte Begleiterscheinung in seltenen Fällen ist ein CPK-Anstieg, der auf eine reversible Myositis zurückzuführen ist. Besonders bei Kombination mit anderen Medikamenten, die eine Myositis auslösen können, könnte dieser Effekt zu schweren Rhabdomyolysen führen (bisher für ~ selbst nicht beschrieben). Deshalb sollten folgende Medikamente nicht mit ~ kombiniert werden: Ciclosporin, Fibrate, Nikotinsäure und Erythromycin. Transaminasenanstiege bis zum Dreifachen der Norm können beobachtet werden, sind jedoch meist spontan rückläufig. Die Sorge erwies sich als unbegründet, daß Katarakte vermehrt aufträten, wie sie bei Hunden unter toxischen Dosen beobachtet wurden.

primär biliäre Zirrhose, f (primary biliary cirrhosis)

Diese seltene, vermutlich durch Autoimmunphänomene bedingte, chronische Lebererkrankung ist für den Lipoproteinstoffwechsel insofern von Interesse, als bei dieser Krankheit ein pathologisches Lipoprotein, das → *Lipoprotein X (LpX)*, auftritt. Dieses LpX besteht im wesentlichen aus freiem Cholesterin und Phospholipiden, den sonst in die Galle abgegebenen Gallelipiden in Verbindung mit fast allen Apolipoproteinen, besonders AI, C, D, und E, jedoch nicht mit Apolipoprotein B. Die physikalische Struktur des LpX ist liposomal, da Triglyzeride und Cholesterinester als Kernlipide völlig fehlen. Die seit langem bekannte Hypercholesterinämie der Patienten mit ~ ist auf das bisweilen massive Auftreten des LpX zurückzuführen, das zu Cholesterinspiegeln bis weit über 1000 mg/dl führen kann. Es finden sich auch andere Lipoproteinveränderungen, wie das Auftreten von triglyzeridreichen LDL, das sonst für parenchymatöse Lebererkrankungen typisch ist, sowie eine Reihe pathologischer HDL-Partikel. Klinik: Xanthomatose (Abbildung), Pruritus, Ikterus. Therapie: Gallensäureaustauscherharze.

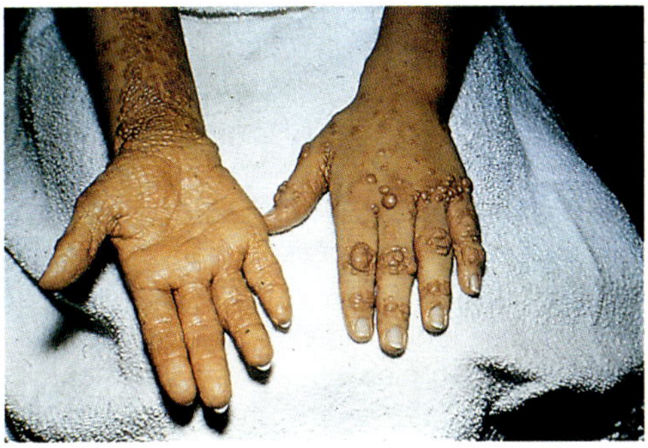

Tuberöse Xanthome bei schwerer chronischer Hypercholesterinämie, verursacht durch eine massive Erhöhung von LpX bei primär biliärer Zirrhose. Bei diesem ungewöhnlich schweren Fall bestand eine disseminierte Xanthomatose fast der ganzen Körperoberfläche.

Probucol, n (probucol)

Lipidsenker, der eine eigenständige Wirkstoffgruppe bildet (4,4'-(Isopropylidenbisthio)bis(2,6-ditertbutylphenol).

~ senkt das LDL, vermutlich über einen LDL-Rezeptor-unabhängigen Weg. Gleichzeitig wird HDL gesenkt, möglicherweise durch eine Steigerung der Aktivität des Cholesterinester-Transfer-Proteins (CETP).

Probucol

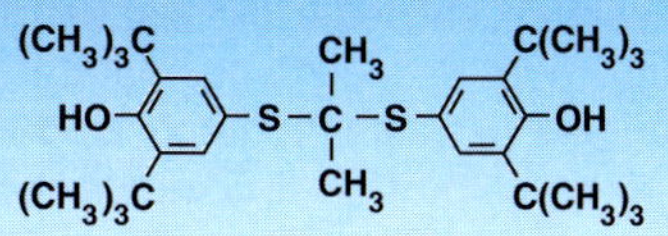

Strukturformel von Probucol

Bei einer Dosis von 2 x 0,5 g/Tag sinken das LDL-Cholesterin bzw. das HDL-Cholesterin um 10 - 15% bzw. 20%.

Unerwünschte Begleiterscheinungen sind selten und betreffen vor allem die Verdauung (Diarrhöen, Flatulenz). Wegen der sehr hohen Lipophilie ist die Fettspeicherung hoch und daher auch die Halbwertszeit, die bis zu 90 Tagen angegeben wurde.

Bei hypercholesterinämischen Patienten mit Xanthomen wurde unter ~ eine deutliche Xanthomrückbildung beobachtet, deren Ausmaß mit der gleichzeitigen Senkung des HDL-Cholesterins positiv korrelierte. Diese interessante Beobachtung weist darauf hin, daß eine HDL-Senkung nicht in jedem Fall nachteilig sein muß.

~ ist zusätzlich ein starkes → *Antioxidans*, das wegen seiner Lipophilie in LDL transportiert wird. Es wird diskutiert, daß die im Tierversuch mehrfach gezeigte atheroprotektive Wirkung des ~ weniger auf die gleichzeitige LDL-Senkung als vielmehr auf den Oxidationsschutz der LDL zurückzuführen ist.

Program on the Surgical Control of the Hyperlipidemias (POSCH)

Kontrollierte Interventionsstudie, bei der untersucht wurde, welchen Effekt auf Lipide und koronare Herzkrankheit (KHK) eine Lipidsenkung hat, die durch eine partielle ileale Bypass-Operation erzielt werden kann. Von 838 männlichen (91%) und weiblichen (9%) Patienten mit Hypercholesterinämie wurden 417 Patienten in die Therapiegruppe randomisiert, die übrigen 421 dienten als Kontrollgruppe. In der Therapiegruppe wurden entweder die distalen 200 cm des Ileums oder das letzte Ileumdrittel (der jeweils längere Abschnitt) durch End-zu-Seit-Ileozökostomie überbrückt. Dadurch wurde das LDL-Cholesterin im Durchschnitt um 38% gesenkt, und das HDL-Cholesterin um 4% angehoben. Nach 5 bis 10 Jahren war die Koronarmortalität in der Therapiegruppe um 28% niedriger als in der Kontrollgruppe; statistisch allerdings nicht signifikant ($p = 0{,}11$). Tödliche und nichttödliche KHK-Manifestationen waren in der Therapiegruppe signifikant seltener mit $n = 91$ versus $n = 138$ ($p < 0{,}001$). Bei Wiederholungsangiographie nach 7 Jahren wurden bei 77% der Kontrollpatienten Progressionen festgestellt gegenüber 48% in der Therapiegruppe. Nebenwirkungen der partiellen ilealen Bypass-Operation waren bei 417 Patienten in einem mittleren Zeitraum von 9,7 Jahren: operative Rückverlegung des Ileums bei 23 Patienten, Diarrhö bei 17, therapierefraktäre Nephrolithiasis bei 3, Zökalkarzinom, Dünndarmlymphom und exzessiver Gewichtsverlust bei jeweils einem Patienten.

Prolin-reiches Protein (PRP), n (proline-rich peptide, proline-rich protein)

Von SATA et al. 1976 zuerst beschriebenes, mit HDL assoziiertes Protein unklarer Bedeutung. Molekulargewicht ca. 74 000 Dalton; assoziiert mit Apo D.

Bisher nicht ausreichend charakterisiert und nicht als Apolipoprotein anerkannt.

Prostaglandine, npl (prostaglandins)

Lokal wirkende Gewebshormone, die aus den ungesättigten C20-Fettsäuren Arachidonsäure (Omega-6) und Eikosapentaensäure (Omega-3) gebildet werden. Die Namensgebung geht darauf zurück, daß die ersten Vertreter dieser Substanzklasse aus Prostatasekret isoliert wurden. ~ finden sich im Bereich des männlichen und weiblichen Genitale, in der Gefäßwand, der Magenschleimhaut und vielen anderen Geweben. Charakteristisch ist die sehr kurze Halbwertszeit und die schnelle Inaktivierung dieser biologisch hochaktiven Substanzen, die besonders auch als Entzündungsmediatoren eine Rolle spielen. Außerdem beeinflussen sie stark die Thrombozytenaggregation und den Kontraktionszustand peripherer Arterien. Die Wirkung der nicht-steroidalen Antirheumatika (NSAR) beruht auf der Hemmung der Cyclooxigenase, des Enzyms, das die Bildung der ~ aus Arachidonsäure einleitet.

Prostanoide, npl

→ *Eikosanoide*

Protein, n

→ *Eiweiß*

Proteinanteil, m

→ *Proteinbestandteil*

Proteinbestandteil, m (protein component)

Proteinanteil, Proteinkomponente

Jedes Lipoprotein setzt sich aus Proteinen (Apolipoproteinen) und Lipiden (Triglyzeride, Cholesterin, Phospholipide) zusammen. Das Verhältnis dieser beiden Komponenten bestimmt die physikalischen Eigenschaften der jeweiligen Lipoproteinpartikel und damit ihre Zuordnung zu einer der Lipoproteinklassen (VLDL, LDL usw.)

Proteinkomponente, f

→ *Proteinbestandteil*

PRP

Abkürzung für → *Prolin-reiches Protein*

pseudohomozygote familiäre Hypercholesterinämie, f (pseudohomozygous familial hypercholesterolemia)

Fettstoffwechselstörung, die ähnliche Merkmale aufweist wie die homozygote familiäre Hypercholesterinämie, sich davon jedoch u.a. dadurch unterscheidet, daß die erhöhten Cholesterinspiegel diätetisch beeinflußbar sind, und daß Verwandte ersten Grades keine heterozygote familiäre Hypercholesterinämie aufweisen.

Pseudo-Münchhausen-Syndrom, n

→ *familiärer Lipoproteinlipase-Mangel*

P/S-Quotient, m (P/S ratio)

Quotient aus mehrfach ungesättigten (P = polyunsaturated) und gesättigten (S = saturated) Fettsäuren. Der ~ des Nahrungsfettes ist von Bedeutung für die diätetische Beeinflussung des Plasmacholesterinwertes. Das Plasmacholesterin wird durch die Aufnahme gesättigter Fettsäuren erhöht (durch Anregung der körpereigenen Cholesterinsynthese), hingegen durch die Aufnahme mehrfach ungesättigter Fettsäuren verringert. Anzustreben ist daher, insbesondere bei bestehender Hypercholesterinämie, ein hoher ~, d.h. ein hoher Anteil von ungesättigten Fettsäuren im Nahrungsfett bei gleichzeitig geringem Anteil von gesättigten Fettsäuren.

→ *mehrfach ungesättigte Fettsäuren*, → *Olivenöl*, → *Sonnenblumenöl*

Q

quantitative Lipoproteinelektrophorese, f
(quantitative lipoprotein elektrophoresis)

Variante der nur halbquantitativen → *Lipoprotein-elektrophorese*, die eine Konzentrationsangabe der aufgetrennten Lipoproteine erlaubt. Hierzu werden die in Agar getrennten Lipoproteine durch Inkubation in einem polyanionischen Präzipitationsreagenz (Phosphorwolframsäure und Mg^{2+}-Ionen) ausgefällt. Anschließend werden die trüben Banden im Agar densitometrisch ausgemessen. Da diese Trübung zur jeweiligen Lipoproteinmasse proportional ist, kann diese bzw. ihr Cholesterinanteil errechnet werden.

Nachteile der ~ sind ein relativ hoher Kosten- und Personalaufwand und eine bisweilen unbefriedigende Trennung der Präbeta-Lipoproteine von den Beta-Lipoproteinen. Zudem setzt der Algorithmus zur Berechnung der Cholesterinanteile der einzelnen Fraktionen voraus, daß ihr Cholesterinanteil bei allen Inidviduen und unter allen Stoffwechselbedingungen konstant ist. Dies ist aber nicht immer gegeben, vor allem nicht bei Hypertriglyzeridämien und Lebererkrankungen. Vorteile der ~ gegenüber den in der Routine eingesetzten Präzipitationsverfahren mit Berechnung des LDL-Cholesterins nach der → *FRIEDEWALD-Formel* sind ihre Unabhängigkeit von der Anwesenheit von Chylomikronen und ihre Anwendbarkeit bis zu Triglyzeridkonzentrationen von 1000 mg/dl.

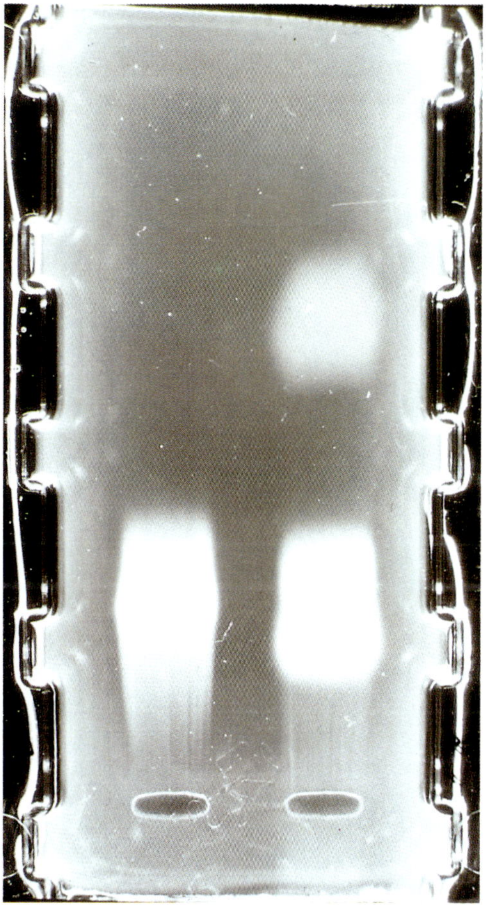

Ansicht der präzipitierten Lipoproteinbanden bei der quantitativen Lipoproteinelektrophorese. Rechts, von unten nach oben: normales Muster mit Beta-, Präbeta- und Alpha-Bande. Links: breite Beta-Bande, wie sie bei ausgeprägter Typ-III-Hyperlipoproteinämie häufig, aber nicht immer beobachtet wird.

R

Radiale Immundiffusion (RID), f (radial immunodiffusion)

Immunologische Meßtechnik zur Konzentrationsermittlung von Proteinen, auch Apolipoproteinen und Lipoproteinpartikeln. Das Prinzip besteht aus der Diffusion der zu untersuchenden Lösung durch eine Trägermatrix (meist Agar), in der spezifische polyklonale Antikörper gegen den gesuchten Analyten gelöst sind. Da sich der Analyt bei der Diffusion in ein zunehmendes Volumen ausbreitet, verdünnt er sich, bis seine Konzentration und die des umgebenden Antikörpers im Äquivalenzbereich sind. Es kommt zur makrokopisch sichtbaren Präzipitatbildung. Da der Analyt in einem ausgestanzten Loch des Agars aufgetragen wurde, resultiert ein ringförmiges Präzipitat um die Auftragstelle, dessen Radius mit der Konzentration des Analyten korreliert.

Radioimmunoassay (RIA), m (radioimmunoassay)

Immunologische Meßmethode, bei der entweder ein radioaktiv markiertes Antigen oder ein radioaktiv markierter Antikörper zur Messung eingesetzt wird. Zur radioaktiven Markierung wird gewöhnlich Jod^{131} eingesetzt, die Radioaktivität wird dann im Gamma-Zähler gemessen.

Rahmschicht, f (creamy layer)

Tritt bei Chylomikronämie nach längerem Stehen im Kühlschrank auf (Kühlschranktest). Eine ~ kann selbst in postprandialen Seren gesunder Normalpersonen mit Triglyzeridwerten unter 200 mg/dl beobachtet werden. Da Chylomikronen durch ihren hohen Fettgehalt eine geringere spezifische Dichte als eine Kochsalzlösung haben (0,95 g/ml), rahmen diese Partikel auch ohne Erzeugung eines Schwerefeldes in der Ultrazentrifuge auf.

Rauchen, n (smoking)

Das Zigarettenrauchen ist seit den frühen fünfziger Jahren als einer der kardinalen Risikofaktoren der Atherosklerose bekannt. Besondere Bedeutung hat das ~ als Risikofaktor für die Entstehung der arteriellen Verschlußkrankheit der Beine. Für die koronare Herzkrankheit ist ein Zusammenwirken des ~ mit Hyperlipoproteinämien und/oder mit Hypertonie notwendig. Die schädigenden Einflüsse des ~ sind vielfältig. Neben toxischen Effekten auf das Gefäßendothel sind pharmakologische Effekte des Nikotins (Gefäßspasmen, auch in den Koronarien; gesteigerte Plättchenaggregation) anzuschuldigen. Bei Ex-Rauchern geht das kardiovaskuläre Risiko auf ähnlich niedrige Werte zurück wie bei Nichtrauchern. In Verbindung mit einer lipidsenkenden Diät wurde dieser Zusammenhang auch in einer prospektiven epidemiologischen Studie (→ *Oslo Primary Prevention Trial,* 1978) klar herausgearbeitet.

REFSUM-Syndrom, n (REFSUM's syndrome)

Vom norwegischen Neurologen S. REFSUM 1946 beschriebene Lipidspeicherkrankheit, die durch schwere neurologische Ausfälle gekennzeichnet ist. Gespeichert wird die Phytansäure (Tetramethylhexadekansäure), die in Pflanzen vorkommt und bei betroffenen Patienten nicht enzymatisch abgebaut werden kann. Klinisch ist die auch als HMSN Typ IV (Hereditary Motor and Sensory Neuropathy) bezeichnete autosomal-rezessive Erbkrankheit charakterisiert durch eine atypische Retinitis pigmentosa, cerebellare Ataxie, Polyneuropathie und Schwerhörigkeit. Sie wird im ersten oder zweiten Lebensjahrzehnt manifest.

Die Therapie besteht vor allem aus einer Phytansäure-freien Diät (keine Milchprodukte, kein Fett von Wiederkäuern). Anfänglich hohe Phytansäurespiegel können auch durch Plasmapherese gesenkt werden. Unter dieser Therapie kommt es zu deutlichen Rückbildungen nervaler, dermaler und elektrokardiographischer Veränderungen; eine Restitutio ad integrum kann jedoch nicht erreicht werden. Die Therapie kann nicht heilen, aber die Progression des ~ verlangsamen und muß lebenslang durchgeführt werden.

Regression, f (regression)

Im Zusammenhang mit Atherosklerose Rückbildung (regredere (lat.): zurückgehen) von Atheromen. Eine therapeutisch erzielte ~ kann zwar auch bei Xanthomen der Haut und der Sehnen festgestellt werden, ist klinisch von besonderer Bedeutung jedoch in Endstrombahnen des Blutkreislaufes, wo sie vorerst nur durch Angiographien nachgewiesen werden kann. Die ~ von Koronaratheromen ist in den letzten Jahren in den Mittelpunkt des ärztlichen Interesses gerückt, da mehrere Therapiestudien zeigen konnten, daß eine energische Verbesserung der Lipide nicht nur die Atheromprogression aufhalten kann, sondern daß bei einem Teil der Patienten sogar eine ~ erreicht werden kann.

→ *Regressionsstudien*

Regressionsstudien, fpl (regression studies)

Therapiestudien mit dem Ziel, durch Verbesserung der Atherosklerose-Risikofaktoren, vor allem der Blutfette, die Progression von Koronaratheromen aufzuhalten oder gar eine Regression einzuleiten. Es gibt zwei Arten von ~:

Nicht-pharmakologische Regressionsstudien

Studie	Zahl der Teilnehmer	Therapie	Dauer (Jahre)	Trig.	Chol.	LDL-C	HDL-C	Ergebnis
				(Änderung in %)				
Leiden Intervention Trial	39	vegetarische Diät: P/S-Quotient > 2, Cholesterin < 100 mg/Tag	2		–10		–3	Progression nur, wenn Gesamt-C/-HDL-C > 6,9
Program on the Surgical Control of the Hyperlipidemias (POSCH)	421 Patienten 417 Kontrollen	partieller ilealer Bypass	5 – 10			–38	+4	KHK-Mortalität –28% Progression: 77% in der Kontrollgruppe vs. 48% in der Therapiegruppe
Lifestyle Heart Trial	19	Kontrollgruppe	1	–8		–5	–3	Stenosen: +3,4%
	22	10% Fett + Cholesterin < 5 mg/Tag + > 3 h Sport/Woche		–22		–37	–3	Stenosen: –2,2%
Heidelberg Exercise/Diet Study	119	Diät + Ausdauersport (Therapiegruppe) nur Diät (Kontrollgruppe)	1	–7*		–12*	+2*	Progression: –25%* Regression: +15%*

* prozentualer Unterschied zwischen Therapie- und Kontrollgruppe

1. die nicht-pharmakologischen ~
→ *Leiden Intervention Trial*
→ *Lifestyle Heart Study*
→ *Program on the Surgical Control of the Hyperlipidemias (POSCH)*
→ *Heidelberg Exercise/Diet Study*
2. die pharmakologischen ~
→ *COHN's Coronary Angiography Study*
→ *DUFFIELD's Femoral Artery Study*
→ *National Heart Lung and Blood Institute (NHLBI) Type II Trial*
→ *Cholesterol Lowering and Atherosclerosis Study (CLAS)*
→ *Familial Atherosclerosis Treatment Study (FATS)*
→ *University of California San Francisco Familial Hypercholesterolemia Trial*
→ *St. Thomas Atherosclerosis Regression Study (STARS)*

Die weit überwiegende Mehrheit der ~ zeigte, daß bei 10 - 30% der Patienten eine Regression der koronaren Atherosklerose erreicht werden konnte. Außerdem konnte der Anteil der Patienten, bei denen eine Progression der Koronarsklerose auftrat, deutlich verkleinert werden, während die Gruppe, bei der ein Stillstand zu verzeichnen war, wuchs. Die Tabellen fassen die Ergebnisse der nicht-pharmakologischen und der pharmakologischen ~ zusammen.

Pharmakologische Regressionsstudien

Studie	Zahl der Patienten	Medikament	Dauer (Jahre)	Trig.	Chol.	LDL-C	HDL-C	Ergebnis
				(Änderung in %)				
COHN	40	Clofibrat	1	–16				kein Effekt
DUFFIELD	24	Diät Clofibrat Cholestyramin Nikotinsäure	1,5	–45		–28	+41	60% Reduktion der femoralen Atherosklerose
NHLBI Type II	116	Cholestyramin	5	+28	–17	–26	+ 8	verringerte Progression
CLAS-I	162	Colestipol + Nikotinsäure	2	–22	–27	–43	+37	verringerte Progression, Regression bei 16%
CLAS-II	103	Colestipol + Nikotinsäure	4	–18	–25	–40	+37	Regression bei 18%
FATS	146	Placebo/Colestipol Colestipol + Nikotinsäure Colestipol + Lovastatin	2,5			– 9 –34 –48	+ 3 +41 +14	Regression bei 8% Regression bei 38% Regression bei 32%
UCSF	72	Colestipol + Nikotinsäure + Lovastatin	2	–22	–31	–39	+26	Regression bei 18%
STARS	74	Diät Diät + Cholestyramin	2	–18 – 4	–14 –25	–15 –34	0 – 4	Regression bei 42% Regression bei 38%

R

Remnant, m pl. Remnants (remnant)

Wörtlich „Überbleibsel", „Rest". ~ sind Lipoproteinpartikel, die Stoffwechselprodukte eines inkompletten Umwandlungsprozesses darstellen. Sie werden durch Einwirkung der Lipasen (→ *Lipoproteinlipase* und → *hepatische Triglyzeridlipase)* auf triglyzeridreiche Lipoproteine erzeugt. Beim Abbau sowohl der Chylomikronen als auch der VLDL entstehen → *Oberflächen-Remnants* (Surface-Remnants) und Kern-Remnants (→ *Core-Remnants).* ~ werden von der Leber wahrscheinlich über einen spezifischen Remnant-Rezeptor aufgenommen (→ *LDL-receptor-related protein*).

~ werden als atherogene Lipoproteine angesehen. Diese Einschätzung basiert vor allem auf der sehr atherogenen „Remnant-Erkrankung" (→ *familiäre Dysbetalipoproteinämie,* → *Typ III nach FREDRICKSON),* auf Inkubationsversuchen von Zellen in Remnant-haltigen Medien und auf Fütterungsversuchen mit Tieren, die auf Cholesterinfütterung mit hohen Remnantspiegeln und massiver Atherosklerose reagieren (Kaninchen, Hunde).

Da die Eigenschaften der ~ als Intermediärprodukte des Lipoproteinstoffwechsels nicht scharf von denen anderer Lipoproteinen abgrenzbar sind, existiert keine Methode, die ihre routinemäßige Messung erlaubt. Wegen der vermuteten hohen Atherogenität wäre ihre Meßbarkeit aber ein großer Fortschritt für die Abschätzung individueller Atheroskleroserisiken.

→ *Core-Remnant,* → *Oberflächenremnant*

Remnant-Hyperlipoproteinämie, f

→ *familiäre Dysbetalipoproteinämie,* → *Typ III nach FREDRICKSON*

RES

Abkürzung für → *Retikuloendotheliales System*

Retikuloendotheliales System (RES), n (reticulo-endothelial system)

Diese Bezeichnung wurde von dem deutschen Pathologen LUDWIG ASCHOFF 1924 für ein System phagozytierender, zur Speicherung von Vitalstoffen und partikulärem Material befähigter Körperzellen geprägt. Sie bezeichnet die Funktionseinheit aus Retikulumzellen des retikulären Bindegewebes, aus den Blut- und Lymphsinus auskleidenden Zellen und aus dem System der Makrophagen. Das ~ wird als wesentlich für die Beseitigung von Abfall- und Fremdstoffen einschließlich Mikroorganismen angesehen. Anatomisch gesehen besteht es aus der Milz, Teilen der Leber, Teilen der Nebenniere sowie dem Knochenmark. Auch Bereiche des Thymus, der Tonsillen sowie die Lymphknoten werden dazu gezählt. Die funktionell bedeutsamsten Zellen dieses Systems sind die Makrophagen, die aus den zirkulierenden Monozyten hervorgehen. Bei Versagen des ~, etwa bei einer Bakterienüberschwemmung des Organismus, können Bakterien nicht mehr genügend eliminiert werden und es kommt zur Sepsis. Bei gewissen Fettstoffwechselstörungen wie der → *Tangier-Krankheit* entsteht eine übermäßige Fettspeicherung im ~ (Tonsillen, Milz, Makrophagen). Auch bei schweren Hypertriglyzeridämien wird eine Lipidspeicherung in KUPFFER-Zellen, Milzmakrophagen sowie Histiozyten beobachtet. Bei übermäßiger Infusion relativ schlecht emulgierter Fettlösungen kann eine extreme Fettspeicherung im ~ nachgewiesen werden.

retinale Lipamie, f

→ *Lipaemia retinalis*

Retinoide, npl (retinoids)

Diese Stoffgruppe umfaßt alle Verbindungen, die Vitamin-A-Charakter haben. Zu diesen zählen das Retinol (Vitamin-A_1-Alkohol), das Retinal, die Retinsäure, sowie das Vitamin A_2, 3-d-Hydroretinol und dessen Abkömmlinge 3-d-Hydroretinal und 3-d-Hydroretinsäure. Die Provitamine sind in Form von Carotinoiden in zahlreichen

Pflanzen und auch im Tierkörper vorhanden; sie werden in der Leber gespeichert. Die Nahrungszufuhr erfolgt als Retinylester (Retinylpalmitat), die unter Einwirkung des Pankreassaftes gespalten und dann in die Mukosa des Dünndarms aufgenommen werden. Charakteristisch für den weiteren Stoffwechselweg ist der Einbau in Chylomikronen mit Verbleib in deren Remnants bis zur Aufnahme durch die Leber. Dadurch eignen sich Retinylester als Marker für die Untersuchung des Stoffwechselweges der Chylomikronen und ihrer Abbauprodukte. In der Leber werden die Retinylester zu Retinol umgewandelt, das, an das Retinolbindende Protein gebunden, an den Kreislauf abgegeben wird, in die Endorgane gelangt und seine Vitaminwirkung entfaltet. Insbesondere die Keratin-, Glykoprotein-, und Mucopolysaccharidbildung wird durch ~ beeinflußt.

~ (z.B. Isotretinoin, aromatisches ~) werden in der Dermatologie zur oralen Behandlung z.B. der Psoriasis oder Akne eingesetzt. Dabei kann es, besonders bei vorbestehender Hyperlipoproteinämie, zu einem Anstieg der Triglyzeride kommen. Für LDL- und HDL-Cholesterin wurden keine oder widersprüchliche Effekte berichtet.

reverser Cholesterintransport, m

→ *Cholesterinrücktransport*

Rezeptor, m (receptor)

~ sind spezialisierte Areale auf der Zelloberfläche, die mit Molekülen (Liganden) aus dem Extrazellulär- bzw. Plasmaraum interagieren. Diese Rezeptor-vermittelte Interaktion der Zelle mit dem Liganden dient entweder der Vermittlung von Signalen aus dem Extrazellulärraum an die Zelle oder der Aufnahme bestimmter Stoffwechselprodukte aus dem Plasmaraum. Beispiele für die Signaltransduktion sind der Insulin-, der Steroidhormon- oder der Wachstumshormonrezeptor. Ein Beispiel für die Substrataufnahme ist die Aufnahme von LDL durch den LDL-Rezeptor. Die Ligandenbindung geschieht hierbei durch Interaktion einer besonders gefalteten Domäne des Rezeptorproteins mit dem komplementären Abschnitt des Apo B100 auf der Oberfläche der LDL-Partikel. Der rezeptorvermittelten Bindung der LDL an die Oberfläche des Hepatozyten folgt die → *Internalisierung* und lysosomale Spaltung der Partikel.

Rezeptordefekt, m (receptor deficiency)

Zustand eines genetisch oder regulatorisch bedingten Mangels an Rezeptoren eines oder mehrerer Organsysteme für bestimmte Signal- und Aufnahmevorgänge an der Zelloberfläche. Am besten charakterisiert im Bereich des Lipidstoffwechsels ist der genetisch bedingte komplette Defekt der LDL-Rezeptoren bei der homozygoten familiären Hypercholesterinämie.

Rezeptor-unabhängiger Abbauweg, m (receptor-unrelated pathway)

Neben den bekannten spezifischen und unspezifischen Aufnahmemechanismen von Lipoproteinen durch Zellen, vor allem durch die Leberzelle, werden Rezeptor-unabhängige Aufnahmemechanismen postuliert, die im Sinne pinozytotischer Prozesse ablaufen.

RIA

Abkürzung für → *Radioimmunoassay*

RID

Abkürzung für → *Radiale Immundiffusion*

Risikofaktorenkonzept, n (concept of risk factors)

Die Vorstellung, daß verschiedene genetische bzw. durch Umwelteinflüsse bedingte Faktoren den Ablauf der Atherogenese des Menschen beeinflussen können. Das Zusammenwirken der Risikofaktoren ist in zahlreichen prospektiven epidemiologischen Untersuchungen der koronaren Herzkrankheit dargestellt worden. Die wichtigsten kardiovaskulären Risikofaktoren sind Hyperlipoproteinämien, Hypertonie, Zigarettenrauchen, Diabetes mellitus, außerdem Fibrinogen und andere Gerinnungsfaktoren sowie zahlreiche weitere, weniger gesicherte Faktoren.

Rocket-Elektrophorese, f

→ *Elektro-Immunoassay*

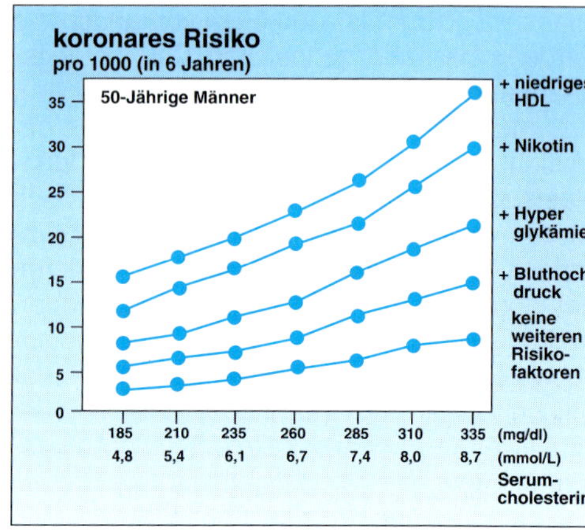

Einfluß der wichtigsten Risikofaktoren auf das koronare Risiko. Die Graphik zeigt nicht nur, daß dieses mit jedem Risikofaktor steigt, sondern auch, daß der Beitrag jedes Einzelrisikos mit steigendem Cholesterin größer wird.

S

SAA-Protein, n

Kurzform für → *Serum-Amyloid-A-Protein*

saure Lipase, f (acid lipase)

Lysosomales Enzym, das Triglyzeride und Cholesterinester der über den Rezeptorweg aufgenommenen LDL spaltet. Das pH-Optimum der Aktivität liegt im sauren Bereich, im Gegensatz zu anderen Lipasen, die meist im schwach alkalischen Milieu optimal arbeiten. Der genetisch bedingte komplette Mangel an ~ ist die Ursache der → *WOLMAN-Krankheit*. Bei der → *Cholesterinester-Speicherkrankheit* liegt ein partieller Mangel der ~ vor.

Scavenger-Pathway

→ *LDL-Rezeptor-unabhängiger Abbauweg*

Scavenger-Rezeptor, m (scavenger receptor)

Wörtlich „Aasfresser"-Rezeptor. Der ~ ist ein Mechanismus zur Aufnahme veränderter Protein- bzw. Lipoproteinbestandteile des Blutes in verschiedene Zellsysteme. Im Gegensatz zum spezifischen LDL-Rezeptor ist der ~ nicht für bestimmte Liganden spezifisch. Besondere Bedeutung erlangt der ~ bei den Makrophagen, die über ihn modifizierte LDL und Beta-VLDL aufnehmen können. Dieser Vorgang stellt einen wichtigen Initialmechanismus der Atherogenese dar.

Schaumzelle, f (foam cell)

~ bilden sich aus → *Makrophagen* durch Aufnahme und vakuolige Speicherung von Lipiden. Die Bezeichnung ~ leitet sich aus dem pathologisch-histologischen Phänomen ab, daß Makrophagen, die große Mengen Fett gespeichert haben, nach der üblichen Extraktion des Gewebes mit Lösungsmitteln wabenartig verändert erscheinen, da sich das gespeicherte Fett bei diesem histologischen Aufarbeitungsprozeß herauslöst. Bei dem gespeicherten Material handelt es sich im wesentlichen um Cholesterinester, die auch in atherosklerotischen Plaques vorhanden sind. Besonders oxidierte LDL und Remnants triglyzeridreicher Lipoproteine (VLDL, Chylomikronen) werden von Makrophagen aufgenommen, lysosomal verarbeitet und in Vakuolen gespeichert. Entscheidend für die Entspeicherung der ~ ist die Abgabe dieses Materials an HDL, andernfalls führt die Lipidspeicherung auf Dauer zum Zelltod.

scheib(ch)enförmige HDL, npl

→ *diskoidale HDL*

Schlüsselenzym, n (speed-limiting enzyme)

Ein ~ greift an einer wichtigene Verzweigungsstelle im Auf- oder Abbau von Substanzen ein. Seine Aktivität hat zur Folge, daß einer oder mehrere der folgenden enzymatischen Schritte beschleunigt oder verlangsamt ablaufen. Musterbeispiel im Bereich des Fettstoffwechsels ist die → *HMG-CoA-Reduktase*, die zu Beginn der Cholesterinsynthese deren Geschwindigkeit steuert.

Schwangerschaft, f (pregnancy)

Führt zu erheblichen Veränderungen im Lipidtransport mit daraus folgender Dyslipoproteinämie, besonders in der 2. Schwangerschaftshälfte. Diese Veränderungen sind charakterisiert durch eine erhöhte Konzentration triglyzeridreicher Lipoproteine (manchmal auch der LDL) und werden vor allem durch den massiven Anstieg der Östrogene verursacht, die gleichzeitig zu einer starken Erhöhung der Cholesterinkonzentration in der Galle führen (Gallensteinbildung). Nach der Geburt sind diese Veränderungen rasch rückläufig.

Screening, n (screening)

Untersuchung von Populationen auf bestimmte Gesundheitsrisiken, z.B. Infektionskrankheiten oder kardiovaskuläre Risikofaktoren, speziell auch auf Fettstoffwechselstörungen. Dem Massenscreening breiter Bevölkerungsschichten steht das selektive ~ auf der Basis bestimmter vorgegebener anamnestischer Merkmale gegenüber.

Sehnenxanthom, n (tendinous xanthoma) *tendinöses Xanthom*

Im Sehnengewebe selbst oder unmittelbar darauf abgelagertes Lipidmaterial, das eine Ausdehnung bis zu mehreren Zentimetern haben kann. Im Bereich der Achillessehne beispielsweise führt das ~ zu einer meßbaren und sichtbaren Verdickung der Sehne. Weitere betroffene Sehnen sind die Tensorensehnen an den Fingeransätzen und selten das Ligamentum patellae.

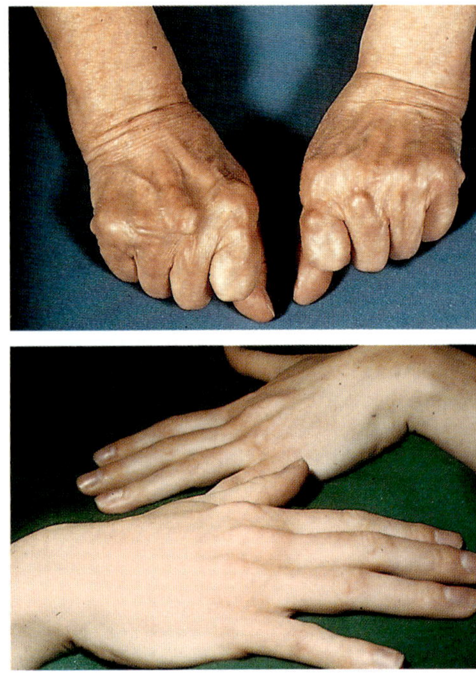

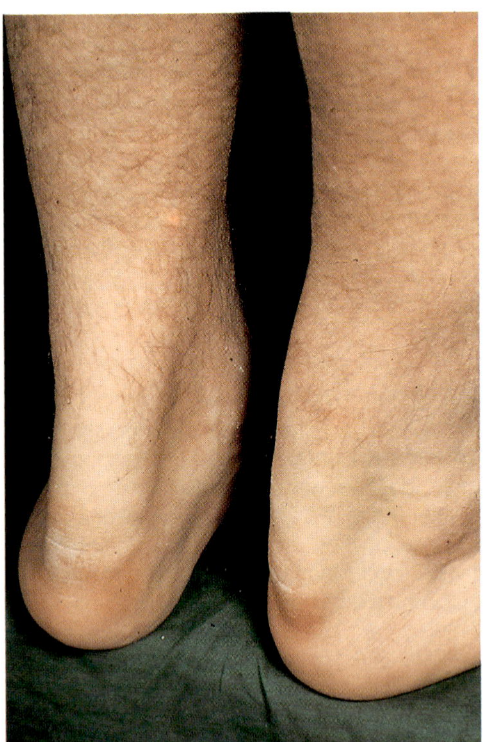

Sehnenxanthome an Händen (oben) und Achillessehne (links). Da Sehnenxanthome bei ausgestreckten Händen leicht übersehen werden können, sollte der Untersucher die geballten Fäuste untersuchen.

sekundäre Hyperlipoproteinämien, fpl (secondary hyperlipoproteinemias)

Hyperlipoproteinämien, die durch eine primäre Grunderkrankung ausgelöst sind. Die häufigsten ~ und ihre Ursachen sind in der Tabelle auf S. 167 dargestellt.

Serum, n (serum)

Die zellfreie Blutflüssigkeit, die nach Gerinnung des → *Plasmas* entsteht und außer den Gerin-

Ursachen und FREDRICKSON-Phänotypen sekundärer Hyperlipoproteinämien

	Typ IIa	Typ IIb	Typ IV
hormonelle Störungen			
Schwangerschaft			x
Sexualhormone	x		x
Hypothyreose	x	x	
metabolische Störungen			
Diabetes mellitus			x
Obesitas			x
Lipodystrophie			x
Speicherkrankheiten			x
Nierenkrankheiten			
chronische Niereninsuffizienz			x
nephrotisches Syndrom	x	x	
Lebererkrankungen			
Cholestase	x*		
Parenchymschäden		x*	x*
Alkohol			x
iatrogen			
Antihypertensiva			x
Anorexia nervosa	x		
Autoimmunerkrankungen	x	x	x

x* = pathologische Lipoproteine

nungsproteinen alle anderen löslichen Bestandteile der Blutflüssigkeit enthält.

Serum-Amyloid-A-Protein (SAA-Protein), n (serum amyloid-A protein)

Das ~ wurde aus HDL isoliert, seine Bedeutung als Apolipoprotein ist jedoch umstritten. Funktionell gehört dieses Protein zu den Akut-Phasen-Proteinen; seine Synthese in der Leber läuft innerhalb weniger Stunden nach Auslösen eines Entzündungsreizes ab.

Seven Countries Study
→ *Sieben-Länder-Studie*

Sieben-Länder-Studie, f (Seven Countries Study)

Außerordentlich umfangreiche und sorgfältige epidemiologische Studie, die sehr früh und bahnbrechend die Assoziation zwischen erhöhtem Cholesterin und Koronarmortalität nachwies. Zwischen 1958 und 1964 untersuchten Ärzteteams 16 Kohorten von Männern mittleren Alters in den USA, Jugoslawien, Finnland, Griechenland, den Niederlanden, Italien und Japan. 5 und 10 Jahre nach der Erstuntersuchung wurden die Männer nachuntersucht. Zentrales Ergebnis war der konsistente Zusammenhang zwischen Cholesterinspiegeln und Koronarmor-

S

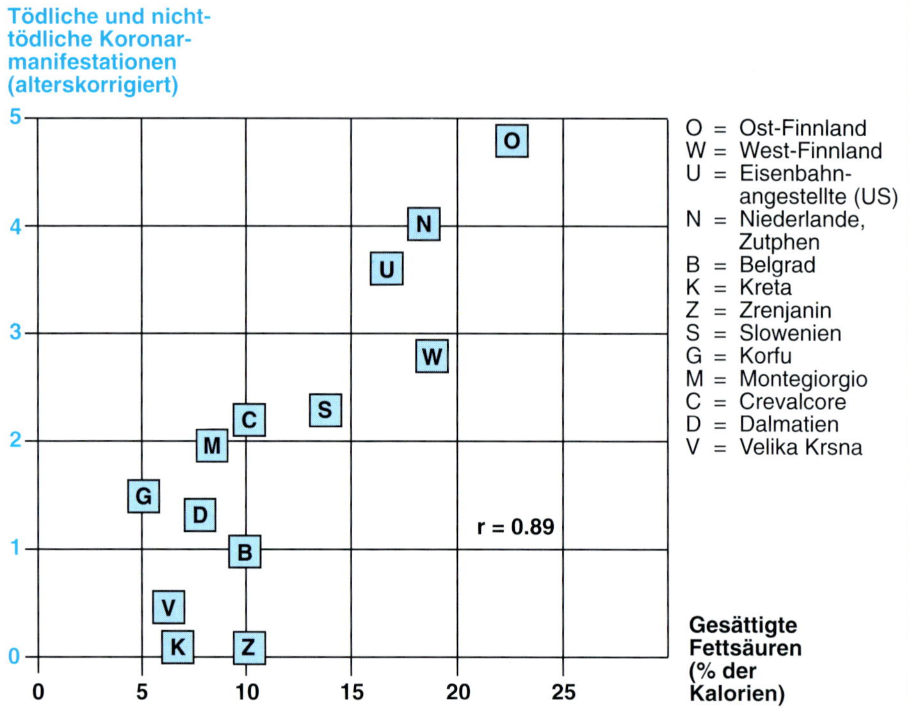

talität. Dieser Zusammenhang wurde auch innerhalb der Kohorten gefunden und bestätigte bei den Nachuntersuchungen die prognostische Aussagekraft des Cholesterinspiegels. Ein zweites, wesentliches Ergebnis war, daß die Cholesterinspiegel mit der Menge des gesättigten Fettes in der Nahrung korrelierten (Abb. S. 168/169).

Einziger weiterer Risikofaktor war der Hypertonus. Interessant ist die Beobachtung, daß andere Risikofaktoren an Bedeutung verlieren, wenn das Cholesterin niedrig ist: In Japan war die Prävalenz der Hypertonie hoch, die Koronarmortalität bei niedrigem Cholesterin aber nicht erhöht.

Simvastatin, n (simvastatin)

Lipidsenker aus der Gruppe der → *HMG-CoA-Reduktase-Inhibitoren* ([1,2,3,7,8,8a-Hexahydro-8-[2(tetrahydro-4-hydroxy-6-oxo-2-pyranyl)ethyl]-3,7-dimethyl-1-naphthyl]-2-methylbutyrat).

~ bewirkt intrazellulär eine kompetitive Inhibition der → *HMG-CoA-Reduktase,* wodurch weniger HMG-CoA zu Mevalonsäure umgesetzt wird, mit der Folge, daß intrazellulär weniger Cholesterin synthetisiert wird. Da vor allem die Leber Cholesterin zur Gallensäurensynthese benötigt, müssen die Hepatozyten vermehrt Cholesterin aus dem Plasma aufnehmen. Hierzu aktivieren sie ihre LDL-Rezeptoren, die dem Plas-

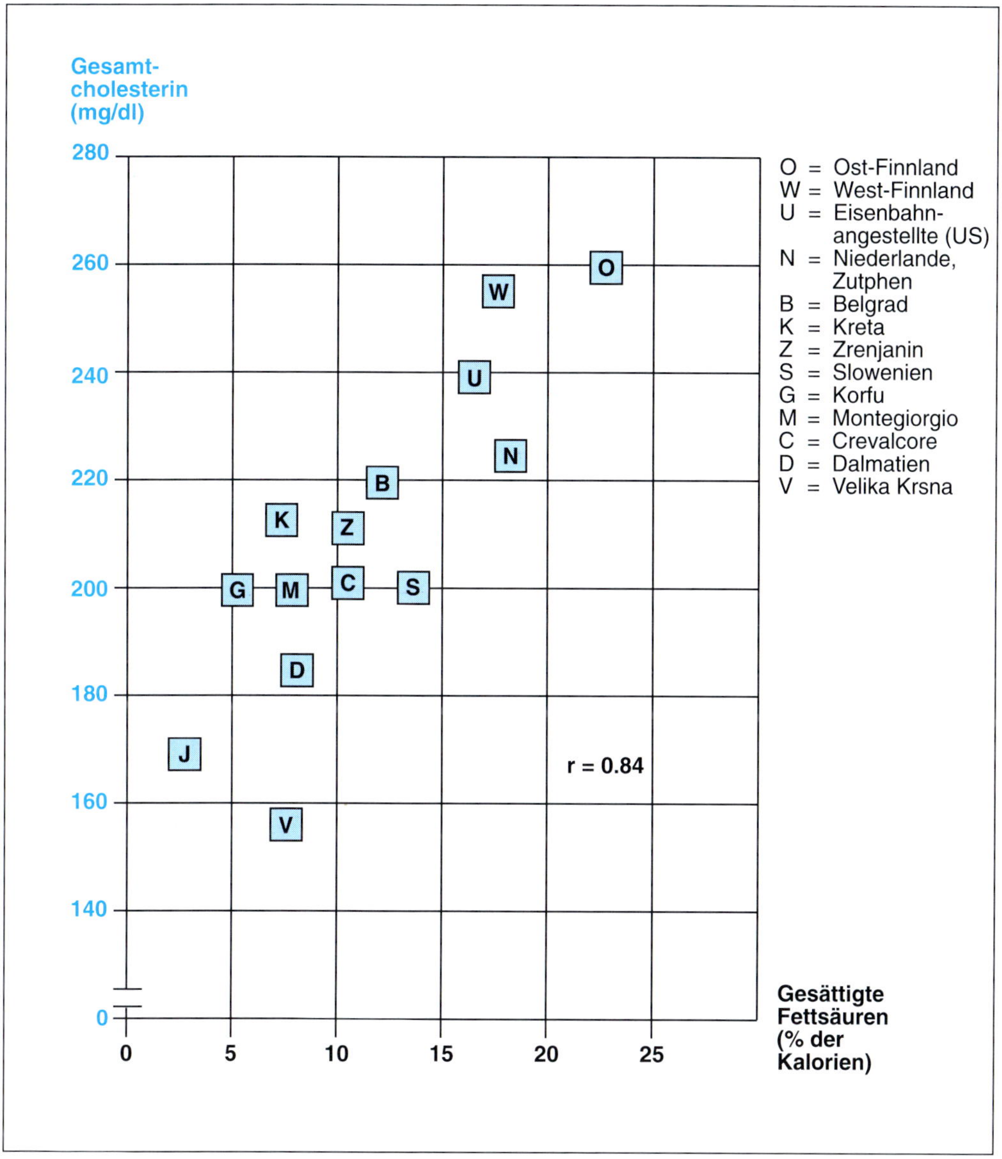

Korrelationen zwischen dem Kalorienanteil der gesättigten Fettsäuren in der Nahrung und dem Cholesterinspiegel (oben) sowie der KHK (linke Seite) bei verschiedenen Populationen in sieben Ländern

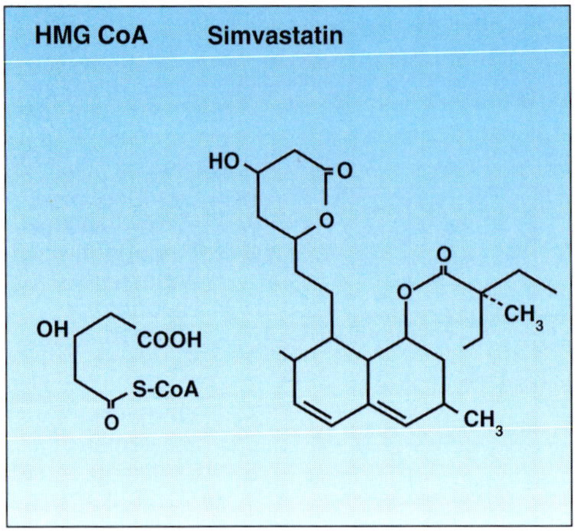

Strukturformel von Simvastatin

ma LDL entziehen und somit, abhängig von der Dosis des ~, das Plasmacholesterin senken. Wie zu erwarten, wirkt ~ kaum bei der homozygoten familiären Hypercholesterinämie (wo funktionsfähige LDL-Rezeptoren fehlen), wohl aber bei heterozygoten Patienten, die nur eine partielle Defizienz haben. ~ wird erst nach Leberpassage, bei der es zu offenen Hydroxysäuren metabolisiert wird, aktiv.

Mit einer Tagesdosis von 20 bis 40 mg kann vor allem das LDL-Cholesterin sowohl bei der familiären Hypercholesterinämie als auch bei der polygenen Hypercholesterinämie um 30 - 40% gesenkt werden kann. Der Einfluß von ~ auf Triglyzeride und das HDL-Cholesterin ist relativ gering.

~ wird ein- bis zweimal pro Tag eingenommen, vorzugsweise abends, da die Aktivität der HMG-CoA-Reduktase nachts höher sein soll.

~ ist gut verträglich. Wichtigste unerwünschte Begleiterscheinung in seltenen Fällen ist ein CPK-Anstieg, der auf eine reversible Myositis zurückzuführen ist. Besonders bei Kombination mit anderen Medikamenten, die eine Myositis auslösen können, kann dieser Effekt zu schweren Rhabdomyolysen führen. Deshalb sollten die folgenden Medikamente nicht mit ~ kombiniert werden: Ciclosporin, Fibrate, Nikotinsäure und Erythromycin. Transaminasenanstiege bis zum Dreifachen der Norm können beobachtet werden, sind jedoch meistens spontan rückläufig. Die Sorge erwies sich als unbegründet, daß Katarakte vermehrt aufträten, wie sie beim Hund unter extremer Dosierung beobachtet wurden.

Sinking-Präbeta-Lipoprotein, n (sinking prebeta lipoprotein)

Gegenwärtig nicht mehr gebräuchliche Bezeichnung für → *Lipoprotein (a)*. Sie beruht auf dem Umstand, daß Lipoprotein (a) in der Ultrazentrifuge eine Dichte hat, die zwischen LDL und HDL liegt (daher „sinking"), in der Elektrophorese aber wie VLDL in die Präbeta-Position migriert (daher „prebeta-lipoprotein").

Sitosterin, n (sitosterol)

Wichtiges pflanzliches Sterol, das auch zur Therapie der Hypercholesterinämie, besonders im Kindesalter, mit Erfolg eingesetzt wird. ~ verdrängt Cholesterin aus der mizellaren Bindung im Darmlumen und führt so zu einer verstärkten Ausscheidung von Cholesterin mit dem Stuhl. ~ gehört zu den nichtresorbierbaren Lipidsenkern. Durch eine Dosierung von 2 - 6 g pro Tag kann eine Cholesterinsenkung von 5 bis 10% erzielt werden. ~ wird in Dosierungen von 20 bis 60 mg/Tag auch als Prostatamittel eingesetzt.

Sitosterinämie, f (sitosterolemia)

Tritt auf bei exzessiver intestinaler Absorption und Gewebsspeicherung von Sitosterin, einem wichtigen pflanzlichen Sterol, das normalerweise nur in geringen Mengen (< 5%) vom Dünndarm aufgenommen wird. Dieses Krankheitsbild wurde auch als pseudohomozygote familiäre Hypercholesterinämie bezeichnet, weil die ~ mit Hypercholesterinämie einhergeht. Im Gegensatz zur familiären Hypercholesterinämie spricht die ~ exzellent auf eine Diät mit geringem Fett- und Cholesteringehalt an. Häufig tritt bei ~ bereits im Kindesalter eine Atherosklerose mit tendinöser Xanthomatose auf. Der Erbgang dieser genetischen Störung mit bisher nicht sicher identifiziertem Gendefekt soll autosomal-rezessiv sein.

Sonnenblumenöl, n (sunflower oil)

~ wird durch Auspressen von Sonnenblumenkernen gewonnen und enthält eine mäßig hohe Konzentration an Linolsäure (ca. 25% der Fettsäuren im ~). Es wird vor allem in Osteuropa und in Rußland als Speisefett verwandt und ist relativ billig in der Herstellung. Seine Fettsäurenzusammensetzung zeigt die Tabelle auf S. 77.

Speicherkrankheiten, fpl (storage diseases)

Sammelbegriff für Stoffwechselstörungen, die durch Ablagerung von Stoffwechselprodukten, wie Glykogen oder verschiedenen Lipiden, in unterschiedlichen Geweben charakterisiert sind. Von besonderer Bedeutung sind hierbei die Lipidspeicherkrankheiten oder Sphingolipidosen, z.B. TAY-SACHS-Syndrom, FABRY-Syndrom, GAUCHER-Syndrom oder auch NIEMANN-PICK-Syndrom. Diese Störungen sind meist in früher Kindheit letal, da sie die Funktion von Leber, Milz und vor allem des zentralen Nervensystems durch Lipidablagerungen beeinträchtigen.

Sphingomyelin, n (sphingomyelin)

Nach ihrem Hauptvorkommen in Myelinscheiden benannte Gruppe der Sphingolipide, bestehend aus Ceramid und Phosphorylcholin. Neben Phosphatidylcholin (Lecithin) ist ~ die im Plasma am häufigsten vorkommende Phospholipidfraktion. Einige Studien haben eine Korrelation der Sphingomyelinwerte im Blut mit der Entstehung der Atherosklerose nachgewiesen.

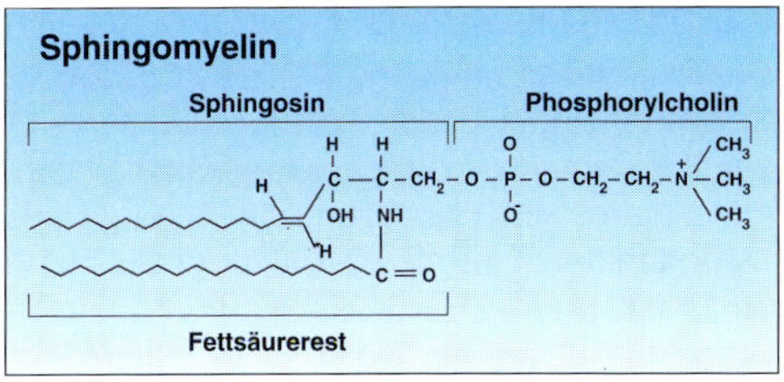

Strukturformel des zweithäufigsten Phospholipids Sphingomyelin

STARS

Abkürzung für → *St. Thomas' Atherosclerosis Regression Study*

Startlinie, f

→ *Auftragstelle*

Startstelle, f

→ *Auftragstelle*

St. Thomas' Atherosclerosis Regression Study (STARS)

Angiographisch kontrollierte Therapiestudie der sekundären Atheroskleroseprävention mit dem Ziel, den Einfluß einer medikamentösen Lipidsenkung auf den Koronarbefund zu untersuchen. 90 männliche KHK-Patienten wurden entweder mit „usual care" behandelt, oder erhielten zum Teil Diät und zum Teil Diät plus Cholestyramin. In der Diätgruppe wurden Triglyzeride und LDL-Cholesterin um 18% respektive 15% gesenkt, in der Diät + Cholestyramin-Gruppe um 4% respektive 34%. Eine quantitative Reangiographie nach 3 Jahren zeigte in der Kontrollgruppe eine Progression bei 46% der Patienten, in der Diätgruppe und in der Diät + Cholestyramin-Gruppe dagegen bei 15% respektive 12%. Regressionen in den drei Gruppen wurden bei 4% respektive 38% respektive 33% beobachtet. In der Diät + Cholestyramin-Gruppe konnte eine statistisch signifikante Erweiterung des mittleren Koronardurchmessers festgestellt werden. Diese Änderungen korrelierten mit dem Quotienten LDL-Cholesterin/HDL-Cholesterin.

Stearinsäure, f (stearic acid)

Die Octadekansäure (C18:0) wird auch als ~ bezeichnet und ist eine gesättigte Fettsäure. Das Tristearin, d.h. das Triglyzerid aus ~, hat eine nahezu wachsartige Beschaffenheit und ist bei Zimmertemperatur fest. ~ kommt vor allem im Fettanteil des Kakaos, der Kakaobutter, vor (35% der Kakaobutter-Fettsäuren). Außerdem findet sich ~ im Rinderfett sowie in kleineren Anteilen im Schweinefett und in der Butter. Obwohl diese Fettsäure zur Familie der gesättigten Fettsäuren zählt, ist ihr Effekt auf die Entstehung der Atherosklerose sehr wahrscheinlich eher gering.

Stockholm-Studie, f

Sekundäre Präventionsstudie, in der gezeigt wurde, daß durch Lipidsenkung die KHK-Mortalität und auch die Gesamtmortalität gesenkt werden kann. 555 männliche Herzinfarktpatienten unter 70 Jahren wurden diätetisch und bezüglich Nikotinabusus beraten und dann in eine Therapie- und eine Kontrollgruppe randomisiert. Die Therapiegruppe erhielt 5 Jahre lang 2 g Clofibrat und 3 g Nikotinsäure pro Tag, worunter Cholesterin und Triglyzeride um 13% respektive 19% sanken. Diese Veränderungen waren in der Therapiegruppe mit einer um 36% niedrigeren KHK-Mortalität ($p < 0,01$) und einer um 26% niedrigeren Gesamtmortalität ($p < 0,05$) assoziiert als in der Kontrollgruppe.

Stoffwechselstörung, f (metabolic disorder)

Dieser Begriff beschreibt das Versagen eines Stoffwechselweges. Eine ~ kann entstehen aufgrund einer genetischen Störung, z.B. der fehlenden Synthese eines regulierenden Proteins, oder durch Umweltfaktoren, z.B. die Zufuhr von toxischen Substanzen, wie Alkohol oder Schwermetallen.

Streß, m (stress)

Vom Biochemiker HANS SELYE in den dreißiger Jahren entwickeltes Konzept der Adaptation der vegetativen Funktion des Organismus an jegliche Belastungs- bzw. Verletzungssituation. Belastende Erlebnisse und dadurch ausgelöste seelische Reaktionen können zu einer ständigen psychischen Belastung des täglichen Lebens führen und gelten seit den siebziger Jahren als kardiovaskulärer Risikofaktor.

Biochemisch gesehen werden unter ~ Katecholamine ausgeschüttet, welche die Fettgewebslipolyse und damit die Freisetzung freier Fettsäuren in das Plasma steigern. Falls die freien Fettsäuren in dieser Situation nicht durch körperliche Aktivität in der Muskulatur umgewandelt und verbraucht werden („heilsames Abreagieren"), können sie zur gesteigerten hepatischen VLDL-Synthese und somit zu Hyperlipoproteinämien führen.

Strukturprotein, n (structural protein)

Im Gegensatz zu den relativ leicht dissoziierbaren Apolipoproteinen, wie Apo AI, Apo C, D, E, sind einige Apolipoproteine, vor allem das Apo B, fest in die Struktur des Lipoproteins verankert und können vom Lipidanteil nur mit Delipidierungsmitteln getrennt werden.

Surface-Remnant, pl. Surface-Remnants (surface remnant) → *Oberflächen-Remnant*

~ entstehen im Plasma beim lipolytischen Abbau triglyzeridreicher Lipoproteine aus deren Oberflächenmaterial, weswegen sie reich an Phospholipiden, freiem Cholesterin und an Apolipoproteinen C und E sind. Aufgrund ihrer relativ hohen Dichte werden sie im Dichtebereich der HDL_3 gefunden.

SVEDBERG-Konstante, f (SVEDBERG unit)

Durch Ultrazentrifugation ermittelte Sedimentationskonstante I oder Flotationskonstante S_f zur Bestimmung des Molekulargewichts hochmolekularer Stoffe, vor allem von Proteinen und Lipoproteinen, (z.B. S_f 20-400 für VLDL, S_f 12-20 für IDL und S_f 0-9 für LDL).

Syndrom X, n

→ *metabolisches Syndrom*

T

Tangier-Krankheit, f (Tangier disease)

HDL-Mangelsyndrom, das 1961 von FREDRICKSON und Mitarbeitern bei einer Familie beschrieben wurde, die auf der Insel Tangier in der Chesapeake Bay vor Baltimore lebte. Charakteristisch für diese Erkrankung ist eine gelborange Verfärbung der Tonsillen, die durch die Cholesterinesterbeladung speichernder Makrophagen verursacht wird. Hinzu kommen periphere Neuropathien sowie Hepatosplenomegalie und histologisch nachweisbare Anhäufungen von Cholesterinestern in Makrophagen verschiedener Gewebe, unter anderem in den SCHWANN'schen Scheiden und in der Rektummukosa. Ein beschleunigter Abbau des Apo AI in den HDL ist die wahrscheinliche Ursache, die Apo-AI-Synthese ist dagegen normal. Auffällig ist das offenbar geringe Atheroskleroserisiko bei diesen Patienten ohne HDL im Plasma.

TC

→ *Gesamtcholesterin* (total cholesterol)

tendinöses Xanthom, n

→ *Sehnenxanthom*

Therapie der Lipoproteinstoffwechselstörungen, f

Zusammenfassende Darstellung unter → *Europäische Konsensus-Konferenzen*

Thesaurismose, f (thesaurismosis)

Durch Stoffwechselstörung bedingte Speicherkrankheit mit Anhäufung von Stoffwechselprodukten in Körperflüssigkeiten, Organen oder bestimmten Zellen, z.B. Lipidosen oder Glykogenosen.

threoninarmes Protein, n (threonine-poor polypeptide)

Bisher nur wenig charakterisiertes, mit den HDL assoziiertes Protein. Es wurde 1978 von SHORE et al. erstmalig beschrieben bei Patienten, die mit dem Antimykotikum Amphotericin B behandelt wurden. Seine Rolle als Apolipoprotein ist noch unklar.

Thyroxin, n (thyroxin)

Das Schilddrüsenhormon kommt physiologischerweise als linksdrehende Form (L-Thyroxin) vor. In dieser Form wird es zur Behandlung und Substitution bei verschiedenen Schilddrüsenerkrankungen eingesetzt. Thyroxin hat einen deutlichen Effekt auf den Lipoproteinstoffwechsel, denn es senkt die triglyzeridreichen Lipoproteine und LDL. Neben einer stärkeren Konversion von VLDL zu LDL als Erklärung für den Effekt auf die triglyzeridreichen Lipoproteine kommt es vor allem zur Induktion der LDL-Rezeptoren auf hormonalem Wege. Der therapeutische Einsatz des L-Thyroxins wird durch seine systemischen Wirkungen (Tachykardie, Schwitzen usw.) eingeschränkt. Deshalb wurde das rechtsdrehende → *D-Thyroxin* entwickelt, das nur in geringen Mengen L-Thyroxin enthält. D-Thyroxin kann vor allem zur Senkung der LDL, aber auch der VLDL eingesetzt werden; es ist in den letzten Jahren jedoch in den Hintergrund getreten.

Trennung, f

→ *Auftrennung*

Trennverfahren, n (separation method)

Die ~ für Lipoproteine beruhen auf den Eigenschaften Partikelgröße (→ *Gelgradienten-Elektrophorese*), Partikeldichte (→ *Dichtebereich*) und elektrische Ladung der Oberfläche (→ *Lipoproteinelektrophorese*).

Triglyzeride, npl (triglycerides)

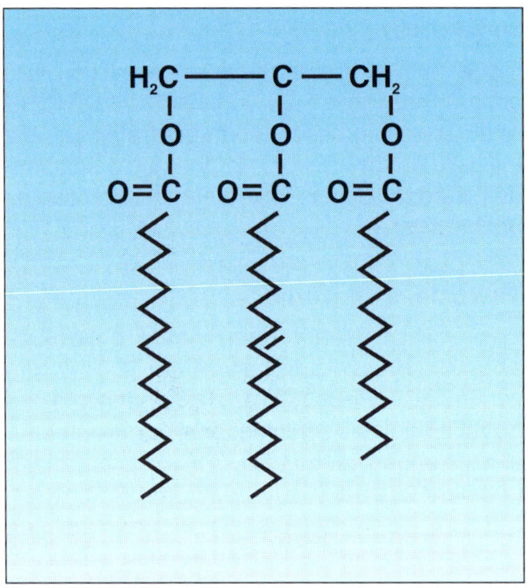

Strukturformel eines Triglyzeridmoleküls. Grundsätzlich handelt es sich um ein Glyzerinmolekül (oben waagerecht), dessen drei OH-Gruppen mit drei Fettsäuren (senkrechte C-Ketten) verestert sind; im abgebildeten Fall unterscheiden sich die drei Fettsäuren durch Kettenlänge und Sättigungsgrad.

Komplexe Transportform von Fettsäuren, bestehend aus Glyzerin plus 3 Fettsäuremolekülen. ~ sind vorhanden im Pflanzen- und Tierreich, vor allem in Form von Speicherfett im Fettgewebe, das als Energiereserve dient. Sie sind schnell abbaubar durch Lipasen und werden im Plasma in triglyzeridreichen Lipoproteinen transportiert.

Triglyzerid-Exchange-Protein, n (triglyceride exchange protein)

Identisch mit → *Cholesterinester-Transfer-Protein (CETP)*

triglyzeridreiche Lipoproteine, npl (triglyceride-rich lipoproteins)

Sammelbegriff für alle Lipoproteine, deren Funktion vor allem im Transport und in der Verteilung von Tryglyzeriden besteht, wie → *Chylomikronen*, → *Chylomikronen-Remnants*, → *VLDL* und IDL (→ *Intermediate-Density-Lipoproteine*).

tuberöses Xanthom, n (tuberous xanthoma)

Über das Hautniveau erhabene Ablagerung von Lipiden mit einer Breite, die von wenigen Millimetern zu mehreren Zentimetern reichen kann, häufig gelenknah, vor allem an Ellenbogen und Knien.

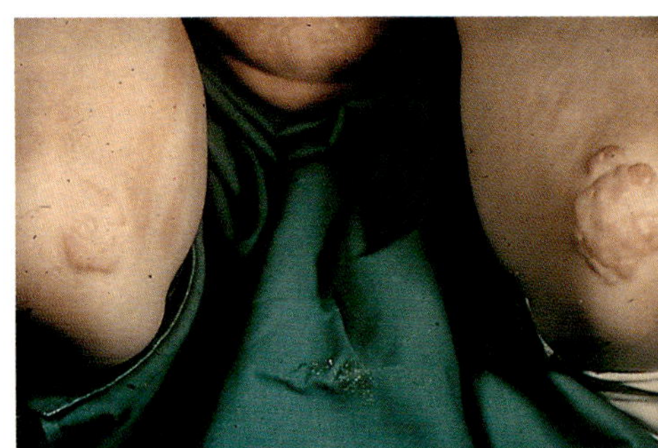

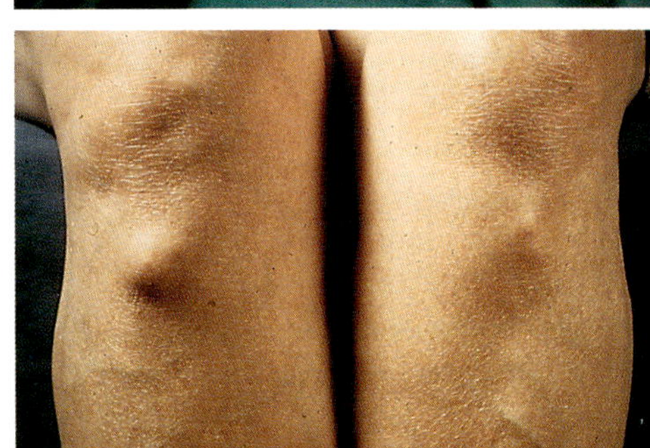

Tuberöse Xanthomata. Diese seltene Hautmanifestation wird bei schweren Hyperlipoproteinämien vom Typ IIa (homozygote familiäre Hypercholesterinämie; meist bei Kindern) oder vom Typ III (nur bei Erwachsenen) beobachtet.

Typ I nach FREDRICKSON, m (type-I hyperlipoproteinemia) *BÜRGER-GRÜTZ-Syndrom,* → *familiärer Lipoproteinlipase-Mangel*

Seltene familiäre Fettstoffwechselstörung unterschiedlicher Ätiologie, die durch massive → *Chylomikronämie* bei häufig normalen VLDL gekennzeichnet ist.

Ätiologie: Ursachen sind entweder Defekte der peripheren → *Lipoproteinlipase*, durch die beim Gesunden Chylomikronen schnell verstoffwechselt werden, oder aber das Fehlen oder ein Defekt von Apolipoprotein CII, einem notwendigen Kofaktor der peripheren Lipoproteinlipase.

Klinik: Die Diagnose wird in der Regel bereits bei Kindern gestellt, die wegen rezidivierender Leibschmerzen (akute Pankreatitiden) oder wegen eruptiver Xanthome zum Arzt gebracht werden. Weitere mögliche Symptome können sein: das → *Hyperviskositätsyndrom*, eine → *hyperlipämische Neuropathie* und eine → *Lipaemia retinalis.*

Labordiagnostik: massive Triglyzeriderhöhung (1000 bis 25 000 mg/dl). Begleitende Erhöhung des Gesamtcholesterins (durch Chylomikronencholesterin; nicht durch LDL-Cholesterin!). Eine differenzierte Lipoproteindiagnostik ist lediglich mittels Ultrazentrifugation möglich. Das LDL-Cholesterin und das HDL-Cholesterin sind sehr niedrig. Die Verdachtsdiagnose kann nur gesichert werden durch Messung der → *postheparinlipolytischen Aktivität* der Triglyzeridlipase und durch Untersuchung des Apo CII (in den Universitätskliniken Hamburg-Eppendorf, Münster).

Therapie: Wegen der Gefahr akuter Pankreatitiden muß sofort mit fettfreier Ernährung therapiert werden. Längerfristig kann es ausreichend sein, übliche Nahrungsfette durch Fette zu ersetzen, die aus mittelkettigen Fettsäuren bestehen (Öl und Margarine der Fa. Ceres, Hamburg). Mittelkettige Fette werden über die Pfortader direkt der Leber zugeleitet und somit nicht zur Synthese von Chylomikronen verwandt. Im Falle eines → *Apo-CII-Mangels* kann zur Abkürzung einer akuten Pankreatitis eine Transfusion von „fresh frozen plasma" indiziert sein, da dieses funktionelles Apo CII enthält.

Prognose: Gefahr rezidivierender Pankreatitiden. Kein erhöhtes Atheroskleroserisiko.

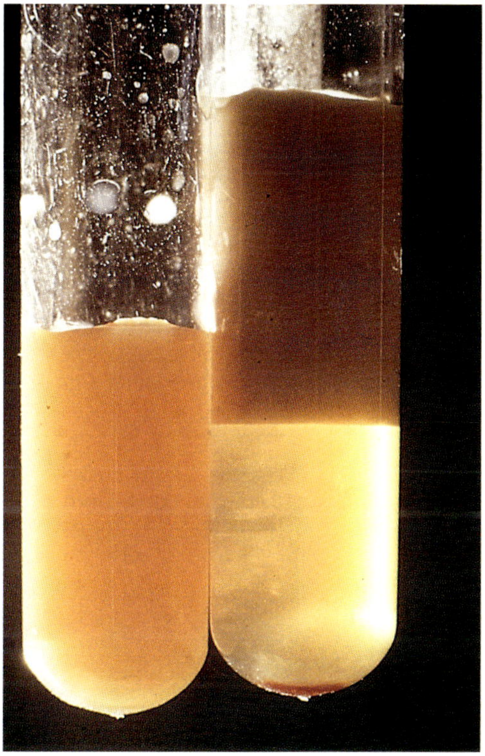

Unterscheidung zwischen Typ IV und Typ I nach FREDRICKSON durch Inspektion des Plasmas nach 12stündigem Stehenlassen (Kühlschranktest). Gemeinsam sind beiden Seren massive Triglyzeriderhöhungen und Lipämie. Im linken Röhrchen haben sich keine Chylomikronen abgesetzt, was auf Erhöhung allein der VLDL hinweist (Typ IV). Im rechten Röhrchen steht ein dicker Chylomikronensaum über klarem Serum; hier wurde die Hypertriglyzeridämie durch Chylomikronen bei normalen VLDL verursacht (Typ I).

T

Typ IIa nach FREDRICKSON, m (type-IIa hyperlipoproteinemia)

Erhöhung des LDL-Cholesterins.

Ätiologie: Ursache kann ein heterozygoter oder homozygoter Defekt des LDL-Rezeptors sein (→ *familiäre Hypercholesterinämie*) oder aber das Zusammentreffen einer polygenen Veranlagung (→ *polygene Hypercholesterinämie*) mit Umweltfaktoren, die das LDL-Cholesterin erhöhen.

Häufigkeit: Die Häufigkeit hängt naturgemäß von der Definition des Referenzbereiches für das LDL-Cholesterin ab. Bei einer eigenen Untersuchung bei Betriebsangehörigen der BASF (Männer und Frauen) fand sich 1992 folgende Werteverteilung:

Häufigkeitsverteilung der isolierten Hypercholesterinämien bei klinisch gesunden Betriebsangehörigen

LDL-Cholesterin (mg/dl) (Triglyzeride < 200 mg/dl)	Anteil an allen Untersuchten
155 – 169	12 %
170 – 189	12 %
190 – 209	5 %
≧ 210	4 %

Manifestation: Sichtbare Manifestationen, wie Xanthome der Haut und Sehnen, Xanthelasmen und Arcus lipoides, erst bei anhaltender Erhöhung des LDL-Cholesterins über 250 mg/dl.

Laborbefunde und Diagnose: LDL-Cholesterin > 155 mg/dl (bei gleichzeitigem Vorliegen von zwei oder mehr Atherosklerose-Risikofaktoren: LDL-Cholesterin > 135 mg/dl). Triglyzeride < 200 mg/dl. Gesamtcholesterin > 200 mg/dl; das Gesamtcholesterin allein darf aber nicht zur Diagnosestellung herangezogen werden.

Differentialdiagnose: Es müssen primäre von sekundären Hypercholesterinämien unterschieden werden, weil sie unterschiedliche therapeutische Maßnahmen erfordern. Primär: familiäre Hypercholesterinämie, polygene Hypercholesterinämie, Familial Defective Apo B. Sekundär: Hypothyreose, nephrotisches Syndrom, Cholestase (LpX ist erhöht, nicht LDL!), iatrogen durch Gestagene.

Therapie: Bei sekundärem ~ Behandlung der Grunderkrankung. Bei primärem ~ Ernährungsumstellung: Weniger Fett, restliches Fett durch ungesättigtes Fett ersetzen, cholesterinarm, ballaststoffreich. Medikamente: Anionenaustauscher und/oder HMG-CoA-Reduktase-Hemmer, Fibrate und/oder Nikotinsäure und/oder Anionenaustauscher. Bei jungen Patienten oder Patienten mit koronarer Herzerkrankung, die medikamentös allein nicht mehr eingestellt werden können, kann eine regelmäßige LDL-Apherese indiziert sein.

Prognose: erhöhtes Atheroskleroserisiko vor allem bei gleichzeitigem Vorliegen anderer Risikofaktoren.

Typ IIb nach FREDRICKSON, m (type-IIb hyperlipoproteinemia) *gemischte Hyperlipoproteinämie*

Erhöhung von LDL *und* VLDL.

Ätiologie: Meist gleichzeitiges Vorliegen von Ursachen für eine Hypercholesterinämie *und* solchen für eine Hypertriglyzeridämie; es handelt sich nicht selten um eine Kombination der FREDRICKSON-Typen IIa und IV. Eine therapeutische Beeinflussung kann daher zu einem Wechsel des Phänotyps führen. Ein ~ kann jedoch auch durch eine familiäre kombinierte Hyperlipoproteinämie bedingt sein.

Häufigkeit: Die Häufigkeit hängt naturgemäß von der Definition des Referenzbereiches für das LDL-Cholesterin ab. Bei einer eigenen Untersuchung bei Betriebsangehörigen der BASF (Männer und Frauen) fand sich folgende Werteverteilung:

Häufigkeitsverteilung der gemischten Hyperlipoproteinämien bei klinisch gesunden Betriebsangehörigen

LDL-Cholesterin (mg/dl) (Triglyzeride > 200 mg/dl)	Anteil an allen Untersuchten
155 – 169	1 %
170 – 189	4 %
190 – 209	2 %
≧ 210	1 %

Manifestation: Da bei dem ~ die Lipidwerte selten massiv erhöht sind, sind Haut- oder Sehnenmanifestationen selten.

Laborbefunde und Diagnose: LDL-Cholesterin > 155 mg/dl (bei gleichzeitigem Vorliegen von zwei oder mehr Atherosklerose-Risikofaktoren: LDL-Cholesterin > 135 mg/dl) *und* Triglyzeride > 200 mg/dl. Gesamtcholesterin > 200 mg/dl. Das HDL-Cholesterin ist häufig erniedrigt.

Differentialdiagnose: Da ein ~ häufig als Kombination von zwei Fettstoffwechselstörungen vorkommt, muß an primäre und sekundäre Ursachen der reinen Hypercholesterinämie (Typ IIa) und der reinen Hypertriglyzeridämie (Typ IV) gedacht werden. Wegen des besonders hohen Atheroskleroserisikos der → *familiären kombinierten Hyperlipoproteinämie* sollte diese stets mit in Erwägung gezogen werden. Eine Labormethode zu ihrer Diagnose existiert leider nicht; der Verdacht kann nur durch Familienuntersuchungen erhärtet werden.

Therapie: Bei sekundärem ~ Behandlung der Grunderkrankung(en). Bei primärem ~ Ernährungsumstellung: Zur Cholesterinsenkung weniger Fett, übriges Fett durch ungesättigtes Fett ersetzen, cholesterinarm, ballaststoffreich; zur Triglyzeridsenkung Gewichtsabnahme, körperliche Aktivität, Einsparung kalorienreicher Nahrungsmittel, wie Fett, Alkohol und freie Zucker. Medikamente: Fibrate und/oder Nikotinsäureanaloga sind Mittel der Wahl, da sie alle drei pathologisch veränderten Lipide günstig beeinflussen. Bei deutlichem Überwiegen der hypercholesterinämischen Komponente kann ein HMG-CoA-Reduktase-Inhibitor indiziert sein.

Prognose: erhöhtes Atheroskleroserisiko, vor allem bei Vorliegen der familiären kombinierten Hyperlipoproteinämie.

Typ III nach FREDRICKSON, m (type-III hyperlipoproteinemia, familial dysbetalipoproteinemia) *Broad-Beta-Disease, familiäre Dysbetalipoproteinämie, Remnant-Hyperlipoproteinämie*

Primäre Fettstoffwechselstörung mit Erhöhung von Remnant-Lipoproteinen.

Ätiologie: In den meisten Fällen liegt eine Homozygotie vor für Apo E2, eine Strukturvariante des Apolipoproteins E, das bei 1% der kaukasischen Rasse gefunden wird. Apo E2 zeichnet sich aus durch eine im Vergleich zu den häufigeren Apolipoprotein-E-Varianten E3 und E4 eingeschränkte Bindung an den → *Apo-B/E-Rezeptor* bzw. an das LRP (→ *LDL-receptor-related protein*, vermutlicher Rezeptor für Chylomikronen-Remnants). Hierdurch ist die hepatische Elimination der Apo-E-haltigen Chylomikronen- und VLDL-Remnants gestört, die über die genannten Rezeptoren erfolgt. In der Folge akkumulieren die atherogenen Remnants im Blut, wo sie u.a. als abnorme → *Beta-VLDL* nachgewiesen werden können. Für einen klinisch manifesten ~ ist die Apo-E2/E2-Homozygotie zwar fast immer eine notwendige, jedoch nicht auch eine hinreichende Vorbedingung. Erst wenn ein zusätzlicher Faktor (z.B. ein weiterer genetischer Fettstoffwechseldefekt, eine hormonelle Störung oder ein exogener Faktor) hinzukommt, entsteht das Vollbild des ~, was nur bei jedem 10. Menschen mit einer Apo- E2/E2-Homozygotie der Fall ist.

Ein ~ kann in sehr seltenen Fällen auch beobachtet werden, wenn andere genetische Varianten des Apo E vorliegen, deren Bindung an die genannten Rezeptoren ebenfalls einge-

T

schränkt ist. In einigen Fällen reichte bereits das heterozygote Vorliegen einer solchen Variante für die Ausbildung eines ~ aus.

Häufigkeit: Die genetische Prädisposition liegt bei 1% der Bevölkerung vor. Da aber wiederum nur ca. 10% der Apo-E2/E2-Homozygoten eine ~ entwickeln, beträgt die Häufigkeit 1:1000.

Klinische Erscheinungen selten vor Erreichen des 30. Lebensjahres: Hyperpigmentierung der Handlinien, palmare, tuberöse und tuberöseruptive Xanthome (→ *palmare Xanthome* sind typisch für ~), generalisierte Atherosklerose (koronare Herzkrankheit, periphere arterielle Verschlußkrankheit mit Claudicatio intermittens). Häufig tritt der ~ mit anderen Stoffwechselstörungen (Diabetes mellitus, Hypothyreose, Hyperurikämie) zusammen auf, die möglicherweise zur klinischen Manifestation bei bestehender genetischer Disposition (Apo-E2/E2-Homozygotie) entscheidend sind.

Laborbefunde: Wegweisend sind die gleichzeitige und beträchtliche Erhöhung von Cholesterin und Triglyzeriden (beide > 350 mg/dl). Charakteristisch sind Beta-VLDL, die sich bei der Elektrophorese der mit präparativer Ultrazentrifugation gewonnenen VLDL-Fraktion nachweisen lassen, indem sie nicht wie „normale" VLDL nur in die Präbeta-Position, sondern zum großen Teil auch in die Beta-Position migrieren. Charakteristisch für diese Beta-VLDL ist auch ihr hoher Anteil an Cholesterin, der sich durch einen Cholesterin/Triglyzerid-Quotienten in VLDL über 0,4 ausdrückt. Das Vorliegen des ~ wird diagnostisch durch das Vorhandensein der Apo-E2/E2-Homozygotie gesichert (mittels → *isoelektrischer Fokussierung*).

Therapie: Korrektur von sekundären Faktoren, die evtl. zur Manifestation des ~ geführt haben (z.B. Übergewicht, Diabetes mellitus, endokrine Störungen). Hypokalorische, fettreduzierte (weniger als 30% der täglichen Kalorienmenge aus Fett) und fettmodifizierte (10% der Kalorien aus gesättigtem Fett und weniger als 300 mg Nahrungscholesterin/Tag) Diät. Zur medikamentösen Therapie sind Fibrate Mittel erster Wahl.

Prognose: Bei klinisch manifestem ~ besteht ein sehr hohes Atheroskleroserisiko. Die Therapie ist meist sehr erfolgreich.

Typ IV nach FREDRICKSON, m (type-IV hyperlipoproteinemia)

Hypertriglyzeridämie, die durch alleinige Erhöhung der VLDL bedingt ist.

Ätiologie: Überwiegend sekundäre Hyperlipoproteinämie auf dem Boden von Bewegungsarmut, Übergewicht, Insulinresistenz, pathologischer Glukosetoleranz, Diabetes mellitus, Alkoholismus. Seltenere primäre Ursachen sind Nierenfunktionseinschränkungen, M. CUSHING, parenchymatöse Lebererkrankungen, Dysgammaglobulinämien. Iatrogen kann ein ~ ausgelöst werden durch Thiaziddiuretika, Beta-Rezeptorenblocker ohne intrinsische Aktivität, Glukokortikoide, Retinoide. Selten beruht ein ~ auf der → *familiären Hypertriglyzeridämie*. Das HDL-Cholesterin ist meistens erniedrigt, vermutlich als Folge einer gesteigerten Aktivität des Cholesterinester-Transfer-Proteins (CETP), die zu einer Verarmung der HDL an Cholesterin und einer Anreicherung der VLDL mit Cholesterinestern führt.

Häufigkeit: Sie ist naturgemäß durch die Definition des Referenzbereiches für Triglyzeride bedingt. Bei einer eigenen Untersuchung bei Betriebsangehörigen der BASF (Männer und Frauen) fand sich 1992 folgende Werteverteilung:

Manifestation: keine Hautsymptomatik, gelegentlich eine Vergrößerung der Leber.

Laborbefunde: Serumtriglyzeride > 200 mg/dl. HDL-Cholesterin fast regelhaft erniedrigt. LDL-Cholesterin im Referenzbereich; keine Chylomikronen.

Diagnose: Immer muß eine primäre Erkrankung gesucht werden. Möglich ist ein ~ auch im Rahmen der → *familiären kombinierten Hyperlipoproteinämie*. Die Diagnose der seltenen familiä-

Häufigkeitsverteilung der isolierten Hypertriglyzeridämien bei klinisch gesunden Betriebsangehörigen

Serum-Triglyzeride (mg/dl) (LDL < 155 mg/dl)	Anteil an allen Untersuchten
200 – 299	5 %
300 – 499	5 %
500 – 999	1 %
> 1000	1 %

ren Hypertriglyzeridämie kann nur durch Familienuntersuchung, nicht aber laborchemisch gestellt werden.

Therapie: Behandlung der Grundkrankheit. Normalisierung des Energiestoffwechsels durch gesteigerte körperliche Aktivität und verminderte Zufuhr energiehaltiger Nahrungmittel, wie Fett, freie Zucker und Alkohol. Reduktion des Körpergewichts. Gegebenenfalls sind Fibrate und/oder Nikotinsäureanaloga und/oder Omega-3-Fettsäuren Mittel erster Wahl. Nach ASSMANN ist ein ~ behandlungsbedürftig, wenn der Quotient LDL-Cholesterin/HDL-Cholesterin > 5 ist.

Prognose: Das Atheroskleroserisiko ist erhöht, falls das HDL-Cholesterin erniedrigt ist, oder andere Risikofaktoren vorliegen, wie androide Adipositas, Insulinresistenz, Hypertonus, Nikotinabusus.

Typ V nach FREDRICKSON, m (type-V hyperlipoproteinemia)

Massive Hypertriglyzeridämie, die durch eine Erhöhung sowohl der VLDL als auch der Chylomikronen gekennzeichnet ist (→ *Chylomikronämie-Syndrom*).

Ätiologie: meist sekundäre Genese bei vermuteter genetischer Prädisposition, z.B. familiärer Hypertriglyzeridämie oder → *familiärer kombinierter Hyperlipoproteinämie*. Häufigste auslösende Erkrankungen sind Diabetes mellitus und Alkoholabusus.

Häufigkeit: Prävalenz in der Gesamtbevölkerung 0,2 - 0,3% (bei Männern häufiger als bei Frauen).

Manifestation: zwischen dem 20. und 50. Lebensjahr (bei Männern früher als bei Frauen). Mögliche Exazerbationsfaktoren: Alkoholexzesse, rasche Gewichtszunahme, Schwangerschaft, Östrogenzufuhr, dekompensierter Diabetes mellitus u.a.

Klinik: rezidivierende abdominelle Schmerzen (akute Pankreatitiden), eruptive Xanthome, → *Lipaemia retinalis*, → *Hyperviskositätssyndrom*, Hepatosplenomegalie, Parästhesien in den Extremitäten, verminderte Glukosetoleranz. Häufig gleichzeitig Hyperurikämie.

Laborbefunde: Triglyzeridwerte > 1000 mg/dl (bis 30 000 mg/dl sind möglich); Cholesterinwert meist gleichzeitig erhöht. Das Verhältnis von Triglyzeriden zu Gesamtcholesterin beträgt bei Triglyzeriden von ca. 1000 mg/dl 5:1, bei Triglyzeriden von ca. 10 000 mg/dl 8 bis 10:1. Chylomikronennachweis: nach 12 Stunden bei 4°C Aufrahmen einer Chylomikronenschicht bei trübem Unterstand (→ *Kühlschranktest)*. Eine weiterführende Lipoproteinanalytik ist nur mittels Ultrazentrifugation möglich. LDL- und HDL-Cholesterin sind stark verringert.

Diagnose: Familienuntersuchung an erwachsenen Verwandten ersten Grades erforderlich.

Differentialdiagnose: Auszuschließen sind primäre Hyperlipoproteinämien, die zu einem → *Chylomikronämie-Syndrom* führen können, wie familiärer Lipoproteinlipasemangel, familiärer Apo-CII-Mangel (VLDL meist im Referenzbereich). Ein häufiger diagnostischer Fehler ist die Überbewertung der begleitenden Hypercholesterinämie, da diese durch das nichtatherogene Chylomikronen-Cholesterin verursacht wird und nicht – wie bei den meisten übrigen Hypercholesterinämien – durch das atherogene LDL-Cholesterin.

T

Therapie: Behandlungsziel ist eine schnellstmögliche Senkung der Triglyzeride unter 1000 mg/dl, da oberhalb dieses Wertes ein erhöhtes Pankreatitis-Risiko vorliegt. Lipidsenkende Diät: zunächst völliger Verzicht auf Nahrungsfett und Alkohol. Lipidsenker sind obligatorisch: Fibrate und/oder Nikotinsäureanaloga und/oder Omega-3-Fettsäuren. Der Versuch, die begleitende Hypercholesterinämie mit HMG-CoA-Reduktase-Hemmern zu senken, ist nicht sinnvoll, da diese das LDL-Cholesterin senken, welches bei ~ ohnehin niedrig ist. Widersinnig ist hier der Einsatz von Anionenaustauschern, da diese ebenfalls nur das LDL-Cholesterin senken, eine Hypertriglyzeridämie dagegen sogar aggravieren.

Prognose: Gefahr der akuten Pankreatitis, solange die Triglyzeridkonzentrationen > 1000 mg/dl sind. Eine Erhöhung des Atheroskleroserisikos ist umstritten.

U

UCSF Familial Hypercholesterolemia Trial

Kurzform für → *University of California San Francisco Familial Hypercholesterolemia Trial*

Übergewicht, n

→ *Adipositas*

Überstand, m (supernatant)

Nach Ultrazentrifugation entstandene, auf dem → *Unterstand* flotierende Lipoproteinfraktion, die durch die Dichte des umgebenden Mediums definiert wird, z.B. d < 1,006 g/ml (VLDL), d < 1,019 g/ml (IDL), d < 1,063 g/ml (LDL).

→ *Dichtebereich*

Ultrazentrifugation (UZ), f (ultracentrifugation)

Vorgang der Separation von Lipoproteinen mittels → *Ultrazentrifuge*. Die ~ ist ein zeitaufwendiger Vorgang (bis zu 42 Stunden Dauer), der allerdings durch Gradientenultrazentrifugation abgekürzt werden kann.

Ultrazentrifuge (UZ), f (ultracentrifuge)

Sammelbezeichnung für höchsttourige Zentrifugen, die bis zu 100 000 Umdrehungen pro Minute erreichen und damit, je nach Dimensionierung des Rotors, das 10^5-10^6fache der Erdbeschleunigung erzeugen. Meist sind ~ mit Kühleinrichtung und Vakuumkammer für den Rotor ausgestattet. In analytischen ~ (SVEDBERG, 1924) werden die Sedimentations- und Flotationskonstanten bei kleineren Probevolumina mit optischen Einrichtungen ermittelt. Präparative ~ dienen der Auftrennung größerer Lipoproteinmengen mit Gewinnung entsprechender Fraktionen (Chylomikronen, VLDL, LDL, HDL, VHDL). (Abb. S. 183)

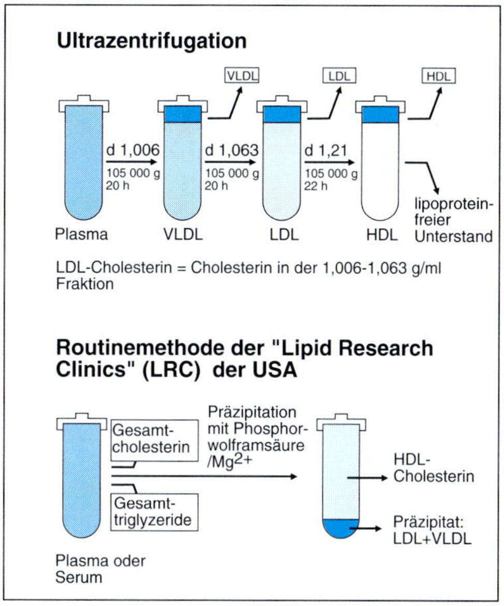

Schematischer Ablauf der Lipoproteinisolation in der sequentiellen Ultrazentrifugation (oben) und in der routinefreundlicheren Variante der Lipid Research Clinics (LRC). Während die sequentielle Ultrazentrifugation drei aufeinanderfolgende Ultrazentrifugationsschritte erfordert, muß nach der LRC-Technik die Ultrazentrifuge nur zur Abtrennung der VLDL eingesetzt werden. Anschließend werden die LDL durch Präzipitation von HDL getrennt.

ungesättigte Fettsäuren, fpl (unsaturated fatty acids)

Fettsäuren, die durch eine oder mehrere Doppelbindungen charakterisiert sind und in einfach und → *mehrfach ungesättigte Fettsäuren* unterteilt werden. Die Nomenklatur der ~ geht vom Kettenende der C-Atome aus (daher „Omega“ oder „n“) und beziffert das erste an einer Doppelbindung beteiligte C-Atom, z.B. Omega-3-Fettsäuren. Die ~ werden entsprechend der Position der letzten Doppelbindung in Familien eingeteilt, die in der Abbildung S. 182 dargestellt sind.

Ölsäurefamilie (Omega-9)

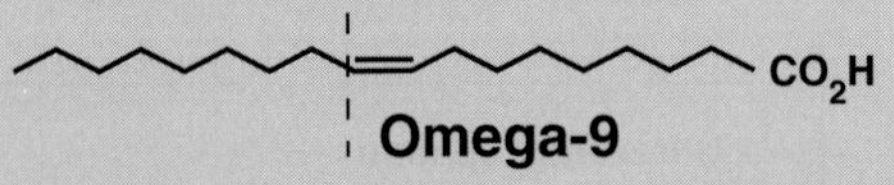

$C_{18:1(9)}$=Ölsäure
=cis-9-Octadecensäure

Palmitoleinsäurefamilie (Omega-7)

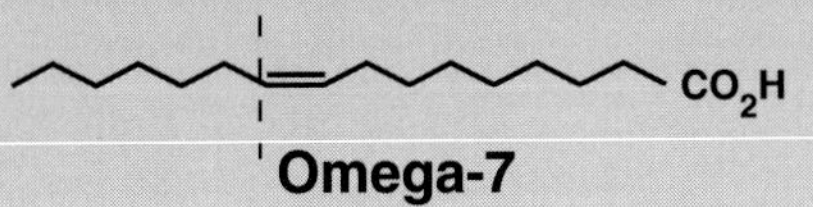

$C_{16:1(9)}$=Palmitoleinsäure
=cis-9-Hexadecensäure

Linolsäurefamilie (Omega-6)

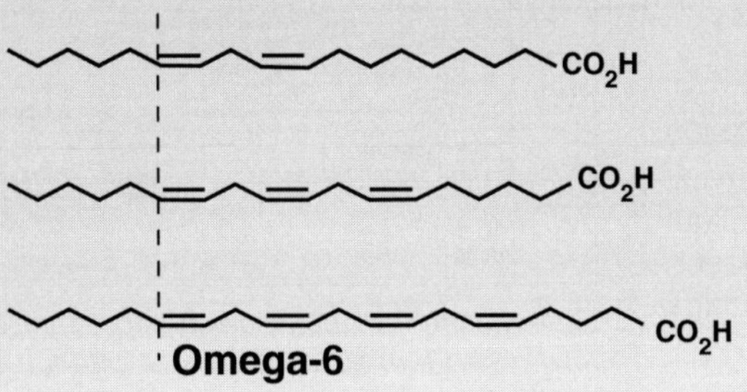

$C_{18:2(9,12)}$=Linolsäure
=all-cis-9,12-Octadecadiensäure

$C_{18:3(6,9,12)}$=y-Linolensäure
=all-cis-6,9,12-Octadecatriensäure

$C_{20:4(5,8,11,14)}$=Archidonsäure
=all-cis-5,8,11,14-Eikosatriensäure

Linolensäurefamilie (Omega-3)

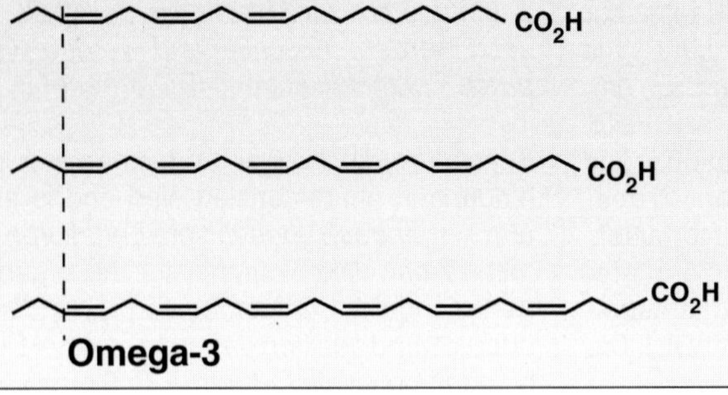

$C_{18:3(9,12,15)}$
=Linolensäure
=all-cis-9,12,15-
Octadecatriensäure

$C_{20:5(5,8,11,14,17)}$
=all-cis-5,8,11,14,17-
Eikosapentaensäure

$C_{22:6(4,7,10,13,16,19)}$
=all-cis-4,7,10,13,16,19-
Dokosahexaensäure

Strukturformeln der häufigsten ungesättigten Fettsäuren im Plasma. Sie werden nach der Position der von hinten gezählten („Omega") ersten Doppelbindung in die Familien der Omega-3, -6, -7, -9-Fettsäuren eingeteilt.

~ kommen in zahlreichen Lipiden vor, vor allem als Esterfettsäuren in Triglyzeriden, Phospholipiden und Cholesterinestern der Lipoproteine und besonders in Phopholipiden der Zellmembranen.

Die ~ sind als therapeutischer Nahrungsbestandteil von Interesse, da der Ersatz der gesättigten Fettsäuren durch ~ zu einer Senkung des LDL-Cholesterins um 5-10% führt (→ *P/S-Quotient*). Hierbei ist nach neueren Erkenntnissen den einfach ungesättigten Fettsäuren (Monoensäuren) der Vorzug zu geben, da sie das LDL-Cholesterin senken und das HDL-Cholesterin unverändert lassen, im Gegensatz zu den mehrfach ungesättigten Fettsäuren (Polyensäuren), die auch das HDL-Cholesterin senken. Es wird vermutet, daß die in den Mittelmeerländern niedrige Inzidenzrate der KHK auf den dort verbreiteten Verzehr von Olivenöl zurückzuführen ist, das zu 75% aus Ölsäure (Omega-9-Monoensäure) besteht.

University of California San Francisco (UCSF) Familial Hypercholesterolemia Trial

An der Universität von Kalifornien in San Francisco wurde eine angiographisch kontrollierte Interventionsstudie zur sekundären Atheroskleroseprävention durchgeführt. Die Interventionsgruppe erhielt Diät plus 30 g/Tag Colestipol plus 7,5 g/Tag Nikotinsäure plus 40 - 60 mg/Tag Lovastatin, die Kontrollgruppe nur Diät plus Colestipol. Das LDL-Cholesterin und die Triglyzeride wurden in der Interventionsgruppe um 39% respektive 22% gesenkt, das HDL-Cholesterin stieg um 26%. Nach 26 Therapiemonaten zeigte die quantitative Reangiographie bei den Kontrollpersonen eine Zunahme der Stenosefläche um 0,8 % und in der Therapiegruppe eine Abnahme um 1,5%. Die Veränderung der Stenosen korrelierte mit dem LDL-Cholesterin.

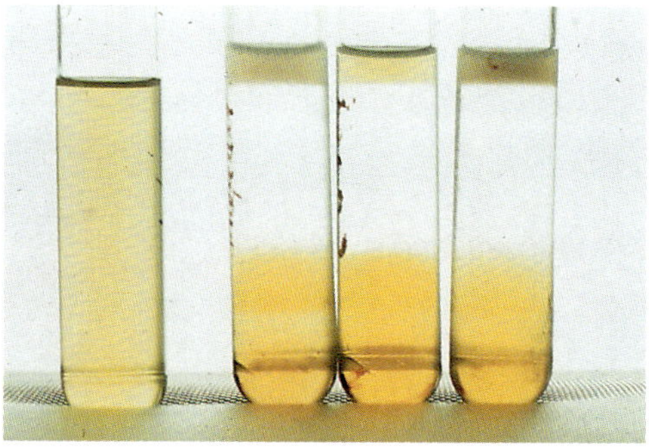

Drei Seren nach 20stündiger Ultrazentrifugation (rechts) im Vergleich mit nativem, nichtzentrifugierten Serum (links). In die oberste Flüssigkeitsschicht sind VLDL flotiert und bilden einen deutlich erkennbaren trüben Saum (Ultrazentrifugenüberstand). Alle übrigen Serumbestandteile sind an das untere Röhrchenende sedimentiert und bilden dort wegen der entstandenen erhöhten Proteinkonzentration einen Dichtegradienten, über dem LDL in einem gelblichen Ring schweben. Die gelbe Farbe der LDL stammt von den in ihnen transportierten fettlöslichen Retinoiden.

Unterstand, m (infranatant)

Verbleibende Fraktion nach Abtrennung der weniger dichten Fraktion (→ *Überstand)* nach Ultrazentrifugation.

unverestertes Cholesterin, n

→ *freies Cholesterin*

UZ

Abkürzung für → *Ultrazentrifuge* bzw. → *Ultrazentrifugation*

V

Veresterung, f (esterification)

Verbindung eines Alkohols mit einer organischen Säure unter Abgabe von Wasser. Die ~ ist in der Lipidchemie die häufigste Form des Aufbaus komplexer Lipide. Durch ~ entstehen z.B. Triglyzeride, Cholesterinester, Lecithin etc. Fettsäureester werden im intra- und extrazellulären Bereich durch Esterasen (Lipasen), z.B. Lipoproteinlipase, Phospholipase, gespalten (Hydrolyse).

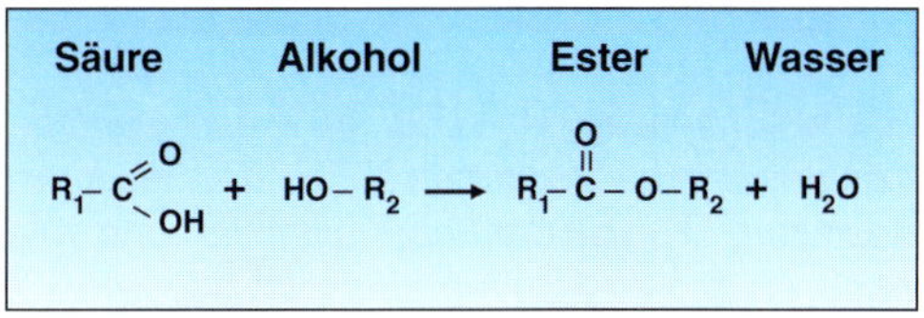

Schema der Veresterung. Bei der Bildung von Cholesterinestern steht für R_1 ie aliphatische Kette einer langkettigen Fettsäure und für R_2 das Gerüst des Cholesterinmoleküls.

Very-High-Density-Lipoproteine, npl

→ *VHDL*

Very-Low-Density-Lipoproteine, npl

→ *VLDL*

VHDL, npl (VHDL(very high-density lipoproteins))

Abkürzung für Very-High-Density-Lipoproteine. Lipoproteine sehr hoher Dichte, definiert als Ultrazentrifugenfraktion mit einer Dichte zwischen 1,21 und 1,25 g/ml. ~ enthalten im wesentlichen Apolipoproteine sowie geringe Mengen an Lipiden (freies Cholesterin, Phospholipide, Partialglyzeride, Lysophosphatide).

Vitamin A, n (vitamin A)

Fettlösliches Vitamin, das in der Nahrung als

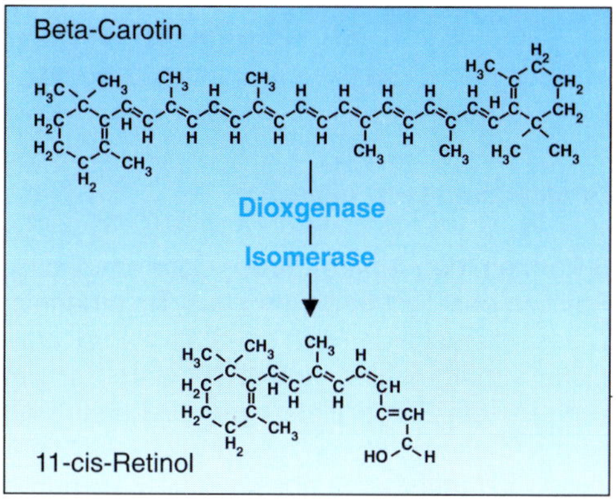

Strukturformel des Beta-Carotins und des 11-cis-Retinols, welches aus ersterem durch Oxidation und Umlagerung entsteht

Provitamin (Beta-Carotin) vorliegt und in der Leber zu Retinol umgewandelt wird. ~ kann therapeutisch in Form von Retinylestern (meist Retinylpalmitat) verabreicht werden, die mit den Lipiden im Dünndarm aufgenommen und in Chylomikronen eingebaut werden. Da sie im Kern der Chylomikronen verbleiben, können Retinylester zur Markierung der Chylomikronen und ihrer Abbauprodukte (Remnants) dienen. Für die Resorption von Retinylestern ist die galenische Zubereitung bedeutsam: Ölige Zubereitungen („oleosum") werden nur verzögert resorbiert, während emulgierte Formen („aquosum") schnell resorbiert und in Chylomikronen inkorporiert werden.

→ *Retinoide*

Vitamin E, n (vitamin E)

Das fettlösliche ~ wird auch als Tocoferol bezeichnet und ist ein starkes → *Antioxidans*, das in Lipoproteinen transportiert wird und möglicherweise LDL-Cholesterin senkt. ~ existiert in

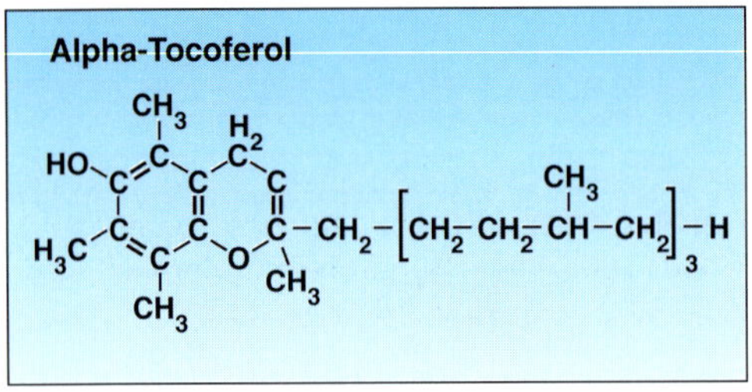

Strukturformel von Vitamin E

8 Formen, den Alpha-, Beta-, Gamma-, Delta-Formen des Tocoferols und des Tocotrienols. Diese unterscheiden sich hinsichtlich ihrer antioxidativen Kapazität; Alpha-Tocoferol ist am wirksamsten. Bei der Nahrungsmittelherstellung wird ~ (meist als Alpha-Tocoferol) als wichtiger Zusatz zu mehrfach ungesättigten Fettsäuren zugesetzt, um diese vor der Bildung von Peroxiden bzw. freien Radikalen zu schützen. Neueste Untersuchungen zeigen, daß mit einer täglichen Supplementierung der Nahrung durch ~ eine verminderte Inzidenz der koronaren Herzkrankheit assoziiert ist.

VLDL, npl (VHDL(very low-density lipoproteins))

Abkürzung für Very-Low-Density-Lipoproteine. Lipoproteine sehr niedriger Dichte sind als Ultrazentrifugenfraktion mit einer Dichte unter 1,006 g/ml definiert. Ihr Durchmesser beträgt 30-80 nm. Durch Ultrazentrifugation in Dichtegradienten können ~ in $VLDL_1$, $VLDL_2$ und $VLDL_3$ subfraktioniert werden, wobei jedoch die Isola-

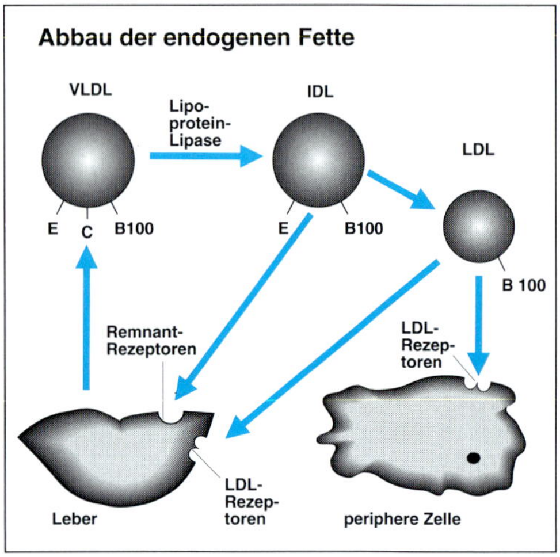

Stoffwechselweg der VLDL. Im Plasma entstehen aus den hepatogenen VLDL IDL, die ihrerseits zum Teil von der Leber eliminiert und zum anderen Teil zu LDL metabolisiert werden.

tionsbedingungen zwischen den Untersuchern variieren (→ *Dichtebereich*). Die physiologische Bedeutung der VLDL-Subfraktionen ist vorläufig nicht gesichert.

~ werden überwiegend von der Leber gebildet und sind durch ihren Gehalt an Apo B100 charakterisiert. Im Nüchternzustand kann auch das Intestinum ~ produzieren und sezernieren; diese nur in geringen Konzentrationen vorkommenden Darm-VLDL enthalten dagegen nur Apo B48. ~ sind die Vorstufen der LDL.

W

Wäßriges Milieu, n (aqueous medium)

Wegen der Unlöslichkeit der Lipide in Wasser stellt das ~ des Körpers ein großes physikalisch-chemisches Problem für ihren Transport dar. Das Prinzip der Emulsion von Lipiden durch Erzeugung der Lipoproteinform macht die Existenz und den Transport von Lipiden im ~ des Körpers erst möglich.

Wanderungsgeschwindigkeit im elektrischen Feld, f (electrophoretic mobility)
→ *elektrophoretische Mobilität*

Das Verhalten geladener Partikel im elektrischen Feld, z.B. in der Lipoproteinelektrophorese. Die ~ wird durch die Summe der positiven und negativen Oberflächenladungen sowie die Form und Größe eines Moleküls bzw. einer Partikel determiniert. Sie kann sich durch Abbauvorgänge, z.B. Oxidation, verändern.

Wasserunlöslichkeit, f (insolubility in water)

Die meisten einfachen oder komplexen Lipide sind wasserunlöslich. Eine Ausnahme stellen kurz- und mittelkettige Fettsäuren bis zu einer Kettenlänge von 8 C-Atomen dar. Zum Transport der wasserunlöslichen Lipide ist eine Bindung an Protein erforderlich (albuminkomplexierte Fettsäuren, Apolipoproteine in Lipoproteinen).

WATANABE Heritable Hyperlipidemic-(WHHL-) Kaninchen, n (WATANABE heritable hyperlipidemic rabbit)
In Japan gezüchtete Kaninchenrasse mit angeborener schwerer Hyperlipoproteinämie, die durch einen LDL-Rezeptordefekt bedingt ist. Dieses Tiermodell wird als Analogmodell für die menschliche familiäre Hypercholesterinämie verwendet. Es kommt beim ~ sehr früh zur spontanen Atherosklerose, weshalb es gern als Versuchstier zum Studium des Zusammenhanges zwischen Hypercholesterinämie und Atherosklerose verwandt wird.

WHHL-Kaninchen, n

Kurzform für → *Watanabe Heritable Hyperlipidemic-Kaninchen*

WHO-Studie, f

Die von der World Health Organisation (WHO) unternommene Studie (voller Name: WHO Cooperative Trial on Primary Prevention of Ischemic Heart Disease with Clofibrate to Lower Serum Cholesterol) war die erste große medikamentöse Therapiestudie mit einem Lipidsenker im Rahmen der primären KHK-Prävention. Männer im Alter von 30 - 59 Jahren wurden in drei

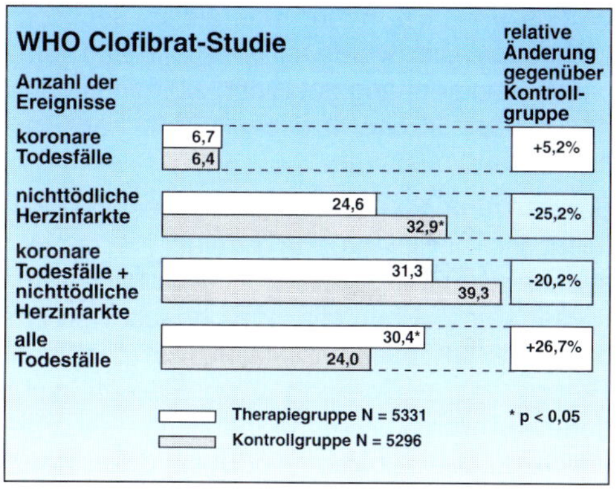

Effekte der präventiven Lipidsenkung in der WHO-Studie. Während die nichttödlichen Herzinfarkte in der Therapiegruppe statistisch signifikant seltener auftraten als in der Kontrollgruppe, war die Häufigkeit der tödlichen Herzinfarkte in beiden Gruppen gleich. Die Gesamtmortalität war in der Therapiegruppe sogar höher als in der Kontrollgruppe (Diskussion siehe Stichworttext).

europäischen Zentren (Budapest, Edinburgh und Prag) untersucht und nach ihren Cholesterinwerten in drei Gruppen aufgeteilt: 10 627, die aus der oberen Terzile aller gescreenten Männer stammten, wurden in die Therapiegruppe (Gruppe I; n = 5331) und in die Placebogruppe (Gruppe II; n = 5296) unterteilt. 5118 Männer, die zur unteren Cholesterinterzile der gescreenten Population gehörten, bildeten eine Vergleichsgruppe (Gruppe III). Die Therapie bestand aus 1,6 g Clofibrat/Tag.

Nach einer mittleren Therapiedauer von 5,3 Jahren war in der Therapiegruppe das Gesamtcholesterin um 9% gegenüber der Kontrollgruppe gesenkt worden. Die Inzidenz der nichttödlichen Herzinfarkte lag in der Therapiegruppe um 20% niedriger, die der tödlichen Herzinfarkte blieb in beiden Gruppen gleich. Eine eindeutige unerwünschte Begleiterscheinung der Clofibrat-Therapie war eine erhöhte Gallenstein-Inzidenz. Besondere Besorgnis erregte aber der Umstand, daß die Gesamtmortalität in der Therapiegruppe um 26% höher war als in der Kontrollgruppe. Dies wurde mit der Clofibrat-Therapie in Zusamenhang gebracht, allerdings ohne daß ein spezifischer toxischer Effekt hätte benannt werden können.

Es ist anzumerken, daß die überschüssige Mortalität der Therapiegruppe bei einer Nachuntersuchung der Gruppe in Prag nicht mehr nachgewiesen wurde. Ebenfalls muß bedacht werden, daß eine erhöhte Mortalität in der Clofibrat-Gruppe des → *Coronary Drug Projects* nicht gefunden wurde. Zudem fand sich in der Vergleichsgruppe mit dem niedrigen Cholesterin (Gruppe III) eine alterskorrigierte Gesamtmortalität, die sogar höher als in Gruppe I war. Es wurde daher diskutiert, daß die „gesteigerte" Mortalität in Gruppe I vielleicht nicht auf die Therapie zurückzuführen wäre, sondern daß umgekehrt in Gruppe II eine ungewöhnlich niedrige Mortalität vorlag, die darüber hinaus auch niedriger war, als die Mortalitätsstatistiken der beteiligten Zentren hatten erwarten lassen.

Folge dieser letztlich unklaren Resultate war, daß in Deutschland Clofibrat kurzzeitig vom Markt gezogen und auch in keinem anderen Land für präventive Zwecke empfohlen wurde.

WOLMAN-Krankheit, f (WOLMAN's disease)

1946 von WOLMAN beschriebene Speicherkrankheit, die auf einem Mangel an lysosomaler → *saurer Lipase* beruht. Als Folge kommt es zur Speicherung von Cholesterinestern und Triglyzeriden in verschiedenen Organen, besonders in Leber, Milz, aber auch im zentralen Nervensystem. Es entstehen Verkalkungen der Nebennieren sowie verschiedene klinische Symptome (Erbrechen, Durchfälle, Malabsorptionssyndrom, Steatorrhoe), das Kleinkinderalter wird meist nicht überlebt.

Eine mildere Variante ist die → *Cholesterinester-Speicherkrankheit.*

Der Verdacht auf eine ~ entsteht, wenn Neugeborene bereits in den ersten Lebenswochen schwere Gedeihstörungen aufweisen. Die Diagnose wird durch den Nachweis eines Mangels an sauren Lipasen in Fibroblasten, Lymphozyten oder anderen Geweben gesichert (Labor Prof. ASSMANN, Universitätsklinik Münster). Eine Therapie existiert nicht.

X

Xanthelasma palpebrarum, n, pl. Xanthelasmen (xanthelasm (palpebra))

Meist wetzstein- oder streifenförmig angeordnete Xanthome im Lidwinkel, am Ober- oder Unterlid. Häufig assoziiert mit familiärer Hypercholesterinämie, manchmal jedoch auch ohne erhöhte Lipidwerte im Plasma.

Xanthom, n (xanthoma)

Benigne epidermale Neubildung aus Fibroblasten und Histiozyten mit schaumigem Zytoplasma, das durch Speicherung von Lipiden charakterisiert ist. Im wesentlichen werden Cholesterinester und Phospholipide gespeichert, Triglyzeride praktisch nicht.

Xanthoma striata palmaris, n

→ *palmares Xanthom*

Xanthomatose, f (xanthomatosis)

Anhäufungen von → *Xanthomen* in bestimmten Hautarealen bei verschiedenen schweren familiären Hyperlipoproteinämien, bei → *familiärer Hypercholesterinämie*, → *Typ III nach FREDRICKSON*, außerdem bei → *Cholestase* und bei massiven → *Chylomikronämien*.

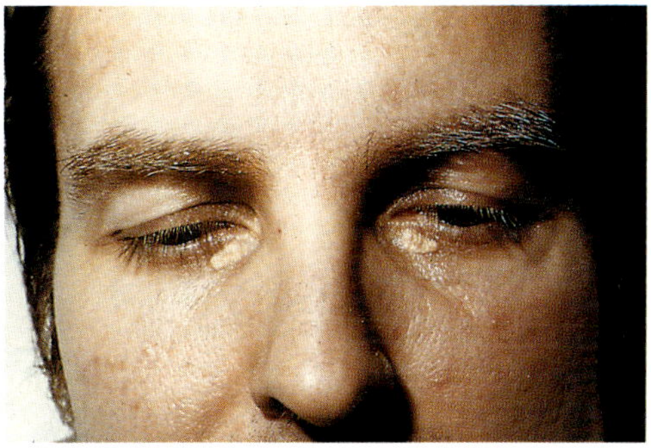

Xanthelasmen bei einem 34jährigen Mann mit heterozygoter familiärer Hypercholesterinämie (LDL-Cholesterin 287 mg/d)

Xantinolnicotinat, n

→ *Nikotinsäure*

Z

ZIEVE-Syndrom, n (ZIEVE's syndrome)

Zuerst 1958 von L. ZIEVE, einem amerikanischen Gastroenterologen, beschriebener Symptomenkomplex, bestehend aus schwerer Hyperlipoproteinämie, Ikterus und Anämie, auf dem Boden eines schweren Alkoholabusus. Die Pathogenese dieses Symptomenkomplexes ist nicht sicher geklärt. Besonders auffällig ist die schwere Hypertriglyzeridämie, kombiniert mit einem massiven Anstieg der Phospholipide sowie des freien Cholesterins, als Ausdruck hochgradig pathologischer Lipoproteine. Die Anämie beruht auf einer durch die Hypercholesterinämie verursachten Anreicherung der Erythrozyten mit Cholesterin und anschließender Hämolyse. Unter Alkoholentzug und fettarmer Kost bildet sich das ~ innerhalb von 1-2 Wochen über Zwischenstadien zurück.

Lipidsenkende Wirkstoffgruppen und Wirkstoffe

Anionenaustauscherharze
- Cholestyramin
- Colestipol

Fibrate, (Clofibrat, Clofibratderivate, Clofibratanaloga)
- Bezafibrat
- Clofibrat
- Etofibrat
- Etofyllinclofibrat
- Fenofibrat
- Gemfibrozil

Fischöl
- Dokosahexaensäure und
- Eikosapentaensäure

HMG-CoA-Reduktase-Inhibitoren
- Lovastatin
- Pravastatin
- Simvastatin

Magnesium-Pyridoxal-5'-phosphat-glutamat

Nikotinsäureanaloga
- Acipimox
- Inositolnicotinat
- Pyridylmethanol
- Xantinolnicotinat

Pflanzliche Lipidsenker
- essentielle Phospholipide
- Guar
- Knoblauch

Probucol

Sitosterin

Verzeichnis der Abkürzungen

ACAT	Acyl-CoA-Cholesterin-Acyltransferase
Ag	Antigen
AHA	American Heart Association
Apo	Apolipoprotein
Apo(a)	Apolipoprotein (a)
Apo A	Apolipoprotein A
Apo AI	Apolipoprotein AI
Apo AII	Apolipoprotein AII
Apo AIV	Apolipoprotein AIV
Apo B	Apolipoprotein B
Apo B48	Apolipoprotein B48
Apo B100	Apolipoprotein B100
Apo B3500	Apolipoprotein B3500
Apo C	Apolipoprotein C
Apo CI	Apolipoprotein CI
Apo CII	Apolipoprotein CII
Apo CIII	Apolipoprotein CIII
Apo D	Apolipoprotein D
Apo E	Apolipoprotein E
Apo F	Apolipoprotein F
Apo G	Apolipoprotein G
Apo H	Apolipoprotein H
Apo J	Apolipoprotein J
BMI	Body Mass Index
CDP	Coronary Drug Project
CE	Cholesterinester
CETP	Cholesterinester-Transfer-Protein
CLAS	Cholesterol Lowering Atherosclerosis Study
CPPT	Coronary Primary Prevention Trial
CSE	Cholesterinsynthese-Enzym
DGFF	Deutsche Gesellschaft zur Bekämpfung von Fettstoffwechselstörungen und ihren Folgeerkrankungen
DHA	Dokosahexaensäure
EAS	European Atherosclerosis Society
ECC	European Consensus Conferences
EFA	essential fatty acids (essentielle Fettsäuren)
EIA	Elektro-Immunoassay
ELISA	Enzyme Linked Immuno Sorbent Assay
EPA	Eikosapentaensäure
EPL	essentielle Phospholipide
FATS	Familial Atherosclerosis Treatment Study
FC	freies Cholesterin
FCHL	familiäre kombinierte Hyperlipoproteinämie
FCR	fractional catabolic rate (fraktionelle Abbaurate)
FFA	free fatty acids (freie Fettsäuren)
FH	familiäre Hypercholesterinämie
FHTG	familiäre Hypertriglyzeridämie
HDL	High-Density-Lipoproteine
HDL-C	HDL-Cholesterin
HELP	Heparin-induzierte extrakorporale LDL-Präzipitation
HHS	Helsinki Heart Study (Helsinki-Herz-Studie)
HMG-CoA	Hydroxy-beta-methyl-glutaryl-Coenzym-A
HTGL	hepatische Triglyzeridlipase
IDL	Intermediate-Density-Lipoproteine
IEF	isoelektrische Fokussierung
KHK	koronare Herzkrankheit
LCAT	Lecithin-Cholesterin-Acyltransferase

LCT	Long-Chain-Triglycerides
LDL	Low-Density-Lipoproteine
LDL-C	LDL-Cholesterin
Lp	Lipoprotein
Lp(a)	Lipoprotein (a)
LPL	Lipoproteinlipase
LpX	Lipoprotein X
LpY	Lipoprotein Y
LRC	Lipid Research Clinics
LRP	LDL-receptor-related protein
LTP	Lipid-Transfer-Protein
MCT	Medium-Chain-Triglycerides
MRFIT	Multiple Risk Factor Intervention Trial
MUF	mehrfach ungesättigte Fettsäuren
NEFA	nonesterified fatty acids (nichtveresterte Fettsäuren)
NHLBI	National Heart Lung and Blood Institute
PDGF	Platelet Derived Growth Factor
PHLA	postheparinlipolytische Aktivität
PIB	partieller ilealer Bypass
PL	Phospholipid
POSCH	Program on the Surgical Control of the Hyperlipidemias
PRP	Prolin-reiches Protein
P/S	polyunsaturated/saturated (mehrfach ungesättigt/gesättigt)
RES	Retikuloendotheliales System
RIA	Radioimmunoassay
RID	Radiale Immundiffusion
SAA	Serum-Amyloid-A
STARS	St. Thomas' Atherosclerosis Regression Study
TC	total cholesterol (Gesamtcholesterin)
UCSF	University of California San Francisco
UZ	Ultrazentrifuge
VHDL	Very-High-Density-Lipoproteine
VLDL	Very-Low-Density-Lipoproteine
WHHL	Watanabe Heritable Hyperlipidemics
WHO	World Health Organisation

A

abeta-lipoproteinemia Abeta-Lipoproteinämie, BASSEN-KORNZWEIG-Syndrom

acetyl-LDL Acetyl-LDL

acetyl-LDL receptor Acetyl-LDL-Rezeptor

acid lipase saure Lipase

acipimox Acipimox

activator apolipoprotein Aktivator-Apolipoprotein

acute hepatitis akute Hepatitis

acyl-CoA:cholesterol acyltransferase (ACAT) Acyl-CoA-Cholesterin-Acyltransferase (ACAT)

adipocyte Adipozyt, Fettzelle

agarose Agarose

albumin Albumin

alcohol Alkohol

alcoholism Alkoholismus

alpha-helix Alpha-Helix

alpha-lipoprotein Alpha-Lipoprotein

amphipatic helix amphipatische Helix

androgen Androgen

angiographical study angigographische Studie

anion exchange resin Anionenaustauscherharz

anorexia nervosa Anorexia nervosa

antigen (Ag) Antigen (Ag)

antihypertensive Antihypertensivum

antioxidant Antioxidans

apheresis Apherese

apo-B/E receptor Apo-B/E-Rezeptor

apo-B receptor Apo-B-Rezeptor

apo-CII deficiency Apo-CII-Mangel

apo-E deficiency Apo-E-Mangel

apo-E receptor Apo-E-Rezeptor, Remnant-Rezeptor

apo-H deficiency Apo-H-Mangel, Beta-2-Glykoprotein-I-Defizienz

apolipoprotein (apo) Apolipoprotein (Apo), Apoprotein

apolipoprotein (a) (apo (a)) Apolipoprotein (a) (Apo (a))

apolipoprotein A (apo A) Apolipoprotein A (Apo A)

apolipoprotein AI (apo AI) Apolipoprotein AI (Apo AI)

apolipoprotein AII (apo AII) Apolipoprotein AII (Apo AII)

apolipoprotein AIV (apo AIV) Apolipoprotein AIV (Apo AIV)

apolipoprotein B (apo B) Apolipoprotein B (Apo B)

apolipoprotein B48 (apo B48) Apolipoprotein B48 (Apo B48)

apolipoprotein B100 (apo B100) Apolipoprotein B100 (Apo B100)

apolipoprotein B3500 (apo B3500) Apolipoprotein B3500 (Apo B3500)

apolipoprotein C (apo C) Apolipoprotein C (Apo C)

apolipoprotein CII (apo CII) Apolipoprotein CII (Apo CII)

apolipoprotein CIII (apo CIII) Apolipoprotein CIII (Apo CIII)

apolipoprotein CIII deficiency Apolipoprotein-CIII-Mangel, Apo-AI/CIII-Defizienz

apolipoprotein D (apo D) Apolipoprotein D (Apo D)

apolipoprotein disorder Apolipoproteinopathie

apolipoprotein E (apo E) Apolipoprotein E (Apo E), argininreiches Protein

apolipoprotein E polymorphism Apolipoprotein-E-Polymorphismus

apolipoprotein F (apo F) Apolipoprotein F (Apo F)

apolipoprotein G (apo G) Apolipoprotein G (Apo G)

apolipoprotein H (apo H) Apolipoprotein H (Apo H), Beta-2-Glykoprotein-I

apolipoprotein isoform Apolipoprotein-Isoform

apolipoprotein J (apo J) Apolipoprotein J (Apo J)

aqueous medium wäßriges Milieu

arachidonic acid Arachidonsäure

arcus senilis Arcus senilis

arterial occlusive disease (AOD) arterielle Verschlußkrankheit (AVK)

arteriosclerosis Arteriosklerose

atherogenesis Atherogenese

atherogenic index atherogener Index

atherogenicity Atherogenität

atheroma Atherom

atheromatous atheromatös

atherosclerosis Atherosklerose

atherosclerotic plaques, pl atherosklerotische Plaque, arteriosklerotische Plaque, atheromatöse Plaque

autoimmune disease Autoimmunkrankheit

B

BAXTER's LDL-apheresis BAXTER-LDL-Apherese

beta-cholesterol Beta-Cholesterin

beta-lipoprotein Beta-Lipoprotein

beta-receptor blocker Beta-Rezeptorenblocker

beta-sitosterol Beta-Sitosterin

beta-sitosterolemia Beta-Sitosterinämie

beta-VLDL Beta-VLDL, breites Beta, flotierendes Beta-Lipoprotein

beta-VLDL receptor Beta-VLDL-Rezeptor

beverage Getränk

bezafibrate Bezafibrat

bile acid Gallensäure

blood fat Blutfett

blood plasm Blutplasma

blood serum Blutserum

body building Bodybuilding

body mass index (BMI) Body Mass Index (BMI)

broad beta-band breite Beta-Bande

BROCA's index BROCA-Index

butter fat Butterfett

C

carbohydrate Kohlenhydrat

carnitine Carnitin

catabolism Katabolismus, Abbaustoffwechsel

catecholamine Katecholamin

cholestasis Cholestase

cholesterol Cholesterin, Cholesterol

cholesterol-7-alpha-hydroxylase Cholesterin-7-alpha-hydroxylase

cholesterol biosynthesis Cholesterinbiosynthese

cholesterol concentration Cholesterinkonzentration, Blutcholesterin, Cholesterinspiegel, Cholesterinwert

cholesterol synthesis enzyme Cholesterinsynthese-Enzym

cholesteryl ester (CE) Cholesterinester (CE)

cholesteryl ester storage disease Cholesterinester-Speicherkrankheit

cholesteryl ester transfer complex Cholesterinester-Transfer-Komplex, Cholesterintransfer-Komplex, LCAT-Transport-Komplex

cholesteryl ester transfer protein Cholesterinester-Transfer-Protein (CETP), Cholesterinester-Exchange-Protein, Exchange/Transfer-Protein, Lipid-Transfer-Protein (LTP)

cholestyramine Cholestyramin

choline Cholin

chronic hepatitis chronische Hepatitis

chronic renal insufficiency chronische Niereninsuffizienz

chyle Chylus

chylomicron Chylomikron

chylomicronemia syndrome Chylomikronämie-Syndrom

chylomicron remnant Chylomikronen-Remnant

circulatory disturbance Durchblutungsstörung

classification of hyperlipoproteinemias Einteilung/Klassifikation der Hyperlipoproteinämien

clofibrate Clofibrat

coated pit Coated Pit, clathrinbeschichtetes Grübchen

coffee Kaffee

colestipol Colestipol

combination therapy Kombinationstherapie

compactin Compactin

compliance Compliance

concept of risk factors Risikofaktorenkonzept

core (of lipoproteins) Kern

core remnant Core-Remnant, Kern-Remnant

corneal arcus Arcus lipoides corneae, Arcus corneae, Arcus lipoides

coronary atherosclerosis Koronaratherosklerose, Koronarsklerose

coronary heart disease (CHD) koronare Herzkrankheit (KHK)

corticosteroid Kortikosteroid

creamy layer Rahmschicht

cyclosporine Ciclosporin

D

decrease in cholesteryl ester Estersturz

delipidation Delipidierung

density class Dichteklasse

density gradient Dichtegradient

density range Dichtebereich

dermal symptom Hautsymptom

diabetes mellitus Diabetes mellitus

dialysis Dialyse

diet Diät

dietary habit Ernährungsgewohnheit

differential precipitation Differentialpräzipitation

discoidal HDL diskoidale HDL

disorder of lipid metabolism Fettstoffwechselstörung, Fettstoffwechselkrankheit, Lipidose, Lipidstoffwechselkrankheit, Lipoidose, Lipoproteinstoffwechsel-Störung

disorder of lipoprotein metabolism Lipoproteinstoffwechselstörung

diuretic Diuretikum

dokosahexaenoic acid (DHA) Dokosahexaensäure

double prebeta-band doppelte Präbeta-Bande

drug Medikament

d-thyroxine D-Thyroxin, Dextrothyroxin

dyslipidemia Dyslipidämie

dyslipoproteinemia Dyslipoproteinämie

E

EAS guide lines, pl EAS-Richtlinien

eating habit Eßgewohnheit

eicosanoid Eikosanoid

eicosapentaenic acid (EPA) Eikosapentaensäure

electro-immunoassay Elektro-Immunoassay, LAURELL-Elektrophorese, Rocket-Elektrophorese

electrophoresis Elektrophorese

electrophoretic mobility elektrophoretische Mobilität/Wanderungsgeschwindigkeit, Wanderungsgeschwindigkeit im elektrischen Feld

electrophoretic pattern Elektrophoresemuster

emulsion Emulsion

endocytosis Endozytose

endogenous cholesterol endogenes Cholesterin

endogenous hyperlipoproteinemia endogene Hyperlipoproteinämie

endogenous hypertriglyceridemia endogene Hypertriglyzeridämie

endothelial cell Endothelzelle

energy requirement Energiebedarf

energy supply Energiezufuhr

enterohepatic circulation enterohepatischer Kreislauf

enzyme immunoassay (EIA) Enzym-Immunoassay (EIA)

eptastatin Eptastatin

eruptive xanthoma eruptives Xanthom

essential fatty acid (EFA) essentielle Fettsäure (EFS)

essential fatty acid deficiency Mangel an essentiellen Fettsäuren

essential phospholipid essentielles Phospholipid

esterification Veresterung

esterified cholesterol Estercholesterin

estrogen Östrogen

etofibrate Etofibrat

etophylline clofibrate Etofyllinclofibrat

European Atherosclerosis Society (EAS) Europäische Atherosklerose-Gesellschaft (EAS)

European Consensus Conferences, pl (ECC) Europäische Konsensus Konferenzen

exercise Bewegung

exogenous cholesterol exogenes Cholesterin

exogenous hyperlipoproteinemia exogene Hyperlipoproteinämie

exogenous hypertriglyceridemia exogene Hypertriglyzeridämie

F

familial combined hyperlipoproteinemia (FCHL) familiäre kombinierte Hyperlipoproteinämie

familial defective apo B Familial Defective Apo B

familial dysbetalipoproteinemia familiäre Dysbetalipoproteinämie, Broad-Beta-Disease, familiäre Typ-III-Hyperlipoproteinämie, Remnant-Hyperlipoproteinämie, Typ III nach FREDRICKSON

familial hypercholesterolemia (FH) familiäre Hypercholesterinämie (FH)

familial hypertrigylceridemia (FHTG) familiäre Hypertriglyzeridämie (FHTG)

familial LCAT deficiency familiärer LCAT-Mangel, familiärer Serumcholesterinmangel, LCAT-Defizienz, NORUM-Krankheit

familial lipoprotein lipase deficiency familiärer Lipoproteinlipase-Mangel, BÜRGER-GRÜTZ-Syndrom, Pseudo-Münchhausen-Syndrom, Typ I nach FREDRICKSON

familial lipoprotein lipase inhibitor familiärer Lipoproteinlipase-Inhibitor

family history Familienanamnese

family study Familienstudie

fasting chylomicronemia Nüchternchylomikronämie

fat Fett

fat-induced hyperlipoproteinemia fettinduzierte Hyperlipoproteinämie

fat tolerance test Fettbelastungstest

fatty acid Fettsäure

fatty acid pattern Fettsäuremuster

fatty liver Fettleber

fatty streak Fatty Streak, Fettstreifen

fatty tissue lipase Fettgewebslipase

fenofibrate Fenofibrat

fibrate Fibrat

fibrinogen Fibrinogen

fibroblast Fibroblast

fish-eye disease Fischaugen-Krankheit

fish oil Fischöl

floating Flotieren

flush Flush(reaktion)

foam cell Schaumzelle

food Ernährung

formula of FRIEDEWALD FRIEDEWALD-Formel

fractional catabolic rate (FCR) fraktionelle Abbaurate

FREDRICKSON's classification FREDRICKSON-Einteilung

free cholesterol (FC) freies Cholesterin (FC), unverestertes Cholesterin

free fatty acid (FFA) freie Fettsäure (FFS)

G

gel gradient electrophoresis Gelgradienten-Elektrophorese

gemfibrozil Gemfibrozil

glycogen storage disease Glykogenspeicherkrankheit

glycosaminoglycan Glykosaminoglykan

glycosylation Glykosylierung

gout Gicht

guar Guar

H

HDL receptor HDL-Rezeptor

HDL subfraction HDL-Subfraktion

Helsinki Heart Study (HHS) Helsinki-Herz-Studie (HHS)

heparin Heparin

heparin-induced extracorporal LDL precipitation (HELP) HELP-Verfahren

heparin test Heparintest

hepatic triglyceride lipase (HTGL) hepatische Triglyzeridlipase (HTGL), hepatische Lipase, hepatische Triglyzeridhydrolase, Leberlipase

hepatosplenomegaly Hepatosplenomegalie

high-density lipoprotein (HDL) High-Density-Lipoprotein (HDL)

HMG-CoA reductase HMG-CoA-Reduktase

HMG-CoA reductase inhibitor HMG-CoA-Reduktase-Inhibitor, CSE-Hemmer

hormonal contraceptive hormonelles Kontrazeptivum

hormone-sensitive lipase hormonsensitive Lipase

hydrated density hydratisierte Dichte

hydrolysis Hydrolyse

hyperalphalipoproteinemia Hyperalphalipoproteinämie

hyperapobetalipoproteinemia Hyperapobetalipoproteinämie

hypercholesterolemia Hypercholesterinämie

hyperchylomicronemia Chylomikronämie

hyperinsulinemia Hyperinsulinämie

hyperlipacidemia Hyperlipazidämie

hyperlipemic neuropathy hyperlipämische Neuropathie, lipämische Polyneuropathie

hyperlipidemia Hyperlipidämie, Hyperlipämie, Hyperlipoproteinämie, Lipämie, Lipidämie

hyperthyreosis Hyperthyreose

hypertriglyceridemia Hypertriglyzeridämie, endogene Hypertriglyzeridämie, Hyperpräbetalipoproteinämie, kohlenhydratinduzierbare Hyperlipoproteinämie, Typ IV nach FREDRICKSON

hyperuricemia Hyperurikämie

hypolipidemia Hypolipidämie

hypolipoproteinemia Hypolipoproteinämie

hypothyreosis Hypothyreose

I

immunoadsorption Immunadsorption

immunodiffusion Immundiffusion

infranatant Unterstand

insolubility in water Wasserunlöslichkeit

intermediate-density lipoprotein (IDL) Intermediate-Density-Lipoprotein (IDL), Intermediärlipoprotein

internalization Internalisierung

internalization defect Internalisierungsdefekt

intestine Intestinum

isoelectric focussing (IEF) isoelektrische Fokussierung (IEF)

isoform Isoform

K

ketone body Ketonkörper

L

lauric acid Laurinsäure

LDL apheresis LDL-Apherese

LDL cholesterol LDL-Cholesterin (LDL-C), Beta-Cholesterin

LDL receptor LDL-Rezeptor, Apo-B/E-Rezeptor

LDL receptor pathway LDL-Rezeptor-Weg, BROWN-GOLDSTEIN-Pathway, LDL-Rezeptor-System

LDL-receptor-related protein LDL-Rezeptor-verwandtes Protein

LDL subfraction LDL-Subfraktion

lecithin Lecithin, Phosphatidylcholin

lecithin:cholesterol acyltransferase (LCAT) Lecithin-Cholesterin-Acyltransferase (LCAT)

lecithin:cholesterol acyltransferase (LCAT) deficiency Lecithin-Cholesterin-Acyltransferase-(LCAT-) Defizienz

lesion Läsion

leukotriene Leukotrien

ligand Ligand

lipase Lipase

lipemia Lipämie, Hyperlipämie, Lipidämie

lipemia retinalis Lipaemia retinalis, retinale Lipämie

lipid Lipid

lipid analysis Lipidanalyse

lipid electrophoresis Lipidelektrophorese

lipid hypothesis Lipidhypothese, Lipidtheorie

lipid load Lipidbeladung

lipid-lowering drug Lipidsenker

lipid metabolism Fettstoffwechsel, Lipidmetabolismus

lipid peroxidation Lipidperoxidation

lipid profile Lipidstatus, Lipidkonstellation, Lipidmuster, Lipidprofil

lipid storage disease Lipidspeicherkrankheit, Lipidose

lipiduria Lipidurie

lipodystrophy Lipodystrophie

lipogenesis Lipogenese

lipolysis Lipolyse

lipoprotein (LP) Lipoprotein (LP oder Lp), Fetteiweißpartikel

lipoprotein (a) (Lp (a)) Lipoprotein (a) (Lp (a))

lipoprotein-deficient serum lipoproteinfreies Serum

lipoprotein diagnostics Lipoproteindiagnostik

lipoprotein electrophoresis Lipoproteinelektrophorese

lipoprotein family Lipoproteinfamilie

lipoprotein family concept Familienkonzept

lipoprotein lipase (LPL) Lipoproteinlipase (LPL), Fettgewebslipase, Gewebslipase, periphere Lipoproteinlipase

lipoprotein metabolism Lipoproteinstoffwechsel

lipoprotein phenotype Lipoproteinphänotyp, Lipoproteinelektrophoresetyp

lipoprotein profile Lipoproteinprofil, Lipoproteinmuster

lipoprotein subfraction Lipoprotein-Subfraktion

lipoprotein X (LpX) Lipoprotein X (LpX)

lipoprotein Y (LpY) Lipoprotein Y (LpY)

liver Leber

long-chain fatty acid langkettige Fettsäure

lovastatin Lovastatin

low-density lipoprotein (LDL) Low-Density-Lipoprotein (LDL)

lymph Lymphe

lysolecithin Lysolecithin

lysophosphatidate Lysophosphatid

M

macrophage Makrophage

medical journal medizinische Fachzeitschrift

metabolic disorder Stoffwechselstörung

metabolic syndrome metabolisches Syndrom

mixed hyperlipidemia gemischte Hyperlipidämie, kombinierte Hyperlipoproteinämie, Typ IIb nach FREDRICKSON

monoclonal antibody monoklonaler Antikörper

monocyte Monozyt

monogenic hyperlipoproteinemia monogene Hyperlipoproteinämie

monounsaturated fatty acid (MUFA) einfach ungesättigte Fettsäure (EUF), Monoensäure

Multiple Risk Factor Intervention Trial (MRFIT) MRFIT-Studie

myristic acid Myristinsäure

N

nascent lipoprotein naszierendes Lipoprotein

nephelometry Nephelometrie

nephrotic syndrome nephrotisches Syndrom

nicotinic acid Nikotinsäure, Niazin

non-migrating lipoprotein nichtwanderndes Lipoprotein

normal body weight Normalgewicht

normolipemic dysbetalipoproteinemia normolipämische Dysbetalipoproteinämie

normolipidemia Normolipidämie

normolipidemic (subject) Normolipidämiker

O

obesity Adipositas, Übergewicht

oleic acid Ölsäure

olive oil Olivenöl

omega-3 fatty acid Omega-3-Fettsäure

omega-6 fatty acid Omega-6-Fettsäure

origin Auftragstelle, Startlinie, Startstelle

oxidated LDL oxidierte LDL

P

palmar xanthoma palmares Xanthom, Palmarxanthom, Palmarstreifen, Xanthoma striata palmaris

palmitic acid Palmitinsäure

palmitoleic acid Palmitoleinsäure

pancreatitis Pankreatitis

paraproteinemia Paraproteinämie

partial ileal bypass (PIB) partieller ilealer Bypass (PIB)

particle size (of lipoproteins) Partikelgröße

pectin Pektin

phenotypic homozygote phänotypischer Homozygoter

phenotyping Phänotypisierung

phenytoin Phenytoin

phospholipid (PL) Phospholipid (PL)

plasma Plasma

plasmapheresis Plasmapherese

polyacrylamide gel electrophoresis Polyacrylamidgel-Elektrophorese

polygenic hypercholesterolemia polygene Hypercholesterinämie

polyunsaturated fatty acid (PUFA) mehrfach ungesättigte Fettsäure (MUF), Polyensäure

portocaval shunt portocavaler Shunt

post-heparin lipolytic activity (PHLA) postheparinlipolytische Aktivität (PHLA)

pravastatin Pravastatin

prebeta-lipoprotein Präbeta-Lipoprotein

pregnancy Schwangerschaft

primary biliary cirrhosis primär biliäre Zirrhose

probucol Probucol

proline-rich protein (PRP) Prolin-reiches Protein

prostaglandin Prostaglandin

protein Eiweiß, Protein

protein component Proteinbestandteil, -anteil, -komponente

pseudohomozygous familial hypercholesterolemia pseudohomozygote familiäre Hypercholesterinämie

P/S ratio P/S-Quotient

Q

quantitative lipoprotein electrophoresis quantitative Lipoproteinelektrophorese

R

radial immunodiffusion (RID) Radiale Immundiffusion (RID)

radioimmunoassay (RIA) Radioimmunoassay (RIA)

receptor Rezeptor

receptor deficiency Rezeptordefekt

receptor-unrelated pathway rezeptor-unabhängiger Abbauweg

refrigeration test Kühlschranktest

REFSUM's syndrome REFSUM-Syndrom

regression Regression

regression study Regressionsstudie

remnant (of a lipoprotein) Remnant

renal disease Nierenerkrankung

renal transplantation Nierentransplantation

reticulo-endothelial system (RES) Retikuloendotheliales System (RES)

retinoid Retinoid

reverse cholesterol transport Cholesterinrücktransport

roughage Ballaststoffe

S

scavenger pathway Scavenger-Pathway, LDL-Rezeptor-unabhängiger Abbauweg

scavenger receptor Scavenger-Rezeptor

screening Screening

secondary hyperlipoproteinemia sekundäre Hyperlipoproteinämie

separation Auftrennung, Fraktionierung

separation method Trennverfahren

serum Serum

serum amyloid-A protein (SAA-protein) Serum-Amyloid-A-Protein (SAA-Protein)

seven-countries study Sieben-Länder-Studie

simvastatin Simvastatin

sinking prebeta-lipoprotein Sinking-Präbeta-Lipoprotein

sitosterol Sitosterin

sitosterolemia Sitosterinämie

smoking Rauchen

smooth muscle cell glatte Muskelzelle

speed-limiting enzyme Schlüsselenzym

sphingomyelin Sphingomyelin

staining for lipids Fettfärbung, Fettanfärbung

stamina training Ausdauertraining

stearic acid Stearinsäure

storage disease Speicherkrankheit

stress Streß

structural protein Strukturprotein

sunflower oil Sonnenblumenöl

supernatant Überstand

surface (of a lipoprotein) Hülle

surface remnant Oberflächen-Remnant, Surface-Remnant

SVEDBERG unit SVEDBERG-Konstante

syndrome of hyperviscosity Hyperviskositätssyndrom

T

table of calories Kalorientabelle

Tangier disease Tangier-Krankheit

tendinous xanthoma Sehnenxanthom, tendinöses Xanthom

thesaurismosis Thesaurismose

threonine-poor polypeptide threonin-armes Protein

thyroxin Thyroxin

total cholesterol Gesamtcholesterin

total lipids Gesamtlipide

triglyceride Triglyzerid

triglyceride exchange protein Triglyzerid-Exchange-Protein

triglyceride-rich lipoprotein triglyzerid-reiches Lipoprotein

tuberous xanthoma tuberöses Xanthom

type-I hyperlipoproteinemia Typ I nach FREDRICKSON, BÜRGER-GRÜTZ-Syndrom

type-IIa hyperlipoproteinemia Typ IIa nach FREDRICKSON

type-IIb hyperlipoproteinemia Typ IIb nach FREDRICKSON, gemischte Hyperlipoproteinämie

type-III hyperlipoproteinemia Typ III nach FREDRICKSON, familiäre Dysbetalipoproteinämie, Remnant-Hyperlipoproteinämie

type-IV hyperlipoproteinemia Typ IV nach FREDRICKSON

type-V hyperlipoproteinemia Typ V nach FREDRICKSON

U

ultracentrifugation Ultrazentrifugation (UZ)

ultracentrifuge Ultrazentrifuge (UZ)

unsaturated fatty acid ungesättigte Fettsäure

V

very-high-density lipoprotein (VHDL) Very-High-Density-Lipoprotein (VHDL)

very-low-density lipoprotein (VLDL) Very-Low-Density-Lipoprotein (VLDL)

vitamin A Vitamin A

vitamin E Vitamin E

W

Watanabe heritable hyperlipidemic (WHHL) rabbit WHHL-Kaninchen

WOLMAN's disease WOLMAN-Krankheit

X

xanthelasm (palpebra) Xanthelasma (palpebrarum)

xanthoma Xanthom

xanthomatosis Xanthomatose

Z

ZIEVE's syndrome ZIEVE-Syndrom

Lipidambulanzen (Auswahl)

(in der alphabetischen Reihenfolge der Orte)

Dr. U. Taborski
Transfusionsmedizin Kerkhoff-Klinik
Beneckestraße 2-8
61231 Bad Nauheim
Tel. 06032/3450 (Zentrale)

Prof. Dr. Steinhagen-Thiessen
Klinikum Westend
Spandauer Damm 130
14050 Berlin
Tel. 030/30352678

Prof. Dr. K. von Bergmann
Medizinische Universitätsklinik Venusberg
Sigmund-Freud-Straße 25
53127 Bonn
Tel. 0228/284822

Prof. Dr. H. Hennemann
Chefarzt der Nephrologischen Abteilung
am Landkrankenhaus
96450 Coburg
Tel. 09561/25027 und 25028

Prof. Dr. M. Berger
Heinrich-Heine-Universität
Moorenstraße 5
40225 Düsseldorf
Tel. 0211/3117812 und 3117813

Dr. R. Korte
Nephrologische Abteilung im Marienhospital
Marienstraße 45
48282 Emsdetten
Tel. 02572/83090

Prof. Dr. D. Sailer
Medizinische Universitätsklinik
Krankenhausstraße 12
91054 Erlangen
Tel. 09131/853396

Priv.-Doz. Dr. P. Grützmacher
St. Markus-Krankenhaus
Wilhelm-Epsteinstraße 2
60431 Frankfurt am Main
Tel. 069/79122571

Prof. Dr. K. Huth
Diakonissen-Krankenhaus
Holzhausenstraße 72-92
60322 Frankfurt am Main
Tel. 069/1523433

Priv.-Doz. Dr. C. Luley
Universitätsklinik
Abteilung für Klinische Chemie
Hugstetter Straße 55
79106 Freiburg
Tel. 0761/2703225

Prof. Dr. H. Heckers
Medizinische Klinik
Klinikstraße 36
35392 Giessen
Tel. 0641/7023767

Prof. Dr. H.-U. Klör
III. Medizinische Klinik und Poliklinik
Rodthol 6
35392 Giessen
Tel. 0641 7023700

Prof. Dr. F.U. Beil
Universitäts Krankenhaus Eppendorf
Martinistraße 52
20251 Hamburg
Tel. 040/47171

Prof. Dr. H. Kather
Medizinische Universitätsklinik
Bergheimerstraße 58
69115 Heidelberg
Tel. 06221/568611

Dr. K.F. Appel
Städtische Kliniken
Mönchbergstraße 41-43
34125 Kassel
Tel. 0561/9802547

Prof. Dr. K. Oette
Institut für Klinische Chemie
Joseph-Stelzmann-Straße 9
50931 Köln
Tel. 0221/4784460

Prof. Dr. J. Beyer
Innere Medizin und Endokrinologie
Langenbeckstraße 1
55131 Mainz
Tel. 06131/177260

Priv.-Doz. Dr. G. Rohr
IV. Medizinische Klinik
Klinikum Mannheim
Theodor-Kutzer-Ufer
68167 Mannheim
0621/3832076

Prof. Dr. J. Schneider
Zentrum Innere Medizin
Universität Marburg
Baldinger Straße
35043 Marburg
Tel. 06421/283691

Prof. Dr. Ch. Keller
Medizinische Poliklinik
Pettenkoferstraße 8a
80336 München
Tel. 089/51603772

Prof. Dr. P. Schwandt
Klinikum Großhadern
Medizinische Klinik II
Marchioninistraße 15
81377 München
Tel. 089/70953016 (Ambulanz)
70953003 (Terminvereinbarung)

Prof. Dr. D. Seidel
Klinikum Großhadern
Klinische Chemie
Marchioninistraße 15
81377 München
Tel. 089/70953211

Prof. Dr. G. Assmann
Zentrallabor
Zentralklinikum
Westfälische Wilhelms-Universität
Albert-Schweitzer-Straße 33
48149 Münster
0251/837222

Prof. Dr. E. Harms
Kinderklinik
Zentralklinikum
Westfälische Wilhelms-Universität
Albert-Schweizer-Straße 33
48149 Münster
0251/837732

Prof. Dr. G. Adler
Medizinische Klinik und Poliklinik (Innere I)
Postfach
89070 Ulm / Donau
Tel. 0731/5024300

Prof. Dr. F. Keller
Zentrallabor der Medizinischen
Universitätsklinik
Josef-Schneider-Straße 2
97080 Würzburg
Tel. 0931/2013110

Wissenschaftliche Gesellschaften, Verbände, Institutionen

Deutsche Gesellschaft für Adipositasforschung
Universitätsklinikum Ulm
89070 Ulm/Donau
Tel. 0731/15024369 Fax 5022038

Gesellschaft für Arterioskleroseforschung eV
48149 Münster, Domagkstraße 3
Tel. 0251/836176 Fax 836205

Diätverband - Bundesverband der Hersteller von Lebensmitteln für besondere Ernährungszwecke eV
61282 Bad Homburg, Postfach 1255
Tel. 06172/33014 oder 33015 Fax 38847

Gütegemeinschaft Diätverpflegung eV
40225 Düsseldorf, Moorenstraße 80
Tel. 0211/333985
(Verzeichnis der Mitgliedsfirmen erhältlich)

Bundesforschungsanstalt für Ernährung
Informationszentrum
76131 Karlsruhe, Engesserstraße 20
Tel. 0721/6625146 Fax 6625111

Arbeitskreis für Ernährungsforschung eV
75378 Bad Liebenzell-Unterlengenhardt, Zwerweg 19
Tel. 07052/3061

Deutsche Gesellschaft zur Bekämpfung von Fettstoffwechselstörungen und ihren Folgeerkrankungen DGFF (Lipid-Liga) eV
81667 München, Belfortstraße 8
Tel. 089/4802881 Fax 089/4471161

Deutsche Gesellschaft für Fettwissenschaft eV (DGF)
48155 Münster, Soester Straße 13
Tel. 0251/64745 Fax 67674

Deutsche Gesellschaft für Gesundheitsvorsorge eV
51375 Leverkusen, Driescher Hecke 19
Tel. 0214/56744 und 55034

Deutsche Gesellschaft für Prävention und Rehabilitation von Herz-Kreislauferkrankungen eV
56068 Koblenz, Rizzastraße 34
Tel. 0261/309231 Fax 309232

Deutsche Gesellschaft für Herz- und Kreislaufforschung
Institut für Experimentelle Chirurgie
Heinrich-Heine-Universität
40255 Düsseldorf, Moorenstraße 2
Tel. 0211/3115255 Fax 3113550

Förderkreis Herz- und Kreislaufhilfe eV
Josef-Lutz-Weg 15
81371 München
Tel. 089/7235333

Nationale Herz-Kreislauf-Konferenz
56068 Koblenz, Rizzastraße 34
Tel. 0261/309231 Fax 309232

Deutsche Herzstiftung eV
Wolfsgangstraße 20
60322 Frankfurt am Main
Tel. 069/9567980 Fax 95679813

Deutsche Liga zur Bekämpfung des hohen Blutdruckes eV - Deutsche Hypertonie Gesellschaft
Postfach 102040
69010 Heidelberg
Tel. 06221/411774 Fax 402274

August-Lenz-Stiftung - Stiftung zur Verhütung von Kreislaufkrankheiten eV
80336 München, Pettenkoferstraße 9
Tel. 089/51604350 Fax 51604352

ILWI - Institut für Lebensmittelwissenschaft und -information GmbH
53175 Bonn, Godesberger Allee 157
Tel. 0228/819930 Fax 373427

Memory-Liga eV - Liga für Prägeriatrie
Kolonie 5
Schwerpunktklinik Klausenbach
77787 Nordrach-Klausenbach
Tel. 07838/82241 Fax 707

Deutsche Gesellschaft für Verdauungs- und Stoffwechselkrankheiten
Medizinische Hochschule Hannover
Konstanty-Gutschow-Straße 8
30625 Hannover
Tel. 0511/5323301 Fax 5324896

Die Deutsche Gesellschaft zur Bekämpfung von Fettstoffwechselstörungen und ihren Folgeerkrankungen DGFF (Lipid-Liga) e.V.

Nach wie vor sind Herz-Kreislauferkrankungen Todesursache Nr. 1 in der Bundesrepublik Deutschland: Jährlich sterben mehr als 200 000 Menschen an Herzinfarkt und Schlaganfall – Folgen der Atherosklerose. Ein erhöhter Cholesterinspiegel im Blut führt zu einer Fettstoffwechselstörung, die neben dem Zigarettenrauchen und dem Bluthochdruck eine wesentliche Rolle bei der Entstehung der Atherosklerose spielt. Hierbei ist die häufigste Ursache die falsche Ernährung.

Unsicherheit durch Unkenntnis und Fehlinformationen führen zu Fehleinschätzungen bei Fettstoffwechselstörungen. Vor diesem Hintergrund wurde die Deutsche Gesellschaft zur Bekämpfung von Fettstoffwechselstörungen und ihren Folgeerkrankungen (kurz: Lipid-Liga) gegründet. Ihre Aufgabe sieht sie in der

- aktuellen Informationsverbreitung über die Bedeutung des Atheroskleroserisikos in der Gesamtbevölkerung
- aktiven Zusammenarbeit mit allen anderen Organisationen, die auf dem komplexen Feld der Atheroskleroserisiken tätig sind
- Unterstützung und Koordination von bevölkerungsweitem Cholesterinscreening und dem Umgang mit den Screeningergebnissen
- Durchführung von Fortbildungsveranstaltungen sowie Unterstützung der Medienarbeit für Ärzte, Apotheker, Ernährungsberaterinnen, Journalisten, Gesundheitsbehörden sowie weitere interessierter Berufsgruppen und Patienten.

Im Rahmen ihrer Aufklärungsarbeit stellt die Lipid-Liga entsprechendes Informationsmaterial zur Verfügung, einen Patientenaufklärungsfilm, einen Cholesterinratgeber und eine Literaturbroschüre. Darüber hinaus besteht innerhalb der Lipid-Liga eine Selbsthilfeinitiative für Eltern, deren Kinder von Fettstoffwechselstörungen betroffen sind. Häufig bleiben diese Störungen wegen fehlender Vorsorgeuntersuchungen im Kindesalter unentdeckt, so daß es zu einer Atherosklerose bereits in jungen Jahren kommen kann. Die Selbsthilfegruppen kümmern sich um die Sorgen und Ängste der Eltern und tauschen praktische Erfahrungen im Umgang mit diesen Fettstoffwechselstörungen aus. Alle drei Monate bietet die Lipid-Liga eine Informationsveranstaltung zu diesem Thema an.

Bei einem jährlichen Mitgliedsbeitrag von DM 50,–, der steuerlich absetzbar ist, bekommen Mitglieder der Lipid-Liga Informationsmaterial und das Mitteilungsblatt „Der Lipid-Report" regelmäßig kostenlos zur Verfügung gestellt.

Informationsmaterial kann, unter Zusendung von DM 5,– in Form von Briefmarken, direkt bei der Geschäftsstelle der Lipid-Liga, Belfortstraße 8, 81667 München, Tel. 089/4802881, Fax 089/4471161 angefordert werden.

Inhalt